中医脉诊自学入门

主　编

周幸来

副主编

周　举　周　绩

编　著

姜衰芳　周幸图　周幸强
周幸冬　周幸秋　周幸娜
姜娟萍　邵珍美　王新建
姜水芳　王　超　周成友
陈馨宝　汪衍光　陈建民
　　徐雄辉　张太平

金盾出版社

内容提要

本书上篇详细介绍了脉诊基础知识，包括脉、脉诊、脉象的概念，脉诊形成原理，脉诊辨病，脉诊方法及脉诊入门的技术要点等；下篇详细介绍了各脏腑病症的脉象辨析，中医简要治疗，自疗要点和预防调护。附录主要介绍了李时珍的《濒湖脉学》和李治民的《脉学金口诀》。全书深入浅出，循序渐进，易学易懂，易记易用，并力求做到内容丰富，重点突出，文字通俗，图文并茂。适合基层中医生、青年医生、中西医结合工作者及中医爱好者阅读参考。

为保留组方原意，本书收录药材可能涉及野生动物及制品，请在遵守国家相关法律法规前提下鉴别使用。

图书在版编目(CIP)数据

中医脉诊自学入门/周幸来主编．— 北京：金盾出版社，2016.7(2025.1重印)

ISBN 978-7-5186-0806-5

Ⅰ.①中… Ⅱ.①周… Ⅲ.①脉诊—基本知识 Ⅳ.①R241.2

中国版本图书馆 CIP 数据核字(2016)第 032677 号

金盾出版社出版、总发行

北京市丰台区晓月中路 29 号
邮政编码:100165　电话:(010)68276683　(010)68214039
河北文盛印刷有限公司印刷、装订
各地新华书店经销
开本:850×1168　1/32　印张:11　字数:327 千字
2025 年 1 月第 1 版第 6 次印刷
印数:17 001～20 000 册　定价:33.80 元

(凡购买金盾出版社的图书，如有缺页、倒页、脱页者，本社发行部负责调换)

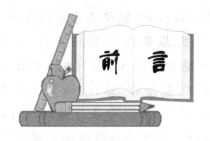

前言

脉诊又称"切脉",为切诊中之一种,也是最具有中医特色的诊法。三指诊脉几乎已成为老少皆知、家喻户晓的中医学标志。它与望诊、问诊、闻诊合称为"四诊",共同构成一套非常完整的中医诊断过程。

脉诊虽居于"四诊之末",却是验证望、问、闻诊所取得的临床各项资料,进行综合分析,从而得出完整、准确诊断的重要依据。一位中医师如若不能精通脉理和病理脉象的演变规律,就不能熟练地运用中医辨证技巧,及时准确地测知疾病的演变过程。成书于2000多年前的中医经典名著《黄帝内经》就明确指出"微妙在脉,不可不察",充分肯定了脉诊这一独特的诊断手段在中医学中的作用和地位。

由于脉诊在中医诊断学中独特的作用和地位,历代医家皆对脉诊十分重视,究其古今,中医脉学书籍浩如烟海,汗牛充栋,言脉论脉者更不胜枚举。但有些文字艰涩难懂,有些理论高深莫测,其精华论述更难阅其详,往往使初学者感到不知所云,无所适从。有感于此,为了继承和弘扬中医学的丰富遗产，让广大基层中医工作者及中医爱好者能够较快地、熟练地掌握脉诊知识和技巧，我们本着"穷经笃理，撮其精要，脉证互参，遣药必效"的原则，编撰了《中医脉诊自学入门》一书。本书上篇详细介绍了脉诊基础知识，包括脉、脉诊、脉象的概念，脉诊形成原理，脉诊如何辨病，脉诊方法及脉诊入门的技术要点等；下篇详细介绍了各脏腑病症的脉象辨析，中医简要治疗，自疗要点和预防调护等。附录主要介绍了李时珍的《濒湖脉学》和李治民老先生的《脉学金口诀》。全书深入浅出，循序渐进，易学易懂，易记易用，并力求做到内容丰富，重点突出，文字通俗，图文并茂。适合基层中医生、青年医生、中西医结合工作者及中医爱好者阅读参考。

　　本书在编写过程中参阅了部分公开发表的文献资料，在此向有关作者表示谢意。由于我们水平所限，谬误、不妥之处在所难免，敬请前辈及广大同道提出批评，以予再版时修正。

周幸来

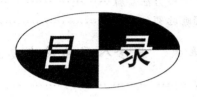

上篇　脉诊基础知识

第一章　脉、脉象、脉诊

一、什么是脉 ……………………………………………（1）
二、什么是脉象 …………………………………………（2）
三、什么是脉诊 …………………………………………（2）

第二章　脉象的形成与
其他脏器的关系

一、形成脉象的主要脏器是什么 ………………………（4）
二、形成脉象的物质基础是什么 ………………………（4）
三、脉象与其他脏器的关系 ……………………………（5）

第三章　脉诊的基本原理与
诊脉辨病的临床意义

一、脉诊的基本原理是什么 ……………………………（7）
二、诊脉辨病的临床意义是什么 ………………………（8）

第四章　掌握诊脉的方法

一、怎样才能准确确定脉诊的部位 ……………………（11）

二、诊脉时应遵循哪些方法步骤………………………………(12)

三、诊脉时应掌握哪些要领……………………………………(19)

第五章　脉诊入门的技术要点

一、如何诊察至数………………………………………………(29)

二、如何诊察脉位………………………………………………(29)

三、如何诊察脉体大小…………………………………………(29)

四、如何诊察脉体长短…………………………………………(30)

五、如何诊察脉体张力或弹性…………………………………(30)

六、如何诊察脉律………………………………………………(30)

七、如何诊察脉的流利程度……………………………………(31)

八、如何诊察脉的圆敛程度和脉管与周围组织的界限………(31)

九、如何诊察脉的力度…………………………………………(31)

十、如何诊察特殊脉形…………………………………………(32)

十一、如何诊察复合脉或相兼脉………………………………(32)

十二、如何诊察脉的更代………………………………………(32)

十三、如何诊察革脉……………………………………………(33)

十四、如何诊察独………………………………………………(34)

十五、如何诊察胃、根、神……………………………………(34)

十六、为什么"持脉轻重法"是一种较为实用的操作方法……(35)

第六章　构成脉象的要素与辨别正常脉象和病脉

一、构成脉象的要素有哪些……………………………………(42)

二、何谓正常脉象………………………………………………(46)

三、怎样辨别病脉………………………………………………(49)

四、中医是如何对脉的名称与脉象进行归类的………………(53)

五、常用28种脉象的主病与特征有哪些 ……………………(56)

目 录

六、常用28种脉象的脉理、鉴别与兼脉主病有哪些…………（64）

下篇　辨脉诊病

第七章　外感病辨脉诊病

第一节　感冒怎样辨脉诊治……………………………（88）
第二节　中暑怎样辨脉诊治……………………………（91）
第三节　痢疾怎样辨脉诊治……………………………（94）

第八章　疫病辨脉诊病

第一节　春温怎样辨脉诊治……………………………（97）
第二节　暑温怎样辨脉诊治……………………………（99）
第三节　湿温怎样辨脉诊治……………………………（100）
第四节　肝热病怎样辨脉诊治…………………………（102）
第五节　疟疾怎样辨脉诊治……………………………（106）

第九章　肺系病症辨脉诊病

第一节　咳嗽怎样辨脉诊治……………………………（110）
第二节　哮证怎样辨脉诊治……………………………（114）
第三节　肺胀怎样辨脉诊治……………………………（116）
第四节　肺痈怎样辨脉诊治……………………………（118）
第五节　肺痨怎样辨脉诊治……………………………（120）
第六节　肺癌怎样辨脉诊治……………………………（124）

第十章　脾胃病症辨脉诊病

第一节　胃痛怎样辨脉诊治……………………………（127）
第二节　腹痛怎样辨脉诊治……………………………（130）

第三节　痞满怎样辨脉诊治 …………………………………… (132)
第四节　呕吐怎样辨脉诊治 …………………………………… (133)
第五节　呃逆怎样辨脉诊治 …………………………………… (136)
第六节　噎膈怎样辨脉诊治 …………………………………… (137)
第七节　泄泻怎样辨脉诊治 …………………………………… (140)
第八节　便秘怎样辨脉诊治 …………………………………… (143)

第十一章　肝胆病症辨脉诊病

第一节　黄疸怎样辨脉诊治 …………………………………… (146)
第二节　胆胀怎样辨脉诊治 …………………………………… (149)
第三节　胁痛怎样辨脉诊治 …………………………………… (152)
第四节　臌胀怎样辨脉诊治 …………………………………… (155)
第五节　肝癌怎样辨脉诊治 …………………………………… (159)

第十二章　心脑病症辨脉诊病

第一节　胸痹心痛怎样辨脉诊治 ……………………………… (161)
第二节　心悸怎样辨脉诊治 …………………………………… (163)
第三节　眩晕怎样辨脉诊治 …………………………………… (165)
第四节　中风怎样辨脉诊治 …………………………………… (170)
第五节　不寐怎样辨脉诊治 …………………………………… (173)
第六节　痴呆怎样辨脉诊治 …………………………………… (175)
第七节　痫证怎样辨脉诊治 …………………………………… (179)
第八节　癫证怎样辨脉诊治 …………………………………… (182)
第九节　狂证怎样辨脉诊治 …………………………………… (184)

第十三章　肾、膀胱病症辨脉诊病

第一节　水肿怎样辨脉诊治 …………………………………… (186)
第二节　淋证怎样辨脉诊治 …………………………………… (189)

第三节 癃闭怎样辨脉诊治……………………………………（192）
第四节 关格怎样辨脉诊治……………………………………（195）
第五节 阳痿怎样辨脉诊治……………………………………（197）
第六节 遗精怎样辨脉诊治……………………………………（202）

第十四章 气血津液病症辨脉诊病

第一节 郁证怎样辨脉诊治……………………………………（207）
第二节 血证怎样辨脉诊治……………………………………（210）
第三节 汗证怎样辨脉诊治……………………………………（216）
第四节 消渴怎样辨脉诊治……………………………………（218）
第五节 肥胖怎样辨脉诊治……………………………………（220）
第六节 内伤发热怎样辨脉诊治………………………………（223）

第十五章 经络、肢体病症辨脉诊病

第一节 头痛怎样辨脉诊治……………………………………（227）
第二节 痹证怎样辨脉诊治……………………………………（229）
第三节 痿证怎样辨脉诊治……………………………………（231）
第四节 腰痛怎样辨脉诊治……………………………………（235）
第五节 颤震怎样辨脉诊治……………………………………（239）

第十六章 妇产科病症辨脉诊病

第一节 月经先期怎样辨脉诊治………………………………（243）
第二节 月经后期怎样辨脉诊治………………………………（246）
第三节 月经先后不定期怎样辨脉诊治………………………（250）
第四节 月经过多怎样辨脉诊治………………………………（252）
第五节 经期延长怎样辨脉诊治………………………………（255）
第六节 崩漏怎样辨脉诊治……………………………………（258）
第七节 闭经怎样辨脉诊治……………………………………（262）

第八节　痛经怎样辨脉诊治 …………………………………… (265)
第九节　带下病怎样辨脉诊治 ………………………………… (268)
第十节　妊娠恶阻怎样辨脉诊治 ……………………………… (272)
第十一节　妊娠腹痛怎样辨脉诊治 …………………………… (275)
第十二节　产后血晕怎样辨脉诊治 …………………………… (277)
第十三节　产后缺乳怎样辨脉诊治 …………………………… (279)
第十四节　不孕症怎样辨脉诊治 ……………………………… (281)
第十五节　癥瘕怎样辨脉诊治 ………………………………… (284)

第十七章　儿科病症辨脉诊病

第一节　麻疹怎样辨脉诊治 …………………………………… (287)
第二节　水痘怎样辨脉诊治 …………………………………… (290)
第三节　痄腮怎样辨脉诊治 …………………………………… (292)
第四节　顿咳怎样辨脉诊治 …………………………………… (294)
第五节　惊风怎样辨脉诊治 …………………………………… (298)
第六节　畏食怎样辨脉诊治 …………………………………… (303)
第七节　积滞怎样辨脉诊治 …………………………………… (305)
第八节　疳证怎样辨脉诊治 …………………………………… (308)
第九节　佝偻病怎样辨脉诊治 ………………………………… (310)
第十节　小儿遗尿怎样辨脉诊治 ……………………………… (312)
第十一节　小儿蛔虫病怎样辨脉诊治 ………………………… (314)
第十二节　小儿疰夏怎样辨脉诊治 …………………………… (316)

附　　录

一、李时珍《濒湖脉学》 ……………………………………… (319)
二、李治民《脉学金口诀》 …………………………………… (340)

上篇 脉诊基础知识

第一章 脉、脉象、脉诊

一、什么是脉

在我国古代,凡贯通之物连成为一体而有条理者,均称之为脉,如山脉、水脉、地脉、经脉、血脉等。这其中,血脉和经脉是必须弄清楚的两个不同概念。血脉是人体运行血液的管道,经脉是古代医家用"经"和"络"对全身血脉进行概括与分类的一种概念。

从古代文献的记载来看,经脉的含义有两种:一是专指"经"。古代医家创建经络学说以来,由于习惯的原因,常将"经"称为经脉,并将"络"称为络脉。例如,"十二经"称为十二经脉,"十二经"的分支称为络脉。但是,"经络"与"血脉"是绝对不能混淆在一起的。其区别是:血脉是人体运行血液的管道,是人体内客观存在的组织结构。"经"和"络"并不是人体生成的东西,而是古代医家创建的系统工具。

古代医家创建的经络学说,在中医学的各个领域有着不同的作用。它既可对脏腑组织器官进行概括与分类,也可对全身的血脉进行概括与分类,还可对病症及腧穴与药物进行概括与分类,并可借以阐释人体的生理功能与病理变化。

无论在中医学的哪个领域,经络都有理论工具的性质。因此,古代文献有时将"经"称为经脉,但其实际意义是"经"而不是血脉。有时将归属于各经的血脉称为"经脉",但实际意义是"血脉"而不是"经"。这是必须辨别清楚的,否则是很容易混淆的。

历史表明,古代医家对全身血脉进行概括分类的方法,是用"经"和"络"对全身进行概括与分类的,这其中,"大而在里"的血脉称为"经脉",最为浅表的毛细血管称为孙脉或毛脉。

二、什么是脉象

脉象是手指感觉脉搏动的形象,或称为脉动应指的形象。一般包括脉位的深浅,脉体的大小,脉的张力、频率、节律、幅度、流利程度、气势及有力无力等方面的变化。脉象的辨识主要依靠手指的感觉,因此学习诊脉要多练指感。通过反复操练,细心体察,就可以对脉搏的部位、至数、力量和形态等方面,形成一个较为完整的指感。同时,亦必须加强理性的认识,只有从理论上掌握各种脉象的要素,再结合切脉的经验,才能较为清楚地识别各种不同的脉象。

三、什么是脉诊

诊脉,又称切脉,是医生用手指切按患者的桡动脉,根据脉动应指的形象,以了解病情、辨别病症的一种诊察方法。

传统脉诊是依靠医者手指的灵敏触觉加以体验识别的,因此学习脉诊既要熟悉脉学的基本知识,又要掌握切脉的基本技能,反复训练,仔细体会,才能逐步识别各种脉象,并有效地运用于临床。

诊脉,由开始的全面检查(包括经脉、络脉、经水、经筋、皮部等),而不是单纯的诊脉动,最主要的是包括色诊或与色诊有一定的交叉,逐步形成独立的诊脉动;由用各种方法诊脉动,如用十二经诊法、三部九候诊法、尺寸诊法等逐渐形成独诊寸口法,直至完成了独诊寸口法,脉诊才形成一个专门的学科。

  对此可以这样认为,经脉检查是脉诊的起源,多种诊脉方法所具有的丰富多彩的内容是脉诊的形成过程,独取寸口则是脉诊在这一历史过程的完成阶段。至此,脉的含义亦自血脉、经脉转化为指脉的跳动罢了。尽管如此,也只是通过经脉、血脉等,以直接或间接了解全身变化的一种诊察方法。

第二章 脉象的形成与其他脏器的关系

一、形成脉象的主要脏器是什么

　　心脏和脉是形成脉象的主要脏器。心脏搏动是生命活动的重要标记,也是形成脉象的动力。脉象的至数与心脏搏动的频率、节律相应,并受到气血运行的影响。心血和心阴是心脏生理活动的物质基础,心气和心阳被视为心脏的功能状态。心阳概括了心搏加强,心率加速,气血运行加快,精神情志兴奋等功能状态;心阴概括了心搏减弱,心率减慢和精神情志宁静、抑制等功能状态。当心气旺盛,血液充盈,心阴心阳调和时,心脏搏动的节奏和谐而有力,脉象和缓而从容,均匀而有力。相反,则出现脉象的过大或过小,过强或过弱,过速或过迟或节律失常等变化。同时,心神不宁、情绪激动亦可引起脉象动数无序等变化。

　　脉为血之府,是气血运行的通道,心与脉在组织结构上相互衔接,形成了人体的血液循环系统,在功能上亦相互依存和协调,故称为"心之合"。

　　《灵枢·决气篇》言,脉的生理功能是"壅遏营气,令无所避"。说明了脉不仅是运行气血的必要通道,尚有约束和推进血流顺从脉道运行的作用,是气血周流不休,保持正常循行的重要条件。因此,脉的功能状态能直接影响脉象。

二、形成脉象的物质基础是什么

　　气、血是构成人体组织和维持生命活动的基本物质,也是形成

上篇 脉诊基础知识

脉象的物质基础。其对脉象的影响以气的作用最为重要,这是因为气属阳主动,血液的运行全赖于气的推动,脉的"壅遏营气"则有赖于气的固摄作用,心搏的强弱和节律亦有赖于气的调节。具体来说,是宗气的"贯心脉而行血气"的作用。

宗气聚于胸中,虚里(左乳下心尖部)搏动状况,可作为观察和判断宗气盛衰的一个重要标记。脉象与虚里搏动的变化往往是一致的,所以宗气的盛衰亦可在脉象上反映出来。若气血不足,则脉象细弱或虚豁无力;气滞或血瘀,可出现脉象细涩不利;气盛血流薄疾,则脉多洪大滑数;阳气升腾,则脉浮而大;气虚下陷,则脉沉而细等。

三、脉象与其他脏器的关系

脉象的形成不仅与心、脉、气、血有关,也与整体脏腑功能活动的关系非常密切。

1. 肺主气,司呼吸 肺对脉的影响,首先体现在肺与心,以及气与血的功能联系上。由于气对血有运行、统藏、调摄等的作用,所以肺的呼吸运行是主宰脉动的重要因素。在一般情况下,呼吸平缓则脉象徐和,呼吸加快则脉率亦随之急促起来;呼吸不已则脉动不止,呼吸停息则脉搏亦难以维持,因而前人亦将脉搏称为脉息。另一方面,"肺朝百脉"的功能将肺气与血脉紧密联系在一起。当呼吸均匀与深长时,脉象一般呈流利而盈实;呼吸急迫浅促,或肺气壅滞呼吸困难时,脉象多呈细涩状态。总之,肺气对脉率、脉形都有很大的影响。

2. 脾胃主运化水谷精微物质 脾胃为气血生化之源,"后天之本"。气血的盛衰和水谷精微的多寡,表现为脉之"胃气"的多少。脉象中的"胃气"在切脉时可以感知,主要在切脉的手指下具有从容徐和与软滑的感觉。脉中的胃气虽可看作脾胃运化功能的反应,但实际上则更直接地反映了全身营养状况的优劣和能量的储备状况。所以,脉有"胃气"为平脉(健康人的脉象),"胃气"少为病脉,无"胃气"为死脉。临床上根据"胃气"的盛衰,可判断疾病预后的善恶情况,故又有"脉以胃气为本"之说。

3. 肝藏血 即指肝有储藏血液、调节血量的作用。肝主疏泄,使气血调畅,经脉通利,脏腑功能正常。肝的生理功能失调,可影响气血的正常运行,从而引起脉象的各种变化。肝失条达,脉道拘束,故切脉指感如按琴弦;肝阳上亢,血随气逆,脉象则弦大有力。

4. 肾藏精 肾为元气之根,是脏腑功能的动力源泉,亦是全身阴阳的根本。肾气充盛则脉搏重按不绝,尺脉有力,是谓"有根"。若精血衰竭,虚阳浮越,则脉象变浮,重按不予应指,此属虚大中空的无根脉,提示阴阳离散、病情危笃。

总之,脉象是在全身各脏腑相互协调的作用下,血液在脉内循行过程中所表现出来的综合性反应。无论人体内脏中哪一个器官出现障碍,都会直接或间接地影响到血液的运行,血行的失常会敏感地反映到脉象的变化上来。因而,通过诊脉,可从脉象的细微变化中察知相关脏腑所患的病症。所以常说,脉象是全身功能活动状态的综合性反应。此外,聚集于胸中的宗气能助心行血,能鼓舞心脏的搏动,推动血液在脉内运行,也是脉象形成不可缺少的重要因素。

第三章 脉诊的基本原理与诊脉辨病的临床意义

一、脉诊的基本原理是什么

历代医家在长期临床实践中,很早就发现了"心主血脉"这一医学道理,认为血靠心气的推动沿脉道循环周身,内至脏腑经络,外达四肢百骸;脏腑之气也通过血液而输布全身。因此,脉象能反映机体阴阳、气血、经络的生理、病理变化情况。

临床上为什么"寸口脉"的变化能够诊断五脏六腑乃至全身的疾病,为什么脉诊对临床各科的"辨证施治"都有非常重要的意义?这是因为,中医对疾病的诊断与治疗是一个独特的诊疗体系,古代医家所创建的经络学说,为中医的诊疗体系提供了世界观与方法论。

经络学说认为,"寸口脉"是"脉之大会",是"五脏六腑之所终始",隶属于手太阴肺经。手太阴肺经朝百脉,十二经乃至全身的气血皆流注于手太阴肺经而变见于寸口。况且,人体是一个统一的整体,任何疾病都可导致五脏六腑乃至全身阴阳、气血的变化。因此,寸口脉的变化可诊断五脏六腑乃至全身的疾病,这是脉诊最基本的原理。

中医学的辨证施治是在经络学说指导下开创的诊疗体系。独取寸口的诊脉方法,是辨证施治诊疗体系的组成部分,也是在经络学说指导下所开创的。因此,中医学的辨证施治和独取寸口的诊脉方法,其理论依据是同出一辙的。

中医学辨证施治的诊疗体系形成之后,取寸口脉法逐渐取代了其他脉法,成为独占医坛的诊脉方法。所以,2 000多年以来,取寸口脉法成为辨证施治诊疗体系的重要组成部分。辨证施治的诊疗体系选择了独取寸口的诊脉方法,这是无可争辩的事实。辨证施治诊疗体系为取寸口脉法开辟了非常广阔的适用范围,这也是无可争辩的事实。

二、诊脉辨病的临床意义是什么

脉诊是中医诊断学的重要组成部分。中医诊断学以望、闻、问、切为主要诊法,简称"四诊"。脉诊包括在"切诊"的范畴,属"四诊"之一。它虽居"四诊"之末位,但其诊断作用与意义却非常重要。

既然脉象的形成与脏腑气血关系较为密切,那么,任何致病因素所导致的机体阴阳、脏腑、气血、经络的病理性变化,以及血脉运行受到的影响,都必然会使脉象发生相应的变化,故通过诊察脉象,根据脉的部位、数律、形势等变化可判断疾病的病位和推断疾病的预后。正如《素问·脉要精微论》所说:"代则气衰(代脉为元气衰弱),细则气少(细脉为正气衰少),涩则心痛(涩脉为气滞血虚,主心痛之症)。"

1. 脉诊怎样判断疾病的病位、性质和邪正盛衰 疾病的临床表现尽管十分复杂,但从病位的深浅来说,不在表即在里,而脉象的沉浮,常足以反映病位的深浅。沉浮示表里,即脉浮,病位多在表;脉沉,病位多在里。例如,咳嗽而脉浮,提示表邪夹内饮,以脉浮提示病邪在表;咳而脉沉,提示病邪在中在里。可见,病症虽相同,但脉有浮沉,提示病位不同,而治疗方法则悬殊甚大。疾病的性质可分寒证与热证,而脉象的迟数,可反映疾病的性质,如迟脉多主寒证。《金匮要略·中风历节病脉证并治》曰:"寸口脉迟而缓,迟则为寒,缓则为虚……"数脉多主热证,身有热则气血运行加速,脉跳加快,即古人所说:"数则为热。"《素问·平人气象论》曰:"人一呼脉三动,一吸脉三动而躁,尺热曰病温。"这就说明数脉多见于温热病,在病变过程中,邪正斗争的消长,产生虚实的脉理变化,而脉象的有力无力,能反映疾病的虚实症候。徐灵胎说:"虚实之要,莫逃乎脉。"脉虚无力,为正气不足的虚证;脉实有力,为邪气亢盛的实证。脉的强弱还可辨明疾病的新久,新病正气未损,阳气有余,气血未伤,脉多强盛,且多为浮滑数脉;久病正气衰,脉多弱,且多为沉细弱脉。正如《素问·平人气象论》所说:"脉小弱以涩,谓之久病;脉浮滑而疾者,谓之新病。"

2. 脉诊怎样推断疾病的进退预后 脉诊对于推断疾病的进退预后,有一定的临床价值。例如,新病脉实,久病脉虚,属脉证相应,为顺,预后一般良好;新病见阴脉,久病见阳脉,属脉证不符,为逆证,预后多不良。久病脉见缓和,提示胃气见复,病退见愈之兆;久病气虚、虚劳,或失血、久泻而见洪脉,则多属邪盛正衰之危候。外感热病,热势渐退,脉象出现缓和,乃将愈之兆;若脉急数,人见烦躁,则属病进。又如战汗,汗出脉静,热退身凉,提示病退向愈;若脉急疾,人见烦躁者,则属病进之危候。正如《景岳全书·脉神章》所说:"欲察病之进退吉凶者,但当以胃气为主。察之之法,如今日尚和缓,明日更弦急,知邪气之愈进,邪愈进,则病愈甚矣。今日之弦急,明日稍和缓,知胃气之渐至,胃气至,则病渐轻矣。即如顷刻之间,初急后缓者,胃气之来也,初缓后急者,胃气之去也。此察邪进退之法也。"

必须指出,脉与病的关系非常复杂,在一般情况下脉证是相应的,正如周学海所说:"有是病即有是脉。"但也有脉证不相应的特殊情况,故有"舍脉从证"或"舍证从脉"的说法。临床具体应用时,应做到"四诊合参",这样才能得出准确的诊断结果来。

3. 脉诊怎样指导辨证用药 脉证合参明辨病机,对确定治则、辨证选方用药有着举足轻重的作用。《金匮要略·疮痈浸淫病脉证并治第十八》说:"肠痈者,少腹肿痞,按之痛如淋,小便自调,时时发热,自汗出,复恶寒;其脉迟紧者,脓未成,可下之,当有血;脉浮数者,脓已成,不可下也,大黄牡丹汤主之。"以迟紧、浮数两种脉象的对比,推测肠痈成脓与否,确定治疗方法,在当今阑尾炎的非手术治疗观察中,仍有参考意义。如《温病条辨·上焦篇》第二十九条曰:"手太阴暑温,或已经发汗,或未发汗,而汗不止,烦渴而喘。脉洪大有力者,白虎汤主之;脉洪大而芤者,白虎加人参汤主之……汗多脉散大,喘咳欲脱者,生脉散主之。"指出芤脉以至散脉是由温热迫津外泄,气随津脱,气阴耗竭的重笃征象,必须投以大剂量益气生津药物,才能固脱为安。《温病条辨·下焦篇》第十五条曰:"下后数日,热不退,或退不尽,口燥咽干,舌苔干黑,或金黄色,脉沉而有力者,调胃承气汤微和之;脉沉而细者,增液汤主之。"这里提示脉沉有力属里热实证,宜通脏腑才能泄热;脉沉细无力才为阴液已伤,虽有里热燥屎内积,则不宜强攻取快,宜施增水行舟之计,方可取扶正祛邪之功。

第四章 掌握诊脉的方法

一、怎样才能准确确定脉诊的部位

关于脉诊的部位,古代文献记载有遍诊法、三部诊法和寸口诊法3种。

现代医家多采用"寸口诊法",诊脉的部位就是切按两手腕后桡动脉搏动处,因该处去鱼际仅有一寸,故名寸口。寸口分寸、关、尺三部。腕后高骨(桡骨茎突)处为关部,关前为寸部,关后为尺部(图4-1)。两手各有寸、关、尺三部,共称六脉。寸、关、尺分候不同的脏腑:左寸候心、小肠,左关候肝、胆,左尺候肾、膀胱;右寸候肺、大肠,右关候脾、胃,右尺候肾、命门。然而,历代医家对寸、关、尺三部长度的见解莫衷一是。正如唐·杨玄操在《难经》注中所说:"寸关尺之位,诸家所撰,多不能同,故备而论之,以显其正。"皇甫士安脉诀曰:"以掌后三指为三部,一指之下为六分。三部凡一寸八分";华佗脉诀则曰:"寸尺位各八分,关位三分,合一寸九分";王叔和脉诀又曰:"三部之位,辄相距一寸,合为三寸。"唐·孙思邈认为:"凡人修短不同,其形各异,有尺寸分三关之法,从肘腕中横

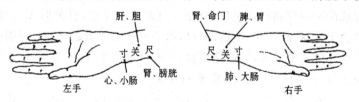

图4-1 脉诊寸关尺部位图

纹至掌鱼际后纹,却而十分之而入取九分,是为尺。从鱼际后纹却还度十分之一,则是寸。寸十分之而入取九分之中,则寸口也,此处其骨自高。故云阴得尺内一寸,阳得寸内九分。从寸口入却行六分为关分,从关分又入行六分为尺分。"唐·杨玄操在注《难经》时以王叔和脉诀之说为正,王冰在注《黄帝内经·素问》引用《三世脉法》一书时,也主张寸关尺各得1寸,"三世脉法,皆以三寸为寸关尺之分,故中外高下,气绪平均,则气口之脉而成寸也"。该说后世医家皆予赞同,"脉取三寸,三部各为一寸"基本上成为医家之共识。

二、诊脉时应遵循哪些方法步骤

诊脉除调神用指外,还有一些重要的条件与原则,必须给予足够的重视,且要切实遵守执行。因为这些都是前人经验的结晶,是正确进行诊脉的必要保证。察脉的方法和注意事项,主要是指察脉的时间、体位、指法等几个方面。

1. 何时为诊脉的最佳时间 诊脉时间以清晨(古人称平旦)为佳,因为脉的搏动与气血的动静有着密切的关系,且随饮食、运动、情感的变化而发生改变。清晨患者体内环境较为安定,气血平和,其脉象最为标准,且容易反映脏腑、气血的病脉。《素问·脉要精微论》指出:"诊法常以平旦,阴气未动,阳气未散,饮食未进,经脉未盛,络脉调匀,气血未乱,故乃诊有过之脉。"又据人体宫卫运行规律是昼夜循行五十度,并于平旦时大会于此,且兼肺朝百脉,独会于太渊,故于平旦按持寸口,可了解五脏六腑之异常。因而张仲景又说:"平旦者,阴阳之交也,凡人身营卫之气,一昼一夜,五十周于身,昼则行于阳分,夜则行于阴分,迨至平旦,气皆会于寸口……故诊法当于平旦初寤之时。"平旦诊脉,对于一般患者难以做到,特别是门诊、急诊的患者,要及时诊疗,就不能拘泥于平旦。

上篇 脉诊基础知识

正如汪机所说:"若遇有病,则随时皆可以诊,不必以平旦为拘也。"但必须让患者在比较安静的环境里休息片刻,以减少各种因素的干扰。饮食之后谷气充盈,气血流畅,脉多滑利;饮食不节,则脉忽迟忽数而不定,一般在食毕 1 小时之后再行切脉才能诊察到真实的脉象。

每次诊脉的时间,至少应在 1 分钟以上,3 分钟为宜。古人认为,气血一昼夜可运行 50 周,故诊脉时至少应候 50 动。50 动无不应,说明五脏功能健全,精气充足。若 50 动内有不应者,是五脏功能失于常态的表现。若 40 动中有 1 次歇止,表明一个内脏功能不正常。故《灵枢·根结篇》说:"五十动不一代者,五脏皆受气,四十动一代者,一脏无气。"张仲景曾批评当时的医生按脉时草率行事,他说:"协数发息,不满五十,短期未知决诊,九候曾无仿佛⋯⋯夫欲视死别生,实为难矣。"其实五十动尚不足以候五脏之气,只是要求诊脉要有耐心,要有充分时间。一则有利于仔细辨别脉象的节律变化,观察结、代脉(不同类型的心律失常)的出现频率,推测内脏病变的状况。再则切脉时间长短不一,脉象指感可能有所不同,如初按软弱,久按反硬为邪实;初速且缓为气治,初缓后速为郁火,这种动态比较的观察方法,多在耐心中感知。

2. 何谓诊脉的最佳体位 诊脉体位是指诊脉时患者的体位和姿势。正确的体位可减少干扰因素和操作时的误差。

(1)坐位姿势:一般患者采用坐位。如患者坐在医生对面,为正坐位(图 4-2);坐在医生旁边为侧坐位。诊脉时患者自然伸展

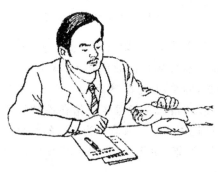

图 4-2 正坐位诊脉示意图

前臂,与心脏保持在同一水平。将手表、手镯等饰物摘去,将过紧的袖口打开,手腕下垫一脉枕,使腕部充分显露且固定不动,手掌向上,手指微微弯曲,使肢体完全放松。如正坐位时,患者可同时伸出两手臂,医生用右手切患者左右寸口脉,以左手切患者寸口脉,仔细体察指下每一部位的脉象特点,同时比较左右两手的脉象情况;取侧坐位时,医生用接近患者一侧的手指切脉,但患者要注意调整体位,使手臂保持前平举,使气血畅通,防止因肢体扭曲而影响脉气。

(2)卧位姿势:当患者卧床休息或病情较重、体质虚弱时,医生可在床边切脉,患者应取平卧位,手臂自然伸展,距离体侧约30°,仰掌或立掌均可(图4-3)。医生亦可用挽指法切脉。如为侧卧位,下面的手臂受压,或上臂扭曲,或上臂过高、过低等,与心脏不在同一个水平面时,都可影响气血的运行,使脉象失真。《医存》曰:"病者侧卧,则在下之臂被压,而脉不能行;若覆其手,则腕扭而脉行不

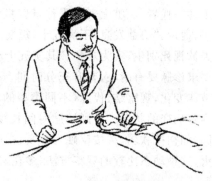

图4-3 正卧位诊脉示意图

利;若低其手,则血下注而脉滞;若举其手,则气上蹿而脉弛;若身覆,则气压而脉困;身若动,则气扰而脉忙。故病轻者,宜正坐,直腕、仰掌;病重者,宜正卧,直腕,仰掌,乃可诊脉。"

3. 诊脉的指法有哪些 诊脉指法是指医生手指在诊脉时所采取的必要的操作方法。正确运用指法可获取较为丰富的脉象信息。诊脉指法包括下指、排指、调指、用指、运指等一系列的操作方法。

(1)下指:又称"布指"。诊脉时,先让患者取正坐位或仰卧位,

上篇　脉诊基础知识

平臂仰掌后,医生用左手诊患者的右手,以右手诊患者的左手,或者医生不换手,单用左手或右手。诊患者两手之脉,医生下指时,先以中指探得高骨(桡骨茎突),其内侧即为关脉,按定后,再用食指按于关部前以取寸部,然后用无名指按于关部后察尺部(图4-4)。正如《活人书》所说:"凡初下指,先以中指端按得关位,掌后高骨为关,乃齐下前后两指,为三部脉。前指,寸部也,后指,尺部也。"

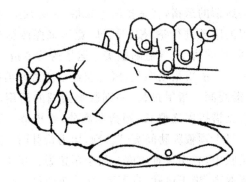

图4-4　脉诊中指定位示意图

(2)排指:由于患者上臂长短不同,故寸口三部亦有长短之分,这就要求医生下指后,根据患者上臂的长短情况,来进行排指,以分候寸、关、尺三部。凡患者上臂较长,则三部亦阔,医生的三指亦应随之而略疏;凡患者上臂较短,则三部亦密,医生所布的三指亦应随之而略密;患者身材中等,则排指应不疏不密,适乎其中即可。滑寿在《诊家枢要》中说:"人臂长则疏下指,臂短则密下指。"

(3)调指:在寻得寸口、定好三部后,就要进行调指。这是因为人的食指、中指、无名指是参差不齐的,其中中指较长,食指和无名指稍短。诊脉时,必须将中指略为弯曲,使三指平齐,节节相对。正如卢子由在《学古诊则》中所说:"人之三指,参差不齐,必使指头齐平,节节相对,方可按脉。"以此保证三指的运动协调灵活,力度均匀。

(4)用指:由于食、中、无名指的皮肉厚薄不匀,致使感觉的灵敏度也不相同,感觉最为灵敏的部位在指端皮肉凸起最高处,古人将此称为"指目"。用以比喻其能像眼睛一样,敏锐地感知脉象任何细微的变化。正如卢子由在《学古诊则》中所说:"指端棱起如线者,名指目。不啻目的视物,大小咸能察焉。"

(5)运指:所谓的运指,就是指医生布指后,必须运用三指的灵活活动和指腹的感觉进行举、按、寻、推、竞等来探测脉位、脉形的变化,以了解脏腑的病变、气血的虚实。运指的具体指法将在下面较详细地介绍。现值得指出的是:医生应经常注意修剪指甲,使其长短适中,光滑圆润。指甲过长,一则影响指端的运用,正如卢子由批评的:"每见惜指甲之修长,用指厚肉分,或指节之下,以凭诊视者,真不啻,目生颈腋脾胁间矣。"二则,用力诊脉时,指甲有可能切入患者的尺肤中,有伤风雅大度。故李延罡说:"爪甲不可养长,长则指头不能取齐,难于诊脉,且沉取之时,爪长则按处必有深痕,在于闺阁尤为不便。"

①常用运指手法

举法。医生的手指运用较轻的力,按在寸口部脉搏搏动的部位(按至皮下),经体察脉象情况,称为"举"法。用举法取脉,亦称"浮取"或"轻取"(图4-5)。

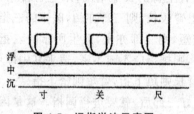

图4-5 运指举法示意图

按法。医生手指用力轻重,甚至按至筋骨以体察脉象情况。用"按"的指法取脉,称为"沉取"或"重取"(图4-6)。

中取法。中取的指法居于举与按两种指法之间,即医生手指用力适中(按至肌肉)以体察脉象情况。

寻法。寻为寻找的意思。医生用手指从轻至重，从重到轻，左右推寻，或在寸、关、尺三部和鸡啄式换

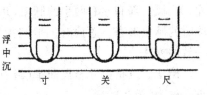

图4-6 运指按法示意图

指(指指交替,节奏轻快),仔细寻找脉搏最明显的部位,或调节最适当的指力。《脉诀刊误》则以用力轻重、简而约之为三部,其曰:"轻手取之曰举,重手取之曰按,不轻不重,委曲求之曰寻。初持脉轻手候之,脉见皮肤间者,阳也,腑也,亦心肺之应也,所谓浮按消息是也。重手取之,脉附于肉下者,阴也,藏也,亦肝肾之应也,所谓沉按消息是也。不轻不重,中而取之,脉应于血肉之间者,阴阳相适,中和之应,脾胃之候也,所谓中按消息是也。"这种方法,为后世医家所通用,成为今日诊脉的基本指法(图4-7)。

推法。推为推动、推移的意思。指目对准脉脊后,顺应脉搏的

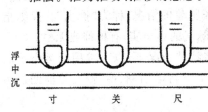

图4-7 运指寻法示意图

动势,左右、内外微微推动,进一步体会脉体大小、动静,以了解脉力变化和趋势。正如《素问·脉要精微论》所说:"推而外之,内而不外,有心腹积也;推而内之,外而不内,身有热也;推而上之,上而不下,腰足清也;推而下之,下面不上,头颈痛也。按之至骨,脉气少者,腰脊痛而身有痹也。"提示通过推法可体会脉象的动态特征,进一步了解脏腑、气血的状况。

循法。即用指目沿脉道的轴向上下,指指相移,体会脉动应指范围的长短、脉搏来势的虚实情况。

总按法。是指用三指同时用力诊脉的方法。从总体上辨别

寸、关、尺三部和左右两手的脉象,并可比较两手在浮取、中取和沉取时的脉象形态。总按时一般三指用力均匀,但亦有三部用力不一致的方法。

俯法。三指由寸至尺渐举(指力减轻),由尺至寸渐按(指力加重),称为"俯法"。

仰法。三指由寸至尺渐按,由尺至寸渐举,称为"仰法"。

俯、仰这两种指法可使医生用不同的指力,即在不同的脉位取得三部最佳脉象,比较三部脉象的大小、强弱、虚实,以获得更多的脉象信息。

单按法。用一个指头诊察一部脉象的方法,称为"单按法"。主要是在总按法的基础上,进一步分别了解寸、关、尺各部脉象的形态特征情况。

操法。操,是把持的意思。切脉时,手指在某一脉位停留维持瞬息,静心体会脉象的情况,称为"操法"。

纵法。按到脉后,举指放逸的动作,称为"纵法"。举而复按,按而复举,抑扬反复,交替印证脉象的情况,称为"操纵"。操纵指法的运用,可较为全面地了解脉气的虚与实,有根抑或无根。

②辅助运指手法。在某些特殊情况下,以上常用的运指手法尚不能适应诊脉,因此在临床上又将运用侧、挽、辗转等辅助运指手法。

侧指法。用于寸口部有外伤、血管畸形或骨肉不平时,亦即将手指偏于某一侧,称为"侧指法"。

挽指法。当患者不能平臂,而侧置前臂时,医生可托手挽指进行切脉,称为"挽指法"。

辗转法。用一指左右倾斜以体会指下及其左右的脉形,延长指间范围。如对幼儿切脉时,一指定三关,即用拇指切脉,并左右辗转,以体会寸关的脉动情况。

(6)平气息:所谓平者,调匀之谓。一呼一吸谓之息。察脉时,医生先要调匀呼吸,使呼吸自然、均匀,用一呼一吸作为计算患者脉率至数的时间单位。此所谓"常以不病调病人,医不病,故为病人平息以调之为法(《素问·平人气象论》)。"此外,平息的意义还在于医生在调匀呼吸时,有助于思想集中。可见,平息的意义,一是以息计数;二是使医生心绪宁静,全神贯注。

三、诊脉时应掌握哪些要领

1. 怎样从脉象的胃、神、根来辨别脉的"常"与"变" 诊脉时,诊者首先要熟知正常脉象,才能进一步辨别异常脉象。在诊视疾病时,不仅要辨明病因、病位、病机,还必须了解患者正气的盛衰进退情况,以判断疾病的预后。健康、正常人的脉象,以及患者脉中正气的反应,归根结底就是胃气、神气、根气(图4-8)。这种切脉首先要审察正气的方法,为历代医家所推崇,将其列为诊脉要领之首。正如程钟龄所说:"脉有要诀,胃神根三字而已。"

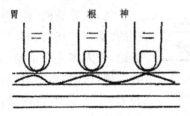

图4-8 脉的胃、神、根示意图

(1)从脉象的"胃"辨别脉的"常"与"变":中医学认为,胃为后天之本,扬程生化之源。胃气旺盛,则脉道充盈,人体亦充满生机。《黄帝内经》说:"有胃则生,无胃则死。"可见胃气对人体生命活动的正常存在起着决定性的作用。综合历代的有关论述,脉有胃气必须具备以下几个特点。

①脉来从容和缓。许多医家根据《黄帝内经》的"谷气来,徐而和"而认为,脉来和缓就是有胃气。另外,缓不仅是胃气的象征,而且也是辨别其他脉象的标准。如《三指禅》曰:"将缓字口诵之,心维之,手摩之,反复详玩,久久缓归指上,以此权度诸脉,了如

指掌。"

②脉应四时而动。人与天地相应,胃气亦随天地之间阴阳之气的变化而变化。一般春季微弦,夏季微洪,秋季微浮,冬季微沉。脉的这种对自然的适应能力,就是有胃气的表现。凡是这一变化的太过或不及,皆为疾病及胃气衰弱的表现。脉应四时而变的现象,一方面说明了胃气的充沛;同时,由于脉弦、洪、浮、沉,为五脏之气应时而旺的表现。另一方面又说明,胃气是五脏之气的综合性表现(图4-9)。正如张景岳所说:"胃气即人之阳气,阳气衰则胃气弱,阳气败则胃气败,此即死生之大本也。所谓凡阳有五者,即五脏之阳也,五脏之气必互相灌濡,故五脏之中必各兼五气,所谓二十五阳也。是可见无往而非阳气,亦无往而非胃气。无胃气,即真脏独见,故曰死。"

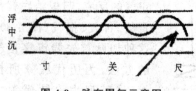

图4-9 脉有胃气示意图
(从容和缓的脉象)

(2)从脉象的"神"辨别脉的"常"与"变":神从广义而论,是人体生命活动的一种表现,所谓"得神者昌,失神者亡"。具体到诊脉,则脉中亦贵有神。正如张景岳所说:"善为脉者,贵在察神,不在察形。察形者,形千形万不得其要,察神者,惟一惟精,独见其真也。"可见诊脉时,于脉中求神,亦是不可忽视的要领之一。中医学历来对脉中之神的认识,有如下几种。

①胃气即神。有胃气就是脉中有神。

②脉有力为神。不少医家皆以有力为有神,但也有一些医家持有异议。对此,李东垣说:"脉之不病,其神不言当自有也。"只是这段话为一些医家所忽略。若在病脉之中,以有力为有神,也有一定的参考价值。

③至数匀齐有神。陈士铎曾将神分为三等,其中至数匀齐是

首要的标志。脉若见结、促、代、止,叁伍不调,甚至见十怪脉,都属于无神。

总之,脉有神气就是有胃气(图4-10)。在疾病状态下,还可从有力无力,至数匀齐与否中辨神之衰旺。近代逸人曾将脉有神概括为:形体柔和,来去从容,来去如一,应指有力四端。并说:"四项同时见之,方得谓之有神。"实谓要言不烦。

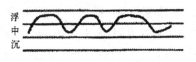

图4-10 脉有神气示意图
(柔和有力的脉象)

(3)从脉象的"根"辨别脉的"常"与"变":脉贯有根这一思想,在《难经》时期就已经明确提出来了。《难经》曰:"上部无脉,下部有脉。虽困无能为害,夫脉之有根,尤树之有根,枝叶虽枯槁,根本将自生。"脉之有根与否,是肾中元气盛衰的重要标志。

后世医家认为,脉根有二:一为尺部,二为沉候。正如《医宗必读》所说:"两尺为肾部,沉候之六脉皆肾也。然两尺之无根与沉取之无根。总之,肾水绝也。"也有部分医家认为,男女之根脉应有所区别,如《医学入门》所说:"男子以右尺为根,女子以左尺为根。"然而不论怎样区别,仍然是以尺脉为根的(图4-11)。

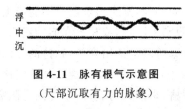

图4-11 脉有根气示意图
(尺部沉取有力的脉象)

需要指出的是,临床经常可见尺脉欲绝之患者,并非根本之败,而仅仅是肾气衰弱,或邪气阻遏等证。

近代张琪明确指出:"如下焦邪实壅阻之证,多尺脉不见,不能骤然认为无根,迨邪气去则脉自出。在妇科中,亦有寒气内结胞宫,而尺部无脉者,寒湿得湿化则脉自出。"因此,脉根与胃气相比,远不如胃气更为重要。《医学准绳六要》曰:"尺中弱甚似无根,脾胃与今脉尚存,大脏色黄犹进食,斯人终不赴幽冥。"当然,若脉沉候全无,举之浮存,在久病重病之人,绝非吉兆,多是正气衰竭的表现。可见脉根之有无,在脉诊之中仍有重要的意义。

脉贵有胃、有神、有根,三者是密不可分的,且以胃气为统帅,胃气存则神与根自然存在,无论脉象怎样变化,只要见到从容和缓,匀齐有力,就是有胃、有神、有根的了。

2. 诊脉"六字诀"是什么 《诊家枢要》提出:"察脉须识上、下、来、去、至、止六字。上者为阳,来者为阳,至者为阳;下者为阴,去者为阴,止者为阴。上者自尺部上于寸口,阳生于阴也;下者自寸口下于尺部,阴生于阳也。来者自骨肉之分,出于皮肤之际,气之升也;去者自皮肤之际,还于骨肉之分,气之降也。应曰至,去曰止。"这里的上、下、来、去、至、止六字,将脉象的千变万化概括无遗,成为诊脉时简易而颇切实用的方法。所以,后世医家称之为"六字诀";《辨脉指南》称其为"脉中之神机";《景岳全书》则称为"诊家之纲领"。

(1)上指寸,下指尺:在一般情况下,虽然男子尺脉较沉,女子尺脉较盛,然而阴阳经根,尺寸协调,其大小强弱维持在一个适当的水平面上。一旦寸或尺某一部出现偏盛或偏衰有失调情况,则说明阴阳平衡被打乱。例如,尺弱寸强,则会出现阳浮阴弱或上盛下衰的病症;而寸弱尺强,则说明邪入下焦,或相火亢盛的病症。

(2)来、去与至、止都是针对脉搏跳动提出来的:脉搏的由内向外跳起为来,由外返内落下去为去,其来去应该从容,力量应该均匀。来而有力、去而无力则为阳盛,来而无力、去而艰涩则为阳衰。脉来为至,脉去为止,至与止应交替而有节奏地出现,也就是至数匀齐,这样则阴阳协调。相反,节奏的任何失常都标志着阴阳的失调。

另外,张景岳将"至""止"二字理解为医者当知疾病之终始,而举止有方,则是从《黄帝内经》中思入,可谓触类旁通,胜人一筹,亦值得我们参考。

3. 诊脉时怎样"察独" 诊脉时要善于抓住独变的脉象这一方法,首见于《黄帝内经》。《素问·三部九候论》曰:"察九候,独小者病,独大者病,独疾者病,独热者病,独寒者病,独陷下者病。"这虽然是在论述遍身诊法的法则,然而却早已渗透到独取寸口的诊法之中了。张仲景对此则推崇备至,他认为:"此独字,即医中精一之义,诊家纲领莫切于此。"

在正常情况下,两手六部脉的至数与力度处于相互平衡与协调状态。如果某一部脉出现了异常的变化,则标志着该部所主的脏腑经脉发生了病变,注意体察这种异常变化,也是诊脉时切实可行的方法。

"独"有两层意思:其一,一部之脉异于其余各部;其二,脉体独变。正常时,六脉从容和缓而胃气充沛,若见弦、数、涩、滑等脉时,则为独见之病脉。

另外,独有真假之辨。所以,察独之时,首先应排除体质因素的干扰,诸如男女有别,老少不同等,皆属于正常差异,不可作为独处藏邪论。

善于察独者,必须具有真知灼见,察独虽为至简,但欲得真见亦绝非易事,诊者当仔细揣摩、认真体会,才有成果。

4. 什么是"人迎气口诊法" 人迎气口诊法与《黄帝内经》中的喉手相应诊法不同,源于《脉经·脉法赞》。《脉经·脉法赞》说:"关前一分,人命之主,左曰人迎,右曰气口。"

该法是以寸口脉的关前一分之处分别称为人迎与气口。并仿《黄帝内经》"寸口主中,人迎主外"之意,以左之人迎诊外感之脉变,以右之气口诊内伤之脉变。该法自李东垣倡用之后大行于世,对脉诊产生了很大的影响,也随之带来了许多的争议。

该法之要点,可认为是左右对比法,以其左主诊候外感,其右主诊候内伤。正如李东垣所说:"外感风寒皆有余之证,是从前客邪来也,其病必见于左手,左手主表……内伤饮食及劳逸不节,皆不足之病也,必见于右手,右手主里。"

从实用意义方面来看,虽不可绝对地以左、右手区别外感与内伤,但临诊时则常可见及左右两脉出现大小强弱不等的情况,这无疑是传达了身体内部病变的信息,对此认真进行体察与分析,这对于疾病的诊断是会有相当帮助的。如《王氏医存》中就有关于"左右强弱主病"的论述,并指出:"凡左脉弱,右脉强,主汗多,遗精,肝郁等证;右脉弱,左脉强,主易怒,腹痛及误服补火丸散,必生肝热、滑精诸证。右脉盛,左手无脉,主痰结,气虚。左脉盛,右手无脉,主食滞,肝郁。"此乃临诊心得之总结,千万不可忽视。而在清人医案中,这种左右对比诊法的运用,更比比皆是,其心得体会充溢于字里行间。

5. 什么是"位数形势" "位数形势"是清·周学海提出来的一种脉诊方法,他认为脉象所有变化都在这四者当中,故曰:"脉有四种,位数形势而已。"并对其进行了具体的阐释:"位者,浮沉尺寸也;数者,迟数结促也;形者,长短广狭厚薄粗细刚柔,犹算学家之有线而体也;势者,敛舒伸宿进退起伏之有盛衰也。势因形显,敛舒成形于广狭,伸缩成形于长短,进退成形于前后,起伏成形于高下,而盛衰则贯穿于诸势之中,以为纲领者也。此所谓脉之四种也。"他还说:"曰举按,以诊高深也;曰上下,以诊短长也。"

该脉诊方法,不仅可执简驭繁地归类脉象的各种变化,而且还可说明指法的具体运用。用举按以诊浮沉之位。用上下以诊寸尺之位,用推寻可察脉形,分别初久单总,可察脉数,而脉势之审察始终贯穿于诸法之中。

近年来,有些学者在四字的基础上,又增一"律"字,以提示诊脉时要注意脉动匀齐与否。其实,此举无甚必要,因为其数之中已包含有此意矣。

临床上将位数形势看作4个相互衔接的脉诊步骤,则确有其实用价值。亦即诊脉时,先定位,以分寸关尺,浮中沉;然后数息,以定迟数结代;接着辨形,以定大小弦滑等;最后审势,以区别虚实盛衰,阴阳进退,此可作为临诊时参考。

6. 怎样区别"阴阳顺逆" 《黄帝内经》早就指出:"善诊者,察色按脉,先别阴阳。"由此可见,把握好阴阳进退顺逆,早已成为诊脉的重要法则。所谓"先别阴阳",其中既包含着正气盛衰之势的变化,又包含着具体的病变情况。而这两方面的情况,都可用前述诸法进行诊察。例如,胃、神、根,六字诀,位数形势等,无一不是以辨别阴阳顺逆为宗旨的。

《伤寒论·辨脉法》提出"凡在浮数而动滑,此名阳也;脉沉涩弱弦微,此名阴也"是开了"阴阳顺逆法"具体应用之先河的。清·柯琴对此有详细的论述与分析,并在此基础上提出了"脉有对看法,有正看法,有反看法,有平看法,有侧看法,有彻底看法"等6种诊法。这对于审察脉中阴阳顺逆的变化,可谓详尽而周余,曲尽仲景之精义。

总之,阴阳顺逆为诊法之大纲,其余各种诊法,则是此大纲之内各具特色的具体应用。

7. 什么是"知常达变" 脉象尽管千变万化,但仍有规律可循,如前述诸法就是诊脉的规律,可称之为"常",诸法的具体变通应用称之为"变",将"常"与"变"有机地结合起来,才能使心手之用相应。因为,无"常"则无法可依,无"变"则难以通巧。"知常达变"具体表现在以下几个方面。

(1)脉象有常变:近代学者滑伯仁说,"须要先识时脉,胃脉与脏腑平脉,然后及于病脉"。是以时脉胃脉平脉为"常",病脉为"变"。而《石室秘录》在八脉之上又加大小二脉,合称为"十法",并说:"知十法之常,即知六法之变,又何难知人之疾病哉!"与前相比较,是于"变"中亦分"常"变。

(2)体质有常变:王昌龄认为,诊脉要分清平素脉象与今已变之脉象,平昔无病之本脉即为体质脉。由于有男女老幼之别,形体有丰腴羸瘦之异,致使阴阳气血偏驳不一,脉亦随之而变;不仅脉有先天之变异,且亦随人的体质变异而变异。其他如小儿脉多数,老人脉宜缓弱,青年或老年偶可见呼吸不整脉,即呼气时较慢,吸气时较快时,可见乍数乍疏之象。又如,惯用左手者,左脉略大,惯用右手者,右脉亦盛等。这些脉象,绝不可一律视为病脉,都属于体质因素所致的"常"中有"变"、"变"中有"常"。

（3）用指有常变:这里是说医者用三指按脉,虽然是为了诊察疾病之变化,但常常也会对脉搏之跳动产生影响。这种诊察对被诊察的干扰,前人早已注意到了。应知初按久按会对脉搏有不同的影响,当注意用指不可过久。另外,《诊宗三昧》亦说:"脉有下指浮大,按久索然者,有下指濡软,按久搏指者,有下指微弦,按久微涩不能应指,或渐觉弦硬者,必难取效。"这是患者本身邪正相搏致使脉搏出现初按久按之不同变化,多为正衰或邪盛。

至于医者三指感觉不一,三指齐按与一指单按,对同样的脉象会产生不同的感觉,故诊脉时,又当知道有单按、总按之变通。

8. 什么是"各科有常变" 虽然脉诊有通则,然而以内科诊法为常,至于儿科、外科等科,则又有适应各科特点的变化,此等常变亦是不可不知的。

（1）妇科:历代的医家几乎皆认为,男女体质不同,因而脉象亦有差异。一般来说,女性脉搏弱于男性,其两尺之脉又较男性微盛。女性有月经脉、妊娠脉等特定脉法（详见后述）,诊法的常中之变,诊女性脉时尤应加以注意。

（2）儿科:3岁以下之小儿,常以望指纹为主要诊法,至6岁时可诊寸口脉。由于小儿寸口短小,故常以一指诊三部。亦即《医学准绳六要》所说:"乃以一指按其寸、关、尺。"这是指法之变（后有详述）。

（3）外科:多以望诊为主,以辨疮疡、痈疽善恶,疥疾之名类。

但仍宜借脉诊以察正气之变化与脓之成与不成。若审正气之盛衰,则常以脉之阴阳与有力、无力为要法。若见阳脉,或脉动有力者,为邪盛或正气尚充之故;若见阴脉,或脉动无力者,为正衰或余邪未尽之故。若审脓之成与未成,则辨脉之数与迟。数则脓已成,迟则脓未成。至于辨痈疽之善恶顺逆情况,虽以望诊为主,然而脉诊亦不可不参。

(4)伤科:大多以脉象之洪大与沉细来辨别外伤之顺恶。瘀血内停,则洪大为顺,沉细为恶;失血则以沉细为顺,洪大为恶。损伤之后,脉有神及胃气,则预后良好;六脉模糊不清,其证虽为轻缓,则预后必恶。

(5)喉科、眼科:亦是以望诊为主,其切脉与内科大致相同,但切忌仅凭诊脉而擅自下药。

第五章 脉诊入门的技术要点

我国古代医家筛选常用的28种脉象,是一个严谨、科学的组合,每一种脉象都有一定的针对性,其诊断作用是不可相互替代的。因此,28种脉象中的任何一种都不能偏废,必须熟练掌握。

在临床诊疗实践中,一般是以28种脉象及其相兼脉概括临床错综复杂的脉象变化。因此,必须弄清每一种脉是诊察寸口脉哪一方面的变化的,否则对脉象的诊察就缺乏正确的依据。例如,滑、涩脉都是诊察脉的流利程度的,若不明确这一点,对滑、涩脉的诊察就缺乏针对性。又如动脉,其实际意义是诊察非窦性心律的脉形(正常人的心律应表现为窦性心律),应用时,若不明确这一点,对动脉所主病症的分析就很容易与其实际意义相违背。特别是代脉与革脉,由于近代脉书误解了这两种脉象的实际意义,对其所主病症的分析已经离题太远。由此说明,必须弄清每一种脉是诊察寸口脉哪一方面的变化,才能充分体现脉诊的诊断作用。

其实,脉的变化是包括很多方面的,如脉体的大小、脉的长短及频率、脉位、节律、气势、张力、幅度、流利程度、和缓程度等错综复杂的脉象,主要在这些方面发生了变化。我国古代医家筛选常用的28种脉象,就是针对这些方面的变化的。其中,由一种条件构成的脉象,针对一个方面的变化;由两种或两种以上条件构成的脉象,针对两个或两个以上方面的变化。常用28种脉象再加相兼脉,基本上概括了对脉象进行诊察的主要方面。

因此,对于错综复杂的脉象进行诊察,必须掌握常用28种脉象的诊察方法,这是诊脉的入门技术。

最为简便的方法是：根据每一种脉象的构成条件和脉形规范，熟识常用 28 种脉象分别涉及寸口脉哪些方面的变化。然后，按脉象的构成条件对寸口脉相关方面的变化逐一进行诊察。对于初学者来说，这是简便易学的诊脉方法。

一、如何诊察至数

在诊察至数过程中，主要是辨别迟脉与数脉。一般用"呼吸定息"的方法。一呼一吸为一息。一息脉动四五至之间属正常，一息三至或三至以下者属迟脉，一息六至或六至以上者属数脉。

二、如何诊察脉位

在诊察脉位过程中，主要是辨别浮脉、沉脉和伏脉的情况。具体方法是先将寸口部位"按之至骨"，并将所用指力看成"总指力"，然后再用相应指力诊察脉位。凡所用指力小于"总指力"的 2/5 便触及寸口脉的，皆属浮脉；凡所用指力大于"总指力"的 3/5 才触及寸口脉的，皆属沉脉；其所用指力相当于"总指力"的 2/5～3/5 的，则属不浮不沉之脉；若用"总指力"不能触及脉体，需大于"总指力"才能触及寸口脉的，便属伏脉。

三、如何诊察脉体大小

在诊察脉体大小过程中，主要是辨别洪脉与细脉。其具体方法：根据按寸口脉来划分"五部"的理论，寸口脉以充盈本部属正常。在这种理论指导下，我们认为：凡比正常脉体"大"者，均属洪脉；凡比正常脉体"小"者，均属细脉。

这是独取寸口脉法的特殊规定，虽不必拘泥于此，但有一定的临床指导意义,可灵活掌握使用。

四、如何诊察脉体长短

在诊察脉体长短的过程中,主要是辨别长脉与短脉。其具体方法:根据划分"三关"的理论,寸口脉的长短以"一寸九分"属正常,在这种理论指导下,若寸口脉超过"一寸九分",寸、尺两端过于本位的,则属长脉;若寸口脉达不到"一寸九分",寸、尺两端不及本位的,则属短脉。

这也是独取寸口脉法的特殊规定,虽然有一定的临床指导意义,但亦可灵活掌握使用。

五、如何诊察脉体张力或弹性

在诊察脉体张力或弹性的过程中,主要是辨别弦脉、紧脉和缓脉。其具体方法是:若只是脉体张力增强,按之如弓弦状者,属弦脉;若其脉体"紧张"或"拘急",按之"左右弹人手"或如"切绳状"的,属紧脉;若其脉体"舒缓"或"缓纵",按之有脉体"张力"或"弹性"低下的指感特征的,属缓脉。

六、如何诊察脉律

在诊察脉律的过程中,主要是辨别结、动、促3种脉象。对于结脉的辨别较为简单,凡脉有间歇的,即属结脉;若数脉而有间歇的,则属促脉;动脉是一种非窦性心律的脉形,在实际表现时较为复杂,可根据正常窦性心律脉形的基本特点来进行辨别。

七、如何诊察脉的流利程度

在诊察脉的流利程度过程中,主要是辨别滑脉与涩脉。其具体方法是:当触及脉体时,先将指目按在脉的脊部,细心体察脉管内血液运行的流利程度。若脉管内的血液运行滑利,较正常流利程度更为流利的,则属滑脉;若运行艰涩,流利程度不及正常的,则属涩脉。

脉的流利程度没有具体的指标可言,可结合脉的形体变化综合体会。因此,必须加强基本功的练习,大多根据正常脉象体察正常脉的流利程度,然后可掌握滑脉、涩脉的脉形特点与指感特征。

八、如何诊察脉的圆敛程度和脉管与周围组织的界限

在诊察脉的圆敛程度和脉管与周围组织界限这一过程中,主要是辨别散脉。散脉有生理性散脉与病理性散脉之分。生理性散脉是脉体"大"而表现出的"散漫"之象,但脉体圆敛,无其他不适感;病理性散脉的脉形是:脉体不圆敛、过度散漫或形体过度宽泛,甚至脉管与周围组织的界限模糊不清晰。

九、如何诊察脉的力度

在诊察脉的力度过程中,主要是辨别脉的有力与无力。一般来说,这是对主要脉象进行详细诊察的一种附加条件。因此,对于每一种脉象的诊察,都需要进一步诊察脉的有力与无力。比如,数而有力、数而无力;沉而有力、沉而无力等。

十、如何诊察特殊脉形

在诊察特殊脉形过程中,主要是辨别较为特殊的脉形或常用28种脉象所不能概括的脉形。我国古代医家制定的常用28种脉象中,芤脉即是一种较为特殊的脉形,特点是"中间空,两头实"。除芤脉外,古代文献还记载了很多特殊的脉形,如解索脉、釜沸脉、虾游脉、鱼翔脉、雀啄脉、麻促脉、弹石脉、屋漏脉、偃刀脉、转豆脉等。这些脉形虽较少见,但可预示异乎寻常的病变,对提供特殊诊断依据,及时判测病情都有一定的价值,所以不能弃之不用。

十一、如何诊察复合脉或相兼脉

复合脉是指两种或两种以上构成条件复合而成的脉象,因有固定的专用名称,所以称为"复合脉"。相兼脉是指两种或两种以上脉象相兼,但没有固定的专用名称,所以称为"相兼脉"。例如,浮脉与数脉相兼,就称为脉浮数;沉脉与弦脉相兼,就称为脉沉弦,这些都是相兼脉。

需要在诊察复合脉或相兼脉的过程中辨别的常用脉象主要有微脉、濡脉、弱脉、虚脉、实脉、促脉等。除此以外,若两种或两种以上脉象相兼,就都是相兼脉,如脉浮数、脉沉数、脉弦滑、脉迟缓等。对这类脉象的诊察,可根据每一种脉象的构成条件,按相关方面的变化逐一进行辨别。凡复杂的脉象,都要在这一过程中详做诊察。

十二、如何诊察脉的更代

诊察脉象的更代情况,主要包括两个方面:其一是诊察脉象变化是否符合季节脉或体质脉的变化规律;其二是诊察由一种脉象

上篇　脉诊基础知识

更代为另一种脉象是否符合正常的规律。因此,我们必须掌握正常脉象的变化规律,才能诊察脉象的更代情况。

古代医家诊脉,诊察脉象的更代情况是一个非常重要的方面。但是,近代脉学著作因误解了代脉的实际意义,故误将代脉认为是"脉来一止,止有定数,良久复来"的脉象。因此,诊察脉的更代被忽视了。现已证实:代脉的实际意义并不是"脉来一止",更不是"止有定数"或"良久复来",而是专指脉的更代情况,这是对脉象变化进行诊察和分析的一个重要方面。

诊察脉的更代情况,首先要掌握季节脉与体质脉的变化规律,若脉的更代不符合季节脉或体质脉的变化规律,表明脉的更代不正常,这对于辨别脉象是否主病及其疾病的发展转归具有重要的意义。例如,按季节脉的变化规律,春季之脉应显弦象,秋季之脉应显浮象。若春季脉不弦,秋季脉不浮,就说明了脉的更代不正常,这对于分析脉象的变化是否主病具有重要的意义。再如,妇女妊娠3个月,脉应显滑象。若妊娠3个月脉不滑而涩,就说明脉的更代不正常,胎元失养。又如《脉经》所说:"热病七八日,其脉微细,小便本利加暴口燥,脉代……其脉代绝者死。"

总之,在诊脉时,详察脉的更代情况,具有非常重要的意义。

十三、如何诊察革脉

诊察革脉主要是诊察在疾病过程中脉象的变化和转变,这是古代医家对脉象进行诊察和分析的一个重要方面。但是,后人误解了革脉的实际意义,使其诊断作用未能充分体现出来。据考证,古代医家诊脉既诊察脉的更代,又诊察脉象在疾病过程中的变化和转变。这两个方面的诊察,既可诊断脉象变化是否主病,又可诊断脉象变化与病症本身的内在联系,还可诊断疾病的发展变化及其转归情况。后世脉学著作误解了革脉的实际意义,是脉诊中的重大损失。我们应该提倡,按其病变规律诊察和分析脉象的变化与转变。这是充分发挥脉诊诊断作用的一个重要方面,绝对不可忽视这一点。

十四、如何诊察独

在诊察独的过程中,主要是诊察脉象在某一"部"或其一"关"出现的异常变化,这是诊察病脉的具体方法之一。《素问·三部九候论》曰:"察九候,独小者病,独大者病,独疾者病,独迟者病,独热者病,独寒者病,独陷下者病。"这是根据发生"独变"的脉象辨别病脉。后世医家继承和发扬了这种辨别病脉的方法,将"察独"作为发现病脉或辨别病脉的主要手段。这是一种实用性较强的方法,深受后世医家的推崇。

古代医家们积累了很多"察独"的具体方法,主要有两类:其一从脉的形象变化入手,以一部之脉的形象异于其余各部为独。某一部脉的形象变化异于其余各部,故为"独变","独"则为病脉。其二是从脉在各部的显现入手,以脉体独显于某部为"独"。根据脉体的显现部位和脉体的形象变化"察独",有一定的诊断意义。

诊察独是对脉象进行诊察的一个重要方面。但是,首先要掌握正常脉象的普遍规律和不同体质的脉象特点,在同中求异,在常中求变。这种方法,若能运用自如,则不失为诊察病脉的捷径之一。

十五、如何诊察胃、根、神

古代医家认为,胃、根、神是脉的三要素,是正常脉象必须具备的3个方面。因此,诊察脉的胃、根、神,具有非常重要的意义(详见后述)。

上篇　脉诊基础知识

以上是对脉象进行诊察的主要方面,从诊察这些方面的变化入手,首先要掌握28种脉象的诊察方法,然后再循序渐进,触类旁通,抓关键,识要领,逐渐积累诊察复杂脉象的经验,再图精益求精。

十六、为什么"持脉轻重法"是一种较为实用的操作方法

历史表明,古代医家所开创的诊脉方法,在《脉经》以前已是非常精湛的一门诊断技术。但由于受古代医家表达方式的影响,并未全部流传于后世。其中,脉诊最实用的操作方法,古人称为"持脉轻重法",已几近失传。从脉诊的基本原理来看,"持脉轻重法"是一种非常实用的操作方法,因此很有必要将古代的"持脉轻重法"再充实到现在的诊脉方法中来,其诊脉技术才能更完善,对脉象的辨别也更准确。

通过对脉诊经典文献的深入研究发现,将"持脉轻重法"与现在的诊脉技术相互结合起来,才更具有优越性,操作起来也更简便,更有利于临床运用。其操作的全过程,可分以下几个步骤进行。

1. 什么是"总按"　总按是操作的第一步骤。在这一步骤里,要完成定位、布指、测至数。关键是确定诊脉的指力,为下一步做好准备工作。

(1)定位:即确定寸口脉的施诊长度和寸关尺的分布情况。根据脉诊的基本原理,寸口脉的施诊长度是"一寸九分"。所谓的"一寸九分",是脉诊的"数理"概念,并非度量衡制的实际长度。其实际长度,一般是按"骨度分寸法"折合的。在实际操作时,则根据患者的体质状况,按"骨度分寸法",可折合出"一寸九分"代表的实际长度。对于不同患者来说,"一寸九分"的实际长度虽不相同,但都

可看成是"一寸九分",这是独取寸口脉法的规定。根据所确定的实际长度,再按一定的比例划分寸关尺的分布。

①寸关尺的定位方法。医者以中指端按在患者掌后高骨(桡骨茎突)内侧,为"关"部;再将食指置于高骨之前,为"寸"部;最后将环(无名)指放在高骨之后,为"尺"部。

②寸关尺所占的比例。关部占6分,寸部占6分,尺部占7分,合为"一寸九分"。从理论上来说,寸关尺的分布按这种比例定位。但实际操作时,能够体现尺部比寸、关部稍长即可。

③最为简易的方法。以患者中指节上下两横纹之间为1寸,然后确定"一寸九分"的实际长度,再按以上比例排列寸关尺的分布。待其经验丰富时,凭其经验也可落实寸关尺的定位。

(2)布指:是医者将食指、中指、无名指按一定的顺序和距离分别排放在寸、关、尺三部。布指的过程是与定位过程同时进行的,完成定位即可完成布指。

最为容易掌握的方法是:先将食指按在掌后高骨内侧并触及寸口脉脊部,再排放三指的疏密,其臂长者布指可稍疏,其臂短者,可稍密。但应注意的是,三指之间不是均匀排放,中指与无名指的间距可稍大些。这是为了落实尺部多占1分,以有利于体现寸关尺的阴阳属性。

(3)测至数:测定脉的至数,这是临诊所必须进行的步骤。诊脉时,一般是先测至数,然后再察其他方面的变化。

脉诊的常用脉名共28种。这其中,一部分脉名只反映脉的"至数",还有一部分脉名虽不以脉的"至数"为构成条件,但实际表现时往往受到"至数"的影响。若"至数"变化达到某种程度,有些脉名的脉形变化不可能再表现出来。因此,在测定至数的过程中,即可辨别与"至数"相关的脉象。

一般是用"呼吸定息"的方法来测定脉的至数。其具体方法是:医者根据自己本人匀静正常的呼吸频率,以"一呼一吸"为一息,按"息"来测定脉的至数。一息脉动四五息为正常,超过"五至"为数脉,"三至"或"三至"以下都是迟脉。但小儿脉的至数变化较大。年龄愈小,脉搏就愈快。可用计时法测定小儿脉的至数(详见后述)。

(4)确定诊脉指力:患者的体质条件不同,诊脉时所需的指力必然不同。根据不同患者的体质条件,再确定相应的诊脉指力,然后分"五部"与"三关"对寸口脉进行诊察,这是脉诊最关键的技术。

根据脉诊的基本原理,诊脉指力不是随意可确定的,必须根据患者的体质条件,并按"五部"理论才能确定。古代医家所采用的"持脉轻重法",就是确定诊脉指力的操作技术,所以可以说"持脉轻重法"最能体现脉诊的基本原理。

按照"五部"的理论确定诊脉指力,不仅可落实"因人而异"的基本原则,而且可准确辨别脉位变化,对分析脉象及其主病的性质非常有利。"五部"与五脏之脉相对应,寸口脉在"五部"的变化具有不同的生理、病理意义。因此,必须根据患者的体质条件,按"五部"确定诊脉指力。

用通俗的语言来阐释"五部",是将寸口部位的最浅表与"按之至骨"的总深度分为"五部",依次为肺部、心部、脾部、肝部、肾部。每部可再分3个层次,合为15个层次。

"持脉轻重法"的关键技术:首先确定"按之至骨"所用的指力,然后再用相应的指力对"五部"分别进行诊察。这种诊脉方法非常精确。例如,若用"一至七菽之重"的指力诊得其脉,说明寸口脉在"七菽"以上,属"浮脉"。若用"十至十五菽之重"的指力诊得其脉,说明寸口脉在"九菽"以下,属沉脉。若用"七至九菽之重"的指力诊得其脉,说明脉位居中,属不浮不沉之脉。若"按之著骨"始见其脉,说明脉在"十五菽"以下,属伏脉。显然,这种方法辨别脉位非常精确,其关键是掌握确定指力的基本方法。

确定诊脉指力,需要练习两方面的基本功:其一,是练习"按之至骨"的感知,并结合"按之至骨,举指来疾"的指感特征,掌握好"按之至骨"所用的指力,这是确定诊察每一部脉所用指力的重要依据;其二,是练习用相应的指力分别对每一部进行诊察。所谓的"举指来疾",其意思就是说,若将寸口脉按压到"至骨"的程度,则脉气流通阻于指下,但稍举指则脉气速来,并不是说脉的至数加快。

最为简单的练习方法是:先练习将寸口部位分5次按压即达到"按之至骨"的程度。熟练之后,再练习分15次按压。脉诊的常用脉象共28种,除"伏脉"之外,对任何脉象的辨别,都不可能超过"按之至骨"的指力。为便于区别,古代医家将"伏脉"的实际深度称之为"按之著骨",并将"按之著骨"所用的指力称之为"极重指按之"。所谓的"极重指按之",亦即是超过了"按之至骨"所用的指力。这就说明,古代医家对诊脉指力有严格的规范,而不是随意确定的。

2. 什么是"单按" 用食指、中指、无名指分别在"五部"与"三关"进行详细诊察,称之为"单按",是操作的主要过程。寸口脉在"五部"与"三关"的复杂变化,都可在单按过程中详细诊察。古代医家诊脉,不仅重视"总按",更重视"单按";既诊察"五部",也诊察"三关"。

《难经》曰:"脉有三部,部有四经。手有太阴阳明,足有太阳少阴,为上下部。何谓也然,手太阴阳明金也,足少阴太阳水也,金生水,水流下行而不能上,故在下部也。足厥阴少阳木也,生手太阳少阴火也,火炎上行而不能下,故为上部。手心主少阳火,生足太阴阳明土也,土主中宫,故在中部也。此皆五行子母更相生养者也。"所谓的"脉有三部"其实是指寸、关、尺"三关",古时也称"三部"。所谓的"部有四经",意思就是说,两侧寸部、两侧关部和两侧尺部都对应着四经。例如,左寸部对应着手少阴心经和手太阳小肠经,右寸部对应着手太阴肺经和手阳明大肠经,合起来则为四经。再如,

上篇 脉诊基础知识

左关部对应着足厥阴肝经和足少阳胆经,右关部对应着足太阴脾经和足阳明胃经,合起来也是四经。同样道理,尺部也对应着四经。显然,"部有四经"的说法,是将"五部"和"三关"结合在一起。这就说明,诊脉并不单纯是诊察"三关",而是"五部"与"三关"都要诊察的。因此,在单按过程中,"五部"与"三关"都要进行诊察,并且两者必须结合起来共同进行。

单按的目的是辨别寸口脉在某一"部"或某一"关"的具体变化。由此获取的脉诊资料则更为翔实,可进一步分析五脏、六腑、气、血、阴、阳各方面的生理、病理变化及其相互之间的生、克、制、化等关系,为辨证论治提供更为可靠的依据。例如,通过单按诊取的脉象,可进一步分析是否主病、病在何脏、何腑、何经、属何性质等。必须辨明这些问题,才能为辨证论治提供可靠的依据。

在单按过程中,可采取多种手法对脉象的变化进行详细的诊察,如浮取、中取、沉取、举、按、寻、推及侧指法、俯仰指法等。一般认为,用力较轻属浮取,用力较重属沉取,用力适中属中取。其实,这种解释还过于笼统,不能充分体现这3种手法的实际作用。

若对《难经》和《脉经》进行深入研究,还可发现,浮取、中取与沉取,不但有严格的指力规范,而且有两个方面的作用:其一,用"一至七菽之重"的指力属浮取,用十菽之重乃至"按之至骨"的指力属沉取,用七至九菽之重的指力属中取。这是用"浮、中、沉"3种手法对"五部"进行诊察的方法。其二,对寸口脉的脉体进行浮取、中取和沉取。无论脉居于何部,都可用"浮、中、沉"3种诊取方法做进一步的诊察。例如,脉居于肺部,用一菽之重的指力属浮取,用二菽之重的指力属中取,用三菽之重的指力属沉取。再如,脉居于肾部,则用十三菽之重的指力属浮取,用十四菽之重的指力属中取;用"按之至骨"的指力属沉取,等等。

总之,根据"菽"和"菽数之重"所代表的层次和指力,依此入门,触类旁通,便可掌握浮取、中取和沉取的指力规范,这种诊脉技术在总按过程和单按过程中都很实用。单按是十分规范的操作步骤，除浮取、中取、沉取和举、按、寻的手法外，可结合其他手法，以获取更为全面的脉诊资料。

3. 什么是"复按" 诊脉以"气血未乱"为重要条件，要求尽量排除外界因素干扰。在进行了总按与单按后，寸口部位的脉络经过把持按压，其气血必然受指力阻遏而失其常性。由此而产生的影响虽微乎其微，但也不能忽视这一点。单按过程完成后，持脉者应将三指收回，保持在尚未施加指力的状态下，稍缓数息，待脉络气血恢复如初后，再进行一次重复诊察，这一过程我们称为复按。

复按过程，可对总按或单按的诊察结果进行验证，如有持疑之处，可重点诊察，以求准确无误。确保诊察结果无误后，一般还要求"持满五十动"（前面已有介绍），这乃是从古代延续下来的诊脉注意事项。

古代医家特别强调持脉必满五十动，这是为了体现"昼夜脉行五十度，而复会于太阴"的传统理论。《灵枢·根结篇》曰："持其脉口，数其至也，五十动而不一代者，五脏皆受气。"诊脉持满"五十动"，才能全面反映五脏六腑的"受气"情况。这是古代医家对气血运行的一种认识。就其现实意义上来说，这是强调诊脉不可草率行事，应反复诊察并进行核实。所以，如果"持满五十动"仍不能确保诊察结果准确无误，还可延长时间，不必拘泥于"五十动"。必须确认诊察结果准确无误，复按过程方可结束。

上述是一个连续过程，虽然叙述烦琐，但实际操作则不复杂。另外，在实际操作过程中，还有一项技术要求，即掌握好三指的弯曲，以"指目"平齐为要。有些脉学著作要求"三指"节节相对，其实，不如排齐"指目"更显得重要。

所谓的"指目"，实乃指端按起始线、感觉最为灵敏的部位。临诊时，无论是疏布指还是密布指，皆要求指目排齐，呈一直线状。这对于掌握指力规范非常有利。当触及脉体后，要将"指目"按在脉的脊部,便于用相应的指力进行浮取、中取和沉取,也便于运用举、按、推、寻等其他手法进行详细诊察。

有些脉象,用"指目"反而不便,则需"指目"与"指腹"结合并用。例如,程度较重的"散"脉,其实质是脉体散漫不收,脉肉界限模糊不清,对这一类脉象进行辨别,用"指目"与"指腹"相结合的方法比单用"指目"更为方便。

临诊时,为便于体察脉象的变化,还要掌握适当角度,三指平按与垂直下按,适用于"总按"过程。在单按过程,除平按或垂直下按的方法外,还应结合35°的斜按,这种角度有利于发挥"指目"的感知效果,以便于与"指腹"并用进行按、压、寻等操作。并且,这种角度不易受指端动脉搏动的干扰而发生错觉。这些基本的技术要求必须掌握好,才能在操作过程中得心应手,并避免盲目操作而影响诊脉效果。

最后需要说明的是,从《脉经》以后,由于"持脉轻重法"的应用很少,所以深刻认识这种操作方法的优越性和实用性,可参照《难经》《伤寒杂病论》《脉经》《千金方》《四海同春》等中医专著。这些专著的记载表明,"持脉轻重法"是脉诊非常重要的实用技术,具有很大的优越性和实用性,是十分值得推广和普及的一种精湛技术。若将"持脉轻重法"的精湛技术再充实到现在的诊脉方法中去,则脉诊更为完善、更为合理、更为科学、更为实用,这对于临床辨证论治具有非常重要的意义。

第六章 构成脉象的要素与辨别正常脉象和病脉

一、构成脉象的要素有哪些

脉象变化是一个携带着大量有关机体生理功能信息的多要素综合反应。其客观特征及其影响因素是几个方面同时起作用的，尤其是临床上所诊得的脉象绝大多数是相兼之脉，因此要熟练地掌握脉诊方法，就必须明白脉象中各个要素在脉象形成中的作用。构成脉象特征的主要因素，可归纳为深浅、强弱、粗细、长短、速率、节律、紧张度和流利度等8个方面，这也是诊脉时应当细心体察的要点。

1. 何谓脉位的深浅 不同性质的病症，脉象显现的部位就有深浅的不同。例如，"浮脉推从肉上行，如循榆荚似毛轻"或"浮在皮毛，如水漂木"，就是对脉位显现部位肤浅之浮脉的形象描述。而"水行润下脉来沉，筋骨之间软滑匀"，或"沉行筋骨，如水投石"，就是对脉位显现部位深在之沉脉的描述。就疾病部位而言，"浮脉为阳表病居"，主外感初期之表证；"沉脉为阴，其病在里"，主里证，可见影响脉位的深浅受病变部位的影响。患者的胖瘦情况和气候的变化，也可影响脉位的深浅。

寸关尺之部位深浅也有区别，两手关脉较寸、尺为浅，尺脉较寸、关脉部位为深。这里所说的脉位深浅，并无严格的精确界限，只是相对而言，临床诊脉时要运用不同的指力体察深浅部位不同的脉象，每一种脉象的深浅部位是以最能反映该脉象全貌时的部位为准。

任何一种单脉或兼脉,都有其相应的脉位浅深,诊脉时要运用不同的指力细心评判。

2. 何谓脉势的强弱 强弱是指脉象搏动时应指力量的大小,也称脉势。影响脉势的因素常有4种。

(1)体质:一般而言,平素重视锻炼,体质健壮之人,脉势就强,应指有力;平素体质较差者,脉势就弱,应指少力。

(2)工作性质:体力劳动者,脉势强而有力;脑力劳动而又缺乏锻炼者,脉势弱而少力。

(3)性别:男性较女性的脉势强,应指有力。

(4)年龄:青壮年较老年、婴幼儿的脉势有力。在病理情况下,实证患者的脉势有力而强,虚证患者的脉势多弱而无力,如"举之迟大按之松,脉状无涯类谷空"及"手寻按,几不可见"等皆是对脉势之弱的描述。而强势之脉是"实脉有力,长大而坚;应指幅幅,三候皆然""浮沉皆得大而长,应指无虚幅幅强"。无论是单脉还是相兼脉,都有脉势的强弱之别,这是构成不同脉象特征的重要因素之一,尤其在辨别病症虚实时尤当如此。

3. 何谓脉形的粗细 粗细是指脉体的宽窄,血管的粗细,气血对血管的充盈状况,这些都是影响脉象粗细的主要因素。

(1)粗者:脉体宽大,生理状态时主要见于体质强壮、常见于体力劳动和锻炼有素之人。有病时,脉体宽大而粗者,是邪气盛实,正气不衰之实证脉象。

(2)细者:脉体窄细,应指"状如丝线,较显于微",是久病虚损、气血双亏之脉象特征。但在秋冬之际,气候寒冷,气机内敛,血脉收缩,故也可见有较细之脉,若无其他病候者,也是常脉,故曰细脉"秋冬老弱却相宜"。

4. 脉形之长短 所谓的长度,是指脉位的长短。影响脉位长短的有以下因素。

(1)生理因素,如身形的高大与矮小,成年人与婴幼儿等。

(2)在病理情况下,脉象长度"过于本位",就是所谓的长脉。而"短脉涩小,首尾俱俯,中间突起,不能满部者",即是短脉。

衡量脉位的长度标志,是诊脉时三指分布的疏密程度。身材高大者,脉位长,布指宜疏;身材矮小者,脉位短,布指宜密。小儿则"一指诊脉定三关",其脉位更短。

5. 脉搏之速率多少　任何脉象都有一定的速率。速率是指单位时间内脉象搏动的次数,是构成脉象特征的重要因素之一。脉搏的速率是心脏在心气的鼓动下不停地、有节律地将气血排入经脉,从而产生脉的速率,因而气血的运行和心脏的搏动直接影响脉的速率。

在生理状态下,成年人的脉率相对恒定,一息四至。但是,常中有变,如体力活动后,情绪激动之时,进食和饮酒等都会改变脉率而使其加速。在性别之间,女性较男性脉率为快;长幼之间,小儿较成年人脉率为快。孕妇的脉率亦相对增快。另外,炎夏季节较寒冬季节的脉率为快。

在病理状况下,无论是实热还是虚热,均可使气血运行加速,因而脉率增快,即数脉。故在临证时,脉的速率增快亦提示体内有热。

除上述性别、体质、年龄、长幼、气候寒热等可改变脉的速率外,部分体质强壮之人,其脉的速率可少于常人,一息仅三至而非病态。但在病理状况下,若脉率不足一息四至(1分钟不足60次)者,可见于寒证患者。

6. 何谓脉搏之节律　正常的脉象是均匀的,从容有节律的。脉象搏动的节律均匀,是来自心脏均匀有节律的跳动和脉内气血均匀有节律的运行。因此,脏气衰微,气血亏损,以致气血运行不畅;或痰食瘀血,疮疡肿痛,寒痰凝滞等,致使气血运行不畅,不能接续,皆可出现脉律失常不均匀的脉象特征,如促、结、代脉即是。

青少年偶见节律不齐而无其他症状时,则不属病态表现。另外,吸烟过多、饮酒过量等也可出现节律不齐。

7. 何谓脉管的紧张度 所谓的紧张度是针对血管壁的弹性而言,脉象特征常受血管紧张度的影响。例如,弦脉、紧脉、革脉等,都是血管的紧张度较大的缘故,劲急不柔和。又如,虚脉、细脉、濡脉、微脉、弱脉等,都是血管壁的紧张度变小,失去其应有的弹性的缘故。

在某些状态下,也可使其紧张度发生某些变化,如情绪愉快、心情舒畅时,其血管紧张度可稍有降低,而当恼怒时,其血管紧张度可加强;老年人较青壮年人的血管紧张度为大;寒冬季节较春夏季节的血管紧张度为大等。

8. 何谓脉搏的流利度 所谓流利度,即脉象应指时往来的滑利程度。脉象往来的流利程度,主要取决于气血运行的状况。一般身体健康,气机调畅,阴阳气血充足,血管健全,脉内的气血运行就和利畅通,脉象应指时就往来流利。

在生理状态下,体质强壮、气血充足者与体质较弱、气血不足者的流利度不同。孕妇要妊养胎儿,故与一般妇女的脉象流利度不同。春夏季节阳气充盛,气候温热,气血运行流畅;秋冬季节气候寒凉,邪气盛实,气实血涌,可见有"往来流利,如盘走珠"之滑脉,其流利度就大。

在病理状态下,气滞、血瘀、精伤血少的患者,血流艰涩不畅,其流利度就小。

脉象是全身功能状态的综合性反应,它携带着多种功能活动信息情况。任何一种脉象特征都是脉位(深浅)、速率(快慢)、脉势(强弱)、脉形(粗细、长短)、节律及脉搏的紧张度和脉搏的流利度等多种因素的综合体现。所以,无论是单脉或是复合脉,都应从以上几个方面来进行细心体察,分析产生相应脉象特征的主要因素,从而推究病机,做出符合客观实际的诊断来。

二、何谓正常脉象

正常脉象又称"平脉"或"常脉"。学习和运用脉诊方法,必须先掌握正常脉象的形态特点、生理性变异等,然后才能知常达变,以常衡变,进一步辨别病脉。

正常脉象的形态是三部有脉,一息四至五至,不浮不沉,不大不小,不急不徐,从容和缓,柔和有力,节律整齐,尺脉虽沉但重按有力,并随其生理活动和气候环境的不同而有相应的正常变化。这正如《素问·平人气象论》在谈及正常脉象的至数时所说:"人一呼脉再动,一吸脉亦再动,呼吸定息,脉五动,闰以太息,命曰平人,平人者不病也。"这里的太,亦即大也。太息,即长大呼吸。闰,即增加的意思。闰以太息,是指在长大呼吸时,脉搏跳动增加一次而为一息五至,仍属生理现象。

1. 正常脉象有哪些主要特点 正常脉象应具备 3 个主要特点,即有胃、有神、有根。

(1)胃:胃为水谷之海,后天之本,是营卫气血化生之源。人体卫气营血、脏腑经络等一切生机的进行决定于胃气的有无。有胃气的脉象,历来说法很多,但总以脉象不沉不浮,不快不慢,从容和缓,节律一致,是为有胃气之脉,其中柔和有力为主要标志。即或是病脉,不论沉浮迟数,但有柔和有力之象,便是有胃气。张介宾说:"欲察病之进退吉凶者,当以胃气为主。"说明察胃气在诊脉中的重要意义。

(2)神:脉贵有神,心主血而藏神,脉为血之府,血气充足,心神健旺,脉象自然有神,脉神的形态特征是节律整齐,从容和缓,但节律是判断脉神的主要依据。即使是微弱的脉,在微弱之中不至于节律紊乱者是为有神;弦实之脉,在弦实之中仍有节律者均为有神。

上篇　脉诊基础知识

总之,脉之有胃、有神,都有柔和、从容、整齐的特点,脉胃、脉神密切相关,有胃之脉就必然有神,无神之脉就必无胃气,所以有胃、有神的脉象特征是一致的。有神是脉象的基本特征,诊脉时应当重视察神,所以张介宾说:"故善为脉者,贵在察神,不在察形。"察脉之神的有无,其意义不仅在于辨其形态的常与变,还要通过脉的形态变化辨脉神的多少与有无情况,从而测知疾病的吉凶与进退。

(3)根:肾为先天之本,是人体脏腑组织功能活动的原动力,人身经脉气血的运行,全靠肾间动气以为生发。肾气充足,生机就旺盛,气血经脉就流畅无阻,脉象就必然有根。有根之脉的特征有两种说法:其一谓尺脉候肾,无论何种病脉,惟尺脉沉取,应指有力,就是有根的脉象;其二认为,无论寸、关、尺三部,只要沉取应指有力者,都是有根的脉象,因为沉取就是候肾之元气。两种说法虽有一定的差别,但都基于肾主藏精,为人身元气之根,是生气之源,生命之根的缘故。

脉之有胃、有神、有根的特点,实乃精、气、神在脉象中的综合反应,辨识其常变,是颇有实际意义的。

2. 影响正常脉象的因素有哪些　脉象是人体全身功能状态的综合反应。因此,脉象与人体内外环境的关系是十分密切的,正常脉象会随着人体内外因素的影响而有相应的生理性变异。

(1)四季气候:由于受气候的影响,正常脉象有春三月,六部脉微弦;夏三月,六部脉微洪(钩);秋三月,六部脉微浮(毛);冬三月,六部脉微沉(石)的变化。因为春季虽然阳气已升,但阳气尚未充盛,阴寒未尽除,气机有约束之象,故脉象稍带弦;夏季阳气已盛,脉气来势盛而去势衰,故脉象稍带洪,如钩之状;秋季气候转凉,阳气欲敛,脉象原先的洪势已减,应指轻而如毛,故稍带浮的状态;冬季气候寒冷,阳气潜藏,脉势沉而搏指有力,如石之下沉状。

(2)地理环境:地理环境也能影响脉象。南方地势低下,气温偏高,空气湿润,人体肌肤疏松,故脉多细而略数;北方地势较高,气温偏低,空气干燥,人体肌肤紧缩,故脉多沉实。所以,张石顽说:"江南人元气薄,所以脉多不实。西北人习惯风寒,内外坚固,所以脉多沉实。滇粤人表里疏豁,所以脉多微数,按之少实。"

(3)年龄:年龄越小,脉搏越快,婴儿每分钟脉搏为120～140次;5～6岁的幼儿每分钟脉搏为90～110次;年龄渐长则脉象渐趋和缓起来,其速率逐渐减慢。青壮年气血强盛,身强体壮,脉搏有力;老年人气血虚弱,精力渐衰,脉搏较弱。

(4)性别:女性的脉象较男性的脉象濡弱而略快,女性妊娠后常见滑数而冲和的脉象。

(5)体质:身躯高大者,其脉位较长;身材矮小者,其脉位较短。体瘦之人肌肉较薄,脉象常浮;肥胖之人,皮下脂肪较厚,脉象常沉。凡常见六部脉俱沉细而无病象者,称为六阴脉;六部俱见洪大而无病象者,称为六阳脉。

(6)情志:情绪波动也会使脉象发生相应的变化,这种一过性的脉象变化也属生理性变异而非病脉表现。喜乐之时,脉较缓;恼怒之时,脉弦急;惊恐之下,气机暂时逆乱而见动脉等。这些变异之脉象,随其情绪的平静恢复之后也就趋于正常状态。

(7)劳逸:不同的活动状态,脉象会出现变异。当剧烈活动或强体力劳动之后,脉多急疾而速;安卧或入睡之后,脉多迟缓。由于脑力劳动者和体力劳动者平素活动状态有别,故前者之脉弱于后者。

(8)饮食:当进食初期时,脉多有力;之后,脉多数而有力。饥饿之时,脉稍缓而无力。

(9)其他:某些人因为血脉循行走向的变异,其脉不见于寸口部位,而从尺部斜向手背处,称为"斜飞脉";若完全显现于寸口的背侧,称为"反关脉";还有出现于腕部其他位置的。这些都属于生理性的特异脉位,即桡动脉解剖位置的变异,不属病脉。

上篇 脉诊基础知识

在学习病理脉象的内容之前,必须对什么是正常脉象,正常脉象应当具备的特征是什么,怎样排除对正常脉象判断的干扰因素等要有所了解,才能更好地理解并运用病理脉象的相关知识。

三、怎样辨别病脉

1. 怎样根据脉的胃、神、根进行辨别 脉的胃、神、根,是从寸口脉的复杂变化中抽象出来的一种概念,古代医家将其作为正常脉象的必备条件,认为任何一种脉象都是有胃、有神、有根的。因此,根据脉的胃、神、根来辨别病脉,是最具中医理论特色的辨别方法。

脉的胃、神、根并不是玄学,而是按照中医理论对脉象变化进行辨别和分析的一种具体方法。中医学认为,脉的胃、神、根主要反映人体的正气情况。在疾病过程中,正邪交争,正气必然发生变化。所以,脉的胃、神、根可作为辨别病脉的重要依据之一。临诊时,对脉的胃、神、根进行诊察,并根据脉的胃、神、根对脉象及其主病进行综合分析,这是历代医家都极力推崇的方法。因此,历代脉学著作皆将辨别病脉的方法列为首要方法。正如医家前贤程钟龄所说:"脉有要诀,胃、神、根三字而已。"

(1)胃:中医学认为,胃为后天之本,乃气血生化之源。若胃气旺盛,则气血充沛,人体充满生机。正如《黄帝内经》所说:"有胃则生,无胃则死。"这说明,古代医家非常重视胃气在人体生命活动中的作用。从现存于世的脉学文献来看,"胃气"之说在脉学领域发挥了非常重要的作用,到目前为止,诊察脉中胃气,仍是辨别病脉的重要依据。若脉中胃气少,其脉发生异常变化,即为病脉。

根据历代医家总结的经验,脉中胃气的多少,主要从两个方面表现出来:其一,脉来从容和缓,即为有胃气;其二,脉与四时相应即为脉有胃气。

（2）神：所谓"神"，常有狭义与广义之分。广义的"神"，是人体生命活动的总称，也是人体生命活动的综合表现。狭义的"神"，是指人的思维意识活动情况。在脉学中，察"脉中之神"是备受历代医家重视的诊脉要领。"脉中之神"是由寸口脉的多方面变化表现出来的。历代医家对"脉中之神"的认识，主要有以下几种。

①脉有胃气即有神。《黄帝内经》曰："谷气来，徐而和。"又曰："故神者，水谷之精气也。"所谓的谷气，即水谷之精气，也就是"胃气"。所以，脉有胃气即是"神"的表现。

②脉有力即为神。有的脉学著作提出，"脉有力"为"有神"。这样一来，察"脉中之神"与察"脉中胃气"有了一定的区别。这是脉诊在发展中逐渐形成的观点和辨脉方法，因确有实用价值，也很受重视。脉来有力或无力的程度，都可作为辨别病脉的依据。

脉有力即为有神，出自李东垣"脉中有力，即有神也"一说。该说自倡行以来，不少医家都以脉来有力为有神。但对"脉有力即为有神"不可一概而论。从临床实践来看，在"实"证性质的病变过程中，脉来有力未必都是佳象，有时可以是"邪气亢盛"的一种表现，不一定都是脉中神气的表现。但在"虚"证性质的病变过程中，脉来有力往往是正气回复的表现所在。所以，《三指禅》之说是有一定道理的。因此，诊察脉的有力无力必须结合其他方面的变化，这是察脉中神气的基本要领。

③脉的至数匀齐为有神。以脉的至数匀齐为有神是陈士铎提出来的。他说："按之指下，若有条理先后秩然不乱者，此有神之至也；若按指充实而有力者，有神之次也；其余按指而微微鼓动者，亦谓有神。"这里的所谓"有条理先后秩然不乱者"，即是脉的至数匀齐，这是脉有神气的一种表现。这说明，脉的至数也能反映脉的"神气"。若脉的至数不匀齐，或脉见结、代、动、促、叁伍不调等，则为"失神"或神气不足，故可作为辨别病脉的依据。

总之，脉有神气并不是单指某一个方面的变化情况。所以，对

上篇 脉诊基础知识

脉中神气的诊察,绝不能局限于脉的某一个方面的变化。历代医家根据"脉中神气"来辨别病脉,创造了很多的方法,积累了丰富经验,是很值得学习和借鉴的。

(3)根:脉贵有"根"这一学术思想,首先是《难经》提出来的。《难经》曰:"上部无脉,下部有脉,虽困无能为害,夫脉之有根,犹树之有根,枝叶虽枯槁,根本将自生。"这是脉之"根"的最早记载。可以看出,《难经》是以"下部有脉"为之脉有"根"。在《难经》的基础上,后人又发展了脉之"根"的学说,认为脉"根"有二,一为尺部,二为沉候。

所以,对脉"根"的诊察,主要是六部脉沉取和诊察两侧尺部脉。《医宗必读》曰:"两尺为肾部,沉候之六脉皆肾也。然两尺之无根,总之,肾水绝也。"《医宗必读》是根据两侧尺部和六部脉沉取诊察脉"根",并认为脉"根"是肾水盛衰的重要标志,故可作为辨别病脉的依据。

2. 怎样用察独的方法辨别病脉　察独是发现病脉或辨别病脉的一种简便方法(详见前述)。

3. 怎样用化解的方法辨别病脉　在诊疗实践中,脉象千变万化,但脉诊的常用脉象却只有28种。因此,熟识常用28种脉象分别对应寸口脉哪些方面的变化,是非常重要的。

所谓"化解法",就是将脉诊的常用28种脉象进行化解,弄清楚每一种常用脉象是针对寸口脉哪方面的变化。这样一来,就便于根据寸口脉正常的脉形来规范辨别病脉。例如,迟、数两脉是针对脉的至数的,若一息三至或三至以下,或一息六至或六至以上,都可作为辨别病脉的依据。

《诊家枢要》中所提出的实际就是一种简单的化解方法(详见前述)。这是运用上、下、来、去、至、止等6个方面的变化来概括脉象,并将错综复杂的脉象化解为上、下、来、去、至、止等6个方面来辨别与分析。《景岳全书》则称之为"诊家之纲领"。近代的脉学著作则称为"六字诀"。

清·周学海提出了更为简单的一种化解法,是从位数、形、势等4个方面来分析脉象的变化。这种方法可执简驭繁地归类各种脉象的变化,在辨别与分析脉象变化时较为方便些。对这种方法的具体操作,周学海也做了具体说明,他用"举按"以诊浮沉之位,用"上下"以诊寸尺之位,用推寻的手法以审察脉形,用初持、久按、单按、总按和手法以审察脉势和至数方面的复杂变化(详见前述)。

上述方法虽略有不同,但总的来说,都是从脉象的基本构成条件入手,这是很值得提倡的一种方法。用这种方法辨别病脉的针对性强,准确性也高,若按综合脉形"对号入座"则很难辨别,但从非窦性心律脉形的基本条件入手,则很易掌握其特点。

4. 怎样根据脉象的变化程度来辨别病脉　脉诊的常用28种脉象,皆不是固定不变的脉形,都有可容许的变化范围。在实际表现时,可有程度上的不同。因此,脉象的变化程度可作为辨别病脉的重要依据。例如,弦脉,其主平、主病、主死,取决于其"弦"的程度上,所以脉象的变化程度是辨别病脉的依据。又如,迟脉,若一息三至,则未必都是病脉,若一息二至或二至以下,虽仍属迟脉,但肯定是病脉。任何脉象在实际表现的程度,都是辨别病脉的重要依据。

在此需要说明的是,根据脉象的变化程度来辨别病脉,还有另一个方面的意义,即根据脉象的变化程度,可分清相兼脉的主次,这对临床辨证非常重要。主脉反映疾病的主要方面,是辨证论治的主要依据;兼脉对主脉有补充作用。脉象的变化程度是辨明主脉与兼脉的重要依据。比如,脉浮数,若"浮脉"为主脉,常见于表热证;若"数脉"达到一息八九至的程度,则应以"数脉"为主脉,这是"阳热已极"或"元神散脱"的表现,绝不再是表热证的性质了。

脉象的变化程度,既可作为辨别病脉的重要依据,也可作为分辨主脉与兼脉的重要依据。

4. 辨别病脉的根本法则是什么 《黄帝内经》曰："善诊者,察色按脉,先别阴阳。"这乃辨别病脉的根本法则。所谓的"先别阴阳",既包含着正气盛衰的变化,又包含着具体的病变情况,而这两个方面的情况,都可通过上述各种方法进行诊察的。例如,脉的胃根、神、察独、位数形势等,对这些方面的辨别与分析,都须以辨别阴阳顺逆为基本法则。又如,首先将脉象分为阴脉、阳脉,再辨阴证、阳证。阴与阳,既是辨脉总纲,又是辨证总纲,故可根据脉象的阴阳属性来辨别病症的阴阳属性。临床中千变万化的脉象,都可用阴阳来概括;错综复杂的病症,也可用阴阳来概括。所以,辨脉和辨证都需要辨别阴阳顺逆。

四、中医是如何对脉的名称与脉象进行归类的

1. 脉名如何分类 我国历代对有关脉名的分类就有很多,各抒己见,始终未能达成统一。古老的脉学文献曾经记载了很多的脉名,这其中有些脉名至今仍然得以保存了下来,并应用于临床,而有些脉名则在后世医书中找不到了,很有可能是由于脉象玄虚,不太切合临床实际而被废弃不用了。

关于脉名的种类,根据目前现存的主要文献资料,如《黄帝内经》分为21种;《脉经》分为24种;《伤寒论》分为23种;《三因方》分为24种;《诊家枢要》分为30种;《外科精义》分为24种;《诊家正眼》分为28种;《濒湖脉学》分为27种;《景岳全书》分为16种;《诊宗三昧》分为32种;《三指禅》分为27种;《四诊抉微》分为28种。这其中以清·张璐(石顽)提出的最多,为32种;明·张介宾提出的最少,为16种。而明·李时珍提出的27种脉,加上《诊家正眼》增加的"疾脉"共28种,为临床中最实用、应用最普遍的脉象。对于这些常用脉象,如能正确鉴别清晰,细心体会,应用熟练,

对于指导辨证,运用四诊八纲诊断疾病,立法用药,皆能得心应手,轻车熟路。

2. 脉象如何归类 我们的前人对繁多的脉象所做的归类很不一致,《黄帝内经》有脉合阴阳之说;《难经》以浮、滑、长为阳,沉、短、涩为阴,分为阴阳两大纲。现将各家脉象的归类总结如下。

(1)东汉·张机(仲景)在《伤寒论》中将脉象分阴阳两大类,其中阳脉为浮、大、数、动、滑;阴脉为沉、涩、弱、弦、微。

(2)西晋·王叔和在《脉经》中以阴阳为总纲,以浮、滑、长为阳脉;以沉、短、涩为阴脉。

(3)明·李时珍以浮、沉、迟、数为四大纲;崔嘉信亦以浮、沉、迟、数为四纲。

(4)明·张介宾(景岳)以浮、沉、迟、数、细、大、短、长为八纲。

(5)明·朱栋隆在前人论述"纲领脉"的基础上,倡导浮、沉、迟、数、虚、实6脉为24脉之大纲,认为先以浮、沉两脉辨病之表里,后以迟、数、虚、实4脉分统诸脉,以辨其寒热虚实之大势,则可各用温凉补泻之法而论治;病有表里虚实之变,脉有浮沉迟数虚实之应,以此脉为主,参酌意会诸脉于其间,诊病用药方能得心应手。

(6)元·滑伯仁则主张,以浮、沉、迟、数、滑、涩6脉统辖各脉,以浮沉候部位,以迟数候至数,以滑涩候形状。

(7)清·陈念祖(修园)则主张以浮、沉、迟、数、虚、实、大、缓8脉统各脉。浮脉包括芤脉、革脉、散脉;沉脉包括牢脉、伏脉;迟脉包括结脉、代脉;数脉包括促脉、紧脉、动脉;虚脉包括弱脉、濡脉、细脉、微脉、短脉、涩脉;实脉包括滑脉、长脉、洪脉、弦脉;大脉包括缓脉。

上述28种脉象,可以通过脉位、脉率、脉力、脉形来进行辨认。浮沉,是脉位之不同;迟数,是频率之不同;大小细微,是脉形之不同;虚实濡弱,是脉力之不同。这些脉象皆是在病邪与正气斗争过程中形成的。

上篇　脉诊基础知识

病有虚实寒热,体有盛衰强弱,脉象就有浮、沉、迟、数、大、细、长、短之不同,故取8脉作为28脉的纲领。

以上所述,皆不失为一家之言。但却由此可见,古人对脉象的归类方法,多以浮、沉、迟、数四纲为准则的。阴阳是总纲,其中可包括表浮、里沉、热数、寒迟的两个对立方面,所以直到现在仍以浮、沉、迟、数、虚、实为纲。浮、数、实为阳;沉、迟、虚为阴,总归阴阳两大纲。如此脉象归类方法,是最符合中医理论原理的。现将脉象的几类归类方法简要介绍如下。

① 阴阳归类法

第一类。阳(浮),如浮、洪、芤、濡、革、散脉等。

第二类。阴(沉),如沉、伏、牢、细脉等。

第三类。阴(迟),如迟、缓、涩、结脉等。

第四类。阳(数),如数、滑、动、促、疾脉等。

第五类。阴(虚),如虚、短、弱、微、代脉等。

第六类。阳(实),如实、紧、弦、长脉等。

② 现代归类法

第一类。脉象以深度为主,如浮、洪、芤、濡、微、革、散、沉、伏、牢脉等。

第二类。脉象以强度为主,如实、虚脉等。

第三类。脉象以形态为主,如弦、紧、长、短、细、涩、滑、动脉等。

第四类。脉象以速度为主,如迟、数、缓、疾脉等。

第五类。脉象以节律为主,如促、结、代脉等。

③ 七怪脉归类法

第一类。快速脉,特点为脉率极快,节律不齐,急促零乱,忽疏忽密,如雀啄脉、弹石脉、解索脉、釜沸脉等。

第二类。慢速脉,特点为脉率极慢,节律不齐,似有似无,隐隐约约,如屋漏脉等。

五、常用 28 种脉象的主病与特征有哪些

常用脉象有 28 种,学习脉诊,可先将 28 种脉象分为浮、沉、迟、数、虚、实 6 类,然后再细分 28 种脉象,这样就较为容易记忆了。

1. 浮类脉有哪些 浮类脉包括浮脉、洪脉、濡脉、散脉、芤脉、革脉等(图 6-1)。

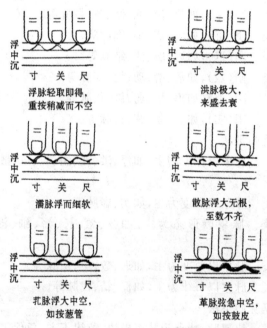

图 6-1 浮类脉示意图

上篇 脉诊基础知识

(1) 浮脉

①主病。浮脉主表证,脉必浮而有力,是指邪气侵袭人体肌表后,出现恶寒、发热、四肢酸痛、舌苔薄白、脉浮等症状;亦主虚证,脉浮大却无力,是指由于人体气血不足,脏腑功能衰退所引起的症候;亦可见于风水、皮水,为脾肾阳虚所引起的水湿不化、泛溢于皮肤肌表的病症,主要症状为发病较为缓慢、全身皮肤冰冷、水肿,肢体疼痛或沉重。

②特征。轻取即得,重按稍减而不空。

(2) 洪脉

①主病。主热证,是指由于外邪侵袭人体,入里而化热,引起的发热、面红、口渴、烦躁、便秘、舌苔厚黄等症状。

②特征。脉极大,来盛去衰。

(3) 濡脉

①主病。主阴阳气血诸虚。

②特征。浮而细软。

(4) 散脉

①主病。主元气离散,当人体处于重病或大失血等生命垂危时,由于阴阳离绝,元气将无所依附而离散。

②特征。浮大而无根,至数不齐。

(5) 芤脉

①主病。主失血,由于外伤或内因等因素,导致人体内的血液流失时,称为失血;或主阴伤,由于体内的高热不退或是因过服温燥的药物,都会耗损阴液而导致阴液损伤。

②特征。浮大而中空,如按葱管。

(6) 革脉

①主病。主亡血、失精。

②特征。弦急而中空,如按鼓皮。

2. 沉类脉有哪些 沉类脉包括沉脉、伏脉、牢脉、弱脉等(图6-2)。

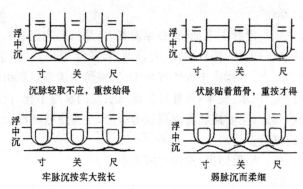

图 6-2 沉类脉示意图

（1）沉脉

①主病。主里证，是指邪气侵袭人体肌表后，邪气内传入里所出现的各种症状。沉而有力为里实，是指由于外邪侵袭人体，入里而化热，或是由于气滞血瘀、痰饮、食积等壅滞于胃肠，临床表现为壮热、烦渴、便秘等症状；沉而无力为里虚，是指由于人体的气血不足，脏腑功能衰退所引起的症候。

②特征。轻取不应，重按始得。

（2）伏脉

①主病。主邪闭，是指疾病发展过程中，由于人体正气不足，致使邪气更为深入而难出，由于邪气阻遏阴阳气血的输布，因而出现脏腑功能闭塞不通的病症。厥证，为平素因元气虚弱，或是因肝阳偏旺，或是因精神遭受过度刺激等因素，致使气机逆乱，引起蒙闭心神的症状；主要表现为突然昏倒，不省人事，四肢厥冷等症状。痛证，由于体内气滞血瘀，或是痰饮、食积等因素，阻遏气血的运行，气血不通则疼痛内生。

②特征。贴着筋骨，重按才得。

(3)牢脉

①主病。主阴寒内盛。

②特征。沉按实大弦长。

(4)弱脉

①主病。主气血亏虚。

②特征。沉而柔细。

3. 迟类脉有哪些 迟类脉包括迟脉、缓脉、涩脉、结脉等(图6-3)。

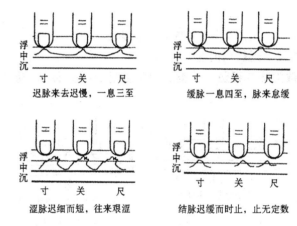

图6-3 迟类脉示意图

(1)迟脉

①主病。主寒证,迟而有力为寒实证(或为实热证,是指人体的正气并不虚衰,但体内有寒邪停滞的病症,表现为食欲缺乏,畏寒肢冷,小便清长,腹痛,便秘,舌苔白,脉沉弦等症状)。迟而无力为虚寒证(是指人体正气虚衰,且其体内有寒象的病症,临床表现为食欲缺乏,畏寒肢冷,面色苍白,大便稀薄,舌淡白,脉微细等症状)。

②特征。迟脉来去迟慢,一息三至。

(2)缓脉

①主病。主湿或主脾虚。

②特征。比迟脉稍快,一息四至,脉来怠缓。

(3)涩脉

①主病。主精伤(由于先天禀赋不足,或因久病伤及肾阴肾阳,或因房劳过度,致使肾精的生成受阻);血少,气滞(是指人体内的气机运行不畅所引起的胀满或疼痛等症状),血瘀。

②特征。迟细而短,往来艰涩。

(4)结脉

①主病。主阴盛气结,亦主气血虚衰。

②特征。迟缓而时止,止无定数。

4. 数类脉有哪些 数类脉包括数脉、疾脉、促脉、动脉等(图6-4)。

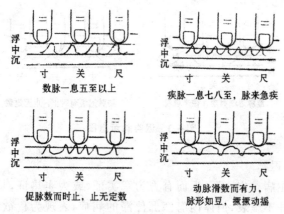

图6-4 数类脉示意图

(1)数脉

①主病。主热,亦主虚证。

②特征。一息五至以上。

上篇　脉诊基础知识

(2)疾脉

①主病。主阳极阴竭,人体内的实热特别炽盛,以至于阴液严重亏损不足,元气将脱。

②特征。一息七八至,脉来急疾。

(3)促脉

①主病。主阳盛实热,血瘀痰饮(痰饮泛指体内的水液由于运化不利,停积于脏腑经络或四肢等处的病症,主要病因多与脾、肺、肾三脏的功能失调有关);宿食(主要病因为脾胃运化失常,食物消化不良而停积于胃肠的病症,主要症状为胸脘满闷,食欲缺乏,口苦口臭,舌苔厚腻等症状)停滞;亦主元气虚衰。

②特征。数而时止,止无定数。

(4)动脉

①主病。主痛,亦主惊。

②特征。滑数而有力,脉形如豆,撅撅动摇。

5. 虚类脉有哪些　虚类脉包括虚脉、微脉、代脉、细脉、短脉等(图6-5)。

(1)虚脉

①主病。主虚证。

②特征。举之无力,按之空虚。

(2)微脉

①主病。主气血诸虚。

②特征。极细极软,似有似无,至数不明。

(3)代脉

①主病。主脏气衰微。

②特征。脉来动而一止,止有定数,良久方来。

(4)细脉

①主病。主气血两虚,亦主诸虚劳损。

②特征。脉细如线,但应指明显。

虚脉举之无力，按之空虚

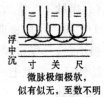
微脉极细极软，似有似无，至数不明

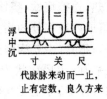
代脉脉来动而一止，止有定数，良久方来

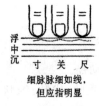
细脉脉细如线，但应指明显

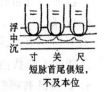
短脉首尾俱短，不及本位

图 6-5　虚类脉示意图

(5)短脉

①主病。主气病，短而无力主气虚证(是指人体由于先天禀赋不足，或是重病久病损耗元气，出现身疲乏力、少气懒言，动则汗出、心悸等症状)；短而有力主气实证(即"实证"，是指由于外邪侵袭人体，入里而化热，或是由于气滞血瘀、痰饮、食积等壅滞于胃肠，临床表现为壮热、烦渴、便秘等症状)。

②特征。首尾俱短，不及本位。

6. 实类脉有哪些　实类脉包括实脉、长脉、弦脉、滑脉、紧脉等(图 6-6)。

(1)实脉

①主病。主实证，亦主阴寒厥冷证。

上篇 脉诊基础知识

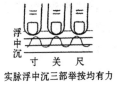
实脉浮中沉三部举按均有力

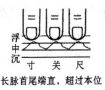
长脉首尾端直,超过本位

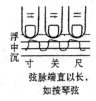
弦脉端直以长,
如按琴弦

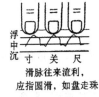
滑脉往来流利,
应指圆滑,如盘走珠

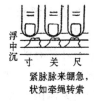
紧脉脉来绷急,
状如牵绳转索

图 6-6 实类脉示意图

②特征。浮、中、沉三部举按皆有力。

(2)长脉

①主病。主阳证,如肝阳(肝阳与肝阴皆为肝的重要部分,肝阳在某种意义上来说,几乎涵盖了肝气的成分,具有温煦气血,温通经脉的作用)有余,或阳盛内热证。

②特征。首尾端直,超过本位。

(3)弦脉

①主病。主肝胆病,主痰饮,主诸痛,主疟疾,亦主虚证。

②特征。端直以长,如按琴弦。

(4)滑脉

①主病。主痰饮,宿食,实热,蓄血(其主要病因为邪热入里,

与血相搏,瘀血与邪热阻滞于少腹,上扰于心神所致,临床表现为身热、烦躁不安、发狂、少腹疼痛胀满,脉沉结等症候)。

②特征。脉往来流利,应指圆滑,如盘走珠。

(5)紧脉

①主病。主寒,主痛,亦主宿食。

②特征。脉来绷急,状如牵绳转索。

六、常用28种脉象的脉理、鉴别与兼脉主病有哪些

1. 什么叫浮脉

(1)脉理

①当外部有致病因素侵袭肌表时,人体卫气与外邪互相斗争,因此脉气搏动有力,脉位浮而明显。

②当人体因久病而虚衰时,由于体内的气血亏虚,阳气不能附于阴液而浮越于外,此时的脉象就显得浮大而无力。

(2)鉴别:浮脉与芤、濡、虚、散4种脉象相类似。这些脉象的特点是脉位都位于肌表浅处,因此很容易与浮脉相混淆(图6-7)。其鉴别点如下。

①浮脉的脉形不大不小,轻取明显,重按稍减,脉体没有空虚感。

②芤脉的脉位轻浮,脉体形大却有空虚感,如同按在葱管上一样。

③濡脉的脉位浮,脉形细小而柔软。

④虚脉的脉象软弱而无力,脉形细小并有空虚感。

⑤散脉的脉位浮,好像没有根基的浮萍样散乱,脉形细小且至数不齐。

(3)兼脉主病:兼脉浮紧主伤寒证,兼脉浮缓主中风证,兼脉浮

上篇 脉诊基础知识

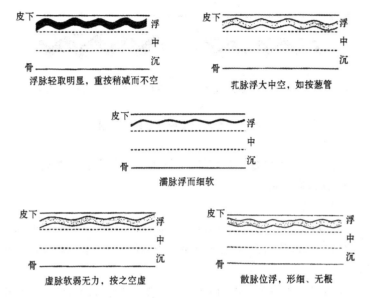

图 6-7 浮脉与相类似脉鉴别示意图

数主风热证,兼脉浮虚主伤暑证,兼脉浮洪主热盛证,兼脉浮弦主头痛证,兼脉浮滑主风痰证。

2. 什么叫洪脉 轻取时脉形波涛汹涌来盛去衰;沉取时反而略为衰弱。

(1)脉理:当人体内的邪热炽盛时,由于邪热会灼伤阴液,以致阳气独盛而冲击血脉,此时因脉管中的血液远远不及阳气的强盛,因此导致脉管扩张,出现脉来洪大,脉去稍减的洪脉。

(2)鉴别:洪脉与实脉相类似,脉象都强盛有力(图6-8)。

①洪脉轻取时如波涛汹涌,来盛去衰,沉取时反而略为衰弱。

②实脉虽然不如洪脉狂急,但在浮取或沉取时,都极为有力,不论来去都十分强盛。

(3)兼脉主病:兼脉浮洪主表热证,兼脉沉洪主里热证,兼脉沉

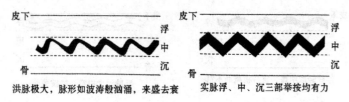

图 6-8　洪脉与相类似脉鉴别示意图

滑主痰热证,兼脉洪数主热盛证,兼脉洪大而长主暑温兼湿证。

3. 什么叫濡脉

（1）脉理

①濡脉主气血诸虚,当体内的气血亏损时,由于阳气衰弱而无力运行血液,以致血液冲击脉管的力道不足时,会出现浮软而无力的脉象。

②当湿邪壅阻于内时,由于气血的输布受到阻遏,此时也会出现濡脉。

（2）鉴别:濡脉与微脉、弱脉相类似,都属于细软无力的脉象（图 6-9）。

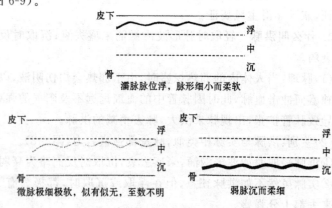

图 6-9　濡脉与相类似脉鉴别示意图

①濡脉的脉位浮,轻取就能感觉得到。

②微脉的脉位可在浮位或沉位,虽然细而柔软,却模糊不清,好像若有若无,欲绝非绝的形态表现。

③弱脉的脉位沉,必须重按才能得到。

(3)兼脉主病:兼脉濡迟主虚冷证,兼脉濡数主阴精亏耗证或湿热证,兼脉濡涩主亡血证,兼脉濡缓主寒湿证。

4. 什么叫散脉

(1)脉理:当脏腑元气即将绝竭时,由于心力衰竭,阳气离散,以致血液难以正常运行,因此会出现脉象浮散而无根,时快时慢,没有规律的散脉。

(2)鉴别:散脉与濡、虚、芤脉相类似,都属于脉位浮的脉象(图6-10)。

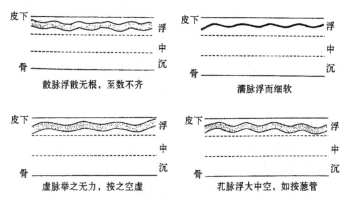

图6-10 散脉与相类似脉鉴别示意图

①散脉浮散而无根,没有规律可言。
②虚脉的脉位浮大,浮中沉三候都软弱无力,却仍有根。
③濡脉的脉位浮,细小而柔软,且有脉律。
④芤脉的脉位浮大,浮取时脉管中空,大而柔软。

5. 什么叫芤脉

(1)脉理:当人体因失血过多或是因体液大伤时,由于体内的血量突然减少,使得阴血不足以充润脉管,因而导致脉管空虚,此时阳气没有阴液可依附而浮越在外,于是形成脉管浮大中空的芤脉。

(2)鉴别:芤脉与革、虚两脉相类似,三者都具有脉管中空的脉象(图6-11)。

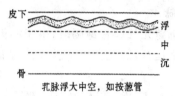

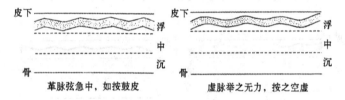

图6-11 芤脉与相类似脉鉴别示意图

①芤脉浮大中空,如同按在葱管上,周围的脉管较为柔软。

②革脉也是浮大中空,却搏指有力,如同按在鼓皮上,周围的脉管较为刚硬。

③虚脉的脉位浮大,浮中沉三候皆软弱无力,却仍有根。

(3)兼脉主病:兼脉浮芤主气阴两伤证;兼脉芤数主阴虚证;兼脉芤虚主亡血失精证;兼脉芤迟主失血正虚证。

6. 什么叫革脉

(1)脉理:当体内的精血严重亏损时,由于阴血不足以充润脉管,因而造成脉管空虚,此时阳气没有阴液可以依附而浮越在外,于是形成脉管浮大中空之革脉。

一般来说,革脉的脉象比芤脉更强而有力,显示革脉的阳气比芤脉更为强盛。

(2)鉴别:革脉与芤、虚脉两脉相类似。三者都具有脉管中空的脉象(图6-12)。

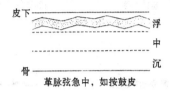

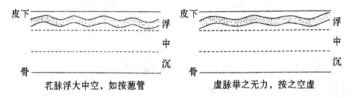

图6-12 革脉与相类似脉鉴别示意图

①革脉浮大中空,却搏指有力,如同按在鼓皮上,周围的脉管较为刚硬。

②芤脉的脉象浮大中空,如同按在葱管上,周围的脉管较为柔软。

③虚脉的脉位浮大,浮中沉三候皆软弱无力,却仍有根。

7. 什么叫沉脉

(1)脉理

①里实证:当病邪入里时,如患者的气血充盛,能与病邪相对抗,正气与邪气相互争斗,以致出现沉而有力的脉象,称为里实证。

②里虚证:如患者的气血亏虚,无力输布气血,以致出现沉而无力的脉象,称为里虚证。

(2)鉴别

①沉脉位于筋骨处,重按才可获取(图6-13)。

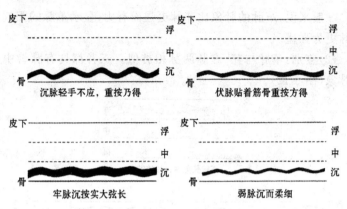

图 6-13 沉脉与相类似脉鉴别示意图

②伏脉比沉脉的脉位更深,位于筋骨间,即使重按也不可得,必须贴着筋骨才能诊及脉象。

③牢脉与沉脉很相类似,但脉形较为弦长,像是附着在筋骨上,似乎紧牢而不移。

④弱脉也位于沉位,脉象柔软而无力。

(3)兼脉主病:兼脉沉迟主里寒证,兼脉沉数主里热证,兼脉沉缓主水湿证,兼脉沉涩主气郁证,兼脉沉滑主痰食证或湿热证,兼脉沉弦主内痛证,兼脉沉紧主冷痛证。

8. 什么叫伏脉

(1)脉理

①当体内的邪气炽盛时,容易阻遏气血的运行,以致脉气无法正常运行,因此会出现脉象深伏的伏脉。

②如因久病不愈而正气衰微时,阳气不足以鼓动血脉,也会出现伏脉。

(2)鉴别:伏脉与沉脉相类似(图 6-14)。

①伏脉比沉脉的脉位更深沉,几乎是贴着筋骨的。

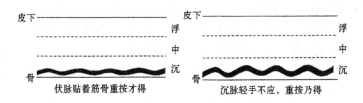

图 6-14 伏脉与相类似脉鉴别示意图

②沉脉在浮位和中位都不明显,只有重按到筋骨时,才能感觉到搏动。

9. 什么叫牢脉

(1)脉理:当体内的阴寒亢盛时,由于寒邪的特性为收引凝滞,以致阳气潜藏而难以升张,因此会出现沉而弦长,牢固不移的牢脉。

(2)鉴别:牢脉与沉脉、伏脉相类似。但牢脉比沉脉深沉,几乎是贴着筋骨固定不移的搏动。但相对来说,牢脉还比不上伏脉来得深沉(图 6-15)。

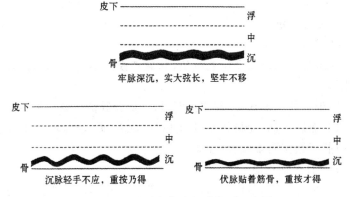

图 6-15 牢脉与相类似脉鉴别示意图

10. 什么叫弱脉

(1) 脉理：当体内的气血不足时，由于血液不能充盈脉道，阳气无力推动血液的运行，因此会出现沉而细软的弱脉。

(2) 鉴别：弱脉与濡脉、微脉、细脉相类似，都是细软而无力的（图6-16）。

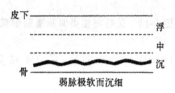

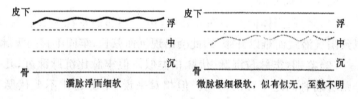

图6-16 弱脉与相类似脉鉴别示意图

①弱脉在沉位。
②濡脉在浮位。
③微脉可出现在浮位或沉位，脉象却模糊不清，若有若无，欲绝非绝。
④细脉的脉形细小，却应指明显，不似微脉的体象模糊不清。

(3) 兼脉主病：兼脉涩弱主血虚证、血瘀证，兼脉弱微主气衰证，兼脉弱数主阴虚证、血虚证。

11. 什么叫迟脉

(1) 脉理：迟脉不仅主寒证，亦主热证。这是因为当体内的寒邪或热邪炽盛时，由于气血的运行受到阻滞，此时如出现迟而无力的脉象，则提示为虚寒证；如出现迟而有力的脉象，则提示为寒实证或实热证。因此，对于迟脉的鉴别应当谨慎。

(2)鉴别:迟脉与缓脉、涩脉相类似。三者的脉象都比正常脉稍慢(图6-17)。

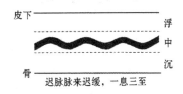

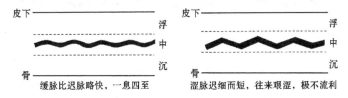

图6-17 迟脉与相类似脉鉴别示意图

①迟脉一息只有三至。
②缓脉比迟脉略快,一息四至。
③涩脉的脉形偏细且短促,往来艰涩,因此脉率比正常脉稍慢。

(3)兼脉主病:兼脉浮迟主表寒证,兼脉沉迟主里寒证,兼脉迟滑主痰饮证,兼脉迟涩主血瘀证或血虚证,兼脉迟细主气虚证。

12. 什么叫缓脉

(1)脉理:当体内的脾气虚弱或是湿邪内困时,由于气血的运行不畅,气血不足以充盈脉管,此时就会出现脉来怠慢的缓脉。

(2)鉴别:缓脉与迟脉、涩脉相类似(图6-18)。

①缓脉比迟脉略快,一息四至。
②迟脉一息只有三至。
③涩脉的脉形偏细且短促,往来艰涩,因此脉率比正常脉稍慢。

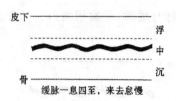

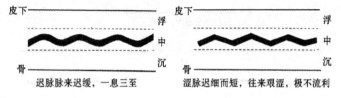

图6-18 缓脉与相类似脉鉴别示意图

（3）兼脉主病：兼脉浮缓主伤风或风湿证，兼脉沉缓主寒湿证或湿痹证，兼脉缓而滑主脾热证，兼脉缓弱主气虚证。

13. 什么叫涩脉

（1）脉理：当体内由于精伤、血少、气滞、血瘀等因素阻遏气血运行，导致脉气不流利时，就会出现往来艰涩的涩脉。

（2）鉴别：涩脉与结脉相类似，两者的脉象都较为迟缓（图6-19）。

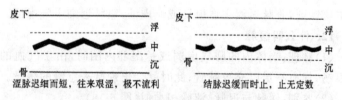

图6-19 涩脉与相类似脉鉴别示意图

①涩脉是因为脉象不流利，往来艰涩，感觉较为迟缓。

②结脉的脉象迟缓，虽然没有往来艰涩感，但会突然欲止，并且每次歇止的间隔也没有一定的规律性。

14. 什么叫结脉

(1)脉理:如果因体内有瘀血、痰饮、宿食或气滞等因素阻遏了气机的运行,以致阴液独盛而阳气潜藏不和,此时就会出现脉来迟缓,时而一止的结脉。

(2)鉴别:结脉与促脉、代脉相类似,三者都有突然歇止的脉象出现(图6-20)。

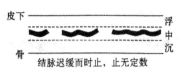

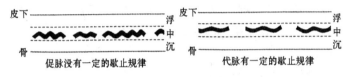

图6-20 结脉与相类似脉鉴别示意图

①结脉的脉象迟缓,每次歇止的间隔没有一定的规律性,歇止的时间较为短暂。

②促脉的脉象急而数,每次歇止的间隔也没有一定的规律性,歇止的时间较为短暂。

③代脉比促脉迟缓,每到一定的规律就会突然歇止,每次歇止的时间较长。

15. 什么叫数脉

(1)脉理

①当体内的邪热炽盛时,由于热邪灼伤阴液,以致阳气亢奋,气血急速地运行,因此会出现数脉。

②如是阴虚严重的患者,由于阴液亏虚,以致虚热内生,此时也会出现虚而无力的数脉。

(2)鉴别:数脉与疾脉、滑脉、动脉相类似,四者的脉率都较快

(图 6-21)。

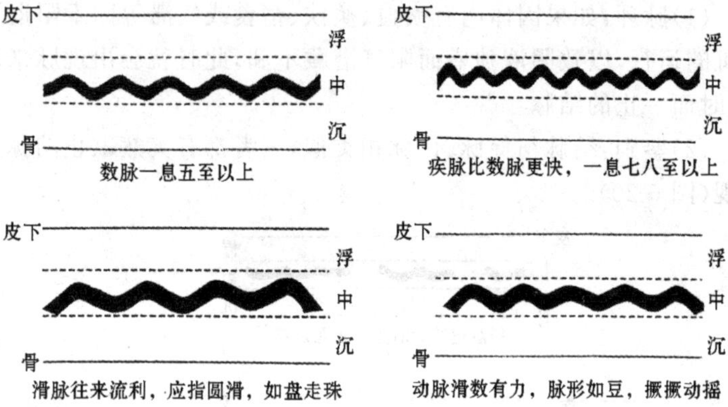

图 6-21 数脉与相类似脉鉴别示意图

①数脉在一息五至以上。

②疾脉的脉率比数脉更快,一息七八至以上,相当于每分钟 140 次以上。

③滑脉往来非常流畅,脉形圆滑而流利,如圆珠般反复旋转。

④动脉如豆般圆滑,脉象滑数而有力,但却摇摆不定。

(3)兼脉主病:兼脉浮数主表热证,兼脉沉数主里热证,兼脉数洪主热盛证,兼脉数弦数滑主肝火痰热证。

16. 什么叫疾脉

(1)脉理

①当体内的实热炽盛时,由于热邪灼伤阴液,使得阳气亢奋,因此会出现脉象急疾的疾脉。

②如罹患阴液枯竭之虚证,由于阳气没有阴液可依附而浮越于外,此时也会出现脉象疾而无力的疾脉。

(2)鉴别:疾脉与数脉、滑脉、动脉相类似,四者的脉率都较快(图 6-22)。

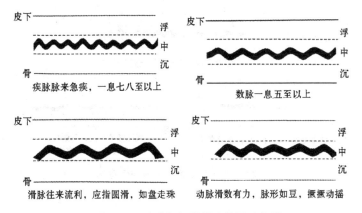

图 6-22 疾脉与相类似脉鉴别示意图

①疾脉的脉率比数脉更快,一息七八至以上,相当于每分钟140次以上。

②数脉在一息五至以上。

③滑脉往来非常流畅,圆滑流利,如圆珠般反复旋转。

④动脉如豆般圆滑,脉象滑数而有力,但却摇摆不定。

17. 什么叫促脉

(1)脉理:当体内由于瘀血、痰饮和宿食等因素阻遏气机的运行,或是热邪炽盛,阳气亢奋时,以致体内的阴阳失调,此时便会出现脉象急促,突然歇止的促脉。

(2)鉴别:促脉与结脉、代脉相类似,三者都具有突然歇止的脉象(图6-23)。

①促脉的脉象急数,每次歇止的间隔没有一定的规律,歇止的时间较为短暂。

②结脉的脉象迟缓,每次歇止的间隔没有一定的规律,歇止的时间较为短暂。

③代脉比促脉迟缓,每到一定的规律就会突然歇止,每次歇止

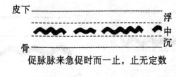

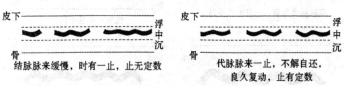

图6-23 促脉与相类似脉鉴别示意图

的时间较长。

(3)兼脉主病:兼脉浮而促主阳明温病,兼脉促而有力主实邪瘀滞证,兼脉促而无力主真元虚衰证。

18. 什么叫动脉

(1)脉理

①当体内有瘀血、气滞等痛证时,容易导致阴阳失调;或当惊恐慌张时,则易导致气血紊乱,这些因素会使得体内气血的运行升降失常,此时就会出现撅撅动摇,滑数有力的动脉。

②如人体的气血失去制约而窜动,以致阴阳气血在脉管中相互搏击,就会出现脉管随着气血窜动而摇摆不定的动脉。

(2)鉴别:动脉与数脉、疾脉、滑脉相类似,四者的脉率都较快(图6-24)。

①动脉如豆般圆滑,脉象滑数而有力,但却摇摆不定。

②数脉在一息五至以上。

③疾脉比数脉更快,一息七八至以上,相当于每分钟140次以上。

④滑脉往来非常流畅,圆滑流利,如圆珠般反复旋转。

(3)兼脉主病:兼脉动弱主惊悸证;兼脉动数主热证;兼脉动实

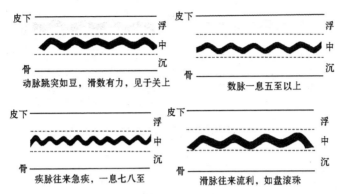

图 6-24　动脉与相类似脉鉴别示意图

主痛证;兼脉动滑主痰湿证。

19. 什么叫虚脉

(1)脉理

①当体内阳气亏虚时,由于推动血液运行的力量薄弱,因此出现软弱无力的虚脉。

②当血液不足时,由于阳气没有阴液可依附而浮越于外,此时也会出现脉管形体虚大而软的虚脉。

(2)鉴别:虚脉与浮脉、芤脉、濡脉和散脉相类似。这些脉象的主要特点都是位于肌表浅处(图 6-25)。

①虚脉无论是浮中沉取时,脉象都是软弱无力的,脉形细小,且有空虚感。

②浮脉的脉形不大不小,轻取明显,重按稍减,脉体没有空虚感。

③芤脉的脉位浮,脉象的外形很大,里头却空空如也,如同按在葱管上,有空虚感。

④濡脉的脉位浮,脉形细小而柔软。

⑤散脉的脉位浮,好像没有根一样散乱,脉形细小,且至数不齐。

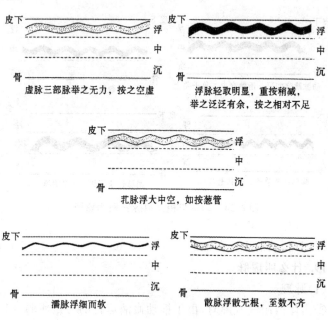

图 6-25 虚脉与相类似脉鉴别示意图

(3) 兼脉主病：兼脉浮虚主气虚证，兼脉表虚主自汗证，兼脉沉虚主里虚证，兼脉虚涩主血虚证，兼脉虚数主阴虚证，兼脉虚迟主虚寒证。

20. 什么叫微脉

(1) 脉理：当体内阳气或阴液亏虚严重时，由于阳气不足以推动血液的运行，以致血液不能充润脉管，因此出现模糊不清，若有若无，欲绝非绝的微脉。

(2) 鉴别：微脉与弱脉、濡脉和细脉相类似，都是细软而无力的（图 6-26）。

① 微脉出现在浮位或沉位，脉象模糊不清，若有若无，欲绝非绝。

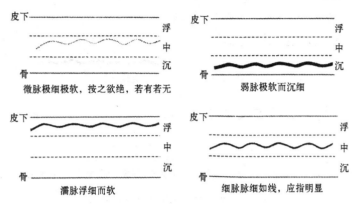

图 6-26 微脉与相类似脉鉴别示意图

②弱脉位于沉位。

③濡脉位于浮位。

④细脉的脉形细小,却应指明显,不似微脉的脉象模糊不清。

(3)兼脉主病:兼脉浮微主气衰证,兼脉沉微主阴虚证,兼脉微涩主亡血证。

21. 什么叫细脉

(1)脉理

①当人体气血亏虚时,由于血液不能充润脉管,阳气也不足以鼓动血液,因此就会出现脉体缩小而无力的细脉。

②当湿邪壅阻于内,或邪热深入营血时,也见出现细脉。

(2)鉴别

①细脉的脉形细小,却跳动明显,不似微脉的脉象模糊不清(图 6-27)。

②弱脉位于沉位。

③濡脉位于浮位。

④微脉出现在浮位或沉位,脉象模糊不清,若有若无,欲绝非绝。

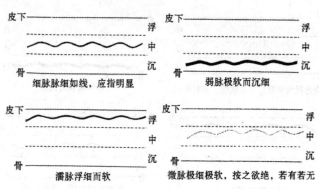

图6-27　细脉与相类似脉鉴别示意图

（3）兼脉主病：兼脉细弦主肝肾阴虚证，兼脉细数主阴虚证或血虚有热证，兼脉细涩主血虚证或血瘀证，兼脉细微主阳虚阴盛证，兼脉沉细主里虚证或湿痹证。

22. 什么叫代脉

（1）脉理

①当人体气血亏虚，脏气衰微，或因伤风、痛极、惊恐、跌打损伤等因素，以致脉气无法连续搏动，此时就会出现代脉。

②如妇女妊娠时出现代脉，这是因为体内的气血用于养胎的缘故。

（2）鉴别：代脉和结脉、促脉相类似，三者具有突然歇止的脉象出现（图6-28）。

①代脉比促脉迟缓，每到一定时间就会突然歇止，每次歇止的时间较长。

②结脉的脉象迟缓，每次歇止的间隔没有一定的规律，歇止的时间较为短暂。

③促脉的脉象急数，每次歇止的间隔也没有一定的规律，歇止的时间较为短暂。

上篇　脉诊基础知识

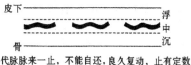

代脉脉来一止,不能自还,良久复动,止有定数

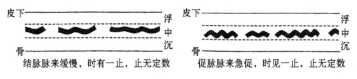

结脉脉来缓慢,时有一止,止无定数　　促脉脉来急促,时见一止,止无定数

图 6-28　代脉与相类似脉鉴别示意图

(3)兼脉主病:兼脉代而缓弱主脏气衰微证,兼脉代而兼数主伤风、痛极或惊恐。

23. 什么叫短脉

(1)脉理

①短而无力。当阳气亏虚,推动血液运行的力量薄弱时,就会出现脉短而无力的短脉。

②短而有力。如因气滞、血瘀、痰饮、食积等因素,导致脉气受阻而难以升张,此时就会出现短而有力的短脉。

(2)鉴别:短脉与动脉相类似,两者都具有短小的脉形(图 6-29)。

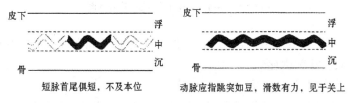

短脉首尾俱短,不及本位　　动脉应指跳突如豆,滑数有力,见于关上

图 6-29　短脉与相类似脉鉴别示意图

①短脉形体短小,不能满部。
②动脉如豆般圆滑,脉象滑数而有力,却摇摆不定。
(3)兼脉主病:兼脉短而浮主肺气虚证或血涩证,兼脉短而涩

主心气虚证或血涩证,兼脉短而沉主痹证或心脉瘀阻证,兼脉短而迟主虚寒证。

24. 什么叫实脉

(1)脉理:当体内邪气亢盛而正气不虚时,邪气与正气相互搏击,使得脉管内的气血壅阻而亢盛,脉管坚硬而饱满,因此脉来时跳动坚实而有力。

(2)鉴别:实脉与紧脉、牢脉和洪脉相类似,同样为脉势较强的脉象(图6-30)。

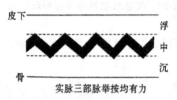
实脉三部脉举按均有力

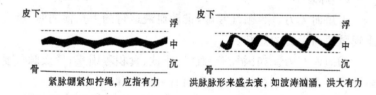
紧脉绷紧如拧绳,应指有力　　洪脉脉形来盛去衰,如波涛汹涌,洪大有力

图6-30　实脉与相类似脉鉴别示意图

①实脉虽然不如洪脉狂急,但不论浮取或沉取时,都极为有力,来去非常强盛。

②紧脉绷急有力,如转绳索样。

③洪脉轻取就能感受到如波涛般汹涌,来盛去衰的脉势,沉取时反而略为衰弱。

(3)兼脉主病:兼脉浮实主表邪实证,兼脉沉实主里邪实证、胀满证、闭结证、积滞证,兼脉洪实主实热证,兼脉滑实主痰凝证。

25. 什么叫长脉

(1) 脉理

①正常人的长脉表现为脉气畅通,脉象长而柔缓,此时称为平脉(正常脉)。

②如体内的肝阳亢盛有余,或阳盛而内热时,邪气与正气会相互搏击,此时就会出现脉象长直而强硬的长脉。

(2) 鉴别:长脉与弦脉相类似,两者的脉象都显得直直长长(图6-31)。

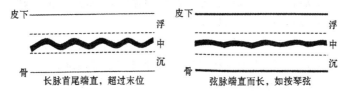

图 6-31　长脉与相类似脉鉴别示意图

①长脉超过本位,远远超过寸关尺三部的每一部。

②弦脉的脉管如同绷紧的琴弦,虽然缺少圆滑的流畅感,却不超过本位。

(3) 兼脉主病:兼脉长弦主肝病,兼脉长洪有力主阳明热盛证,兼脉长实主邪气内结证,兼脉长滑主痰热壅盛证,兼脉长而沉细主积聚证。

26. 什么叫滑脉

(1) 脉理

①当体内邪气壅盛时,如人体的正气并不因此而衰减,邪气与正气相互搏击,以致气机实盛而血脉奔涌,因此脉象表现多为往来极为流利,指下圆滑而流畅无阻。

②当正常人出现滑脉时,脉象必定表现为滑而和缓,这是由于气血充盛,血脉流畅的缘故,因此脉来滑而和缓。

③如妇女于妊娠时出现滑脉,则是体内气血充盛且调和的表现。

(2)鉴别:滑脉与数脉相类似,二者的脉率都较快(图6-32)。

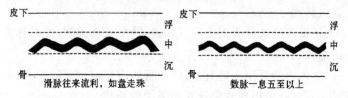

图6-32 滑脉与相类似脉鉴别示意图

①滑脉往来非常流畅,脉形圆滑而流利,圆珠般反复旋转。
②数脉在一息五至以上。

(3)兼脉主病:兼脉浮滑主风痰证,兼脉沉滑主痰食证,兼脉滑数主痰火证,或湿热证,或热盛证,兼脉滑弦主痰聚证。

27. 什么叫弦脉

(1)脉理:弦脉是脉气紧张的表现。

①肝的功能主要为疏泄与调畅气机,本应以柔和为贵,如因为邪气壅滞于体内,以致肝的疏泄功能失常,气机壅塞不畅时,就会出现弦脉。

②如因里有瘀血痛证,或痰饮壅结,导致气机阻滞,阴阳不和时,脉气因而紧张不畅,此时也会出现弦脉。

(2)鉴别:弦脉与紧脉相类似,两者脉气皆紧张(图6-33)。

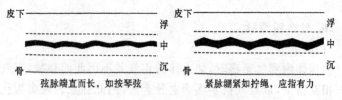

图6-33 弦脉与相类似脉鉴别示意图

①弦脉端直而长,如按在琴弦之上,无绷急之势。
②紧脉如按在拉紧的绳索上,脉绷急而有力。

(3)兼脉主病:兼脉弦数主肝胆实火证,兼脉弦迟主虚寒证,兼脉弦紧主诸痛证,或疝气,兼脉弦细主拘急证,兼脉浮弦主支饮证、风邪头痛证,兼脉弦滑主痰饮证,兼脉弦大无力主虚证。

28. 什么叫紧脉

(1)脉理:当寒邪侵袭人体后,由于寒邪的特性为收引凝滞,以致脉管紧缩而拘急,因此出现脉来绷急的紧脉。

(2)鉴别:紧脉与弦脉相类似,二者的脉象都很紧张(图6-34)。

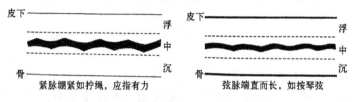

图6-34 紧脉与相类似脉鉴别示意图

①紧脉的脉形紧张而有力,如同拉紧的绳索般弹指而绞转不定。

②弦脉如同绷紧的琴弦,虽然缺少圆滑的流畅感,却不像紧脉弹指而绞转不定。

(3)兼脉主病:兼脉浮紧主表寒实证,兼脉沉紧主里寒证或痰饮宿食证,兼脉紧弦主痛证或痉证。

第七章 外感病辨脉诊病

第一节 感冒怎样辨脉诊治

感冒俗称"伤风",是感受风邪而引起肺卫功能失调,临床出现鼻塞、流涕、喷嚏、恶寒、发热、头痛、全身不适等症状的一种外感性疾病。该病症相当于西医的普通感冒、急性上呼吸道感染等。该病四季皆发,以冬春季最为多见,邪毒由口鼻或皮毛而入,病程较短,一般3~7日,不传变,部分患者病及脾胃而表现为胸闷、恶心、呕吐、食欲减退、大便溏稀等症状。其脉象为春季夹热多浮数,冬季夹寒多浮紧,夏季夹暑多濡数,秋季夹燥多浮弱等。

【脉象辨析】

1. 脉浮数 多为风热犯肺、肺卫功能失调所致。症见鼻塞,喷嚏,流稠涕,发热或高热,微恶风,汗出口干,咽痛,咳嗽痰稠,舌苔薄黄。

2. 脉浮紧 多为风寒袭表、肺卫功能失调所致。症见鼻塞声重,喷嚏连连,时流清涕,恶寒,不发热或微热,无汗,周身酸痛,咳嗽,痰白质稀,舌苔薄白。

3. 脉濡数 多为暑邪袭表、肺卫功能失调所致。症见发热,汗出热不解,鼻塞,时流浊涕,头昏重胀痛,身重倦怠,心烦口渴,胸闷欲呕,尿短赤,舌苔黄腻。

4. 脉浮无力 多为素体气虚、复感外邪所致。症见恶寒较重,或发热,热势不高,鼻塞流涕,头痛无汗,肢体倦怠乏力,咳嗽咳痰无力,舌质淡,苔薄白。

5. 脉浮数有力 多为风寒外束、表寒未解、入里化热所致。症见发热,恶寒,无汗口渴,鼻塞声重,咽痛,咳嗽气急,痰黄黏稠,尿赤便秘,舌苔黄白相间。

6. 脉细数 多为阴虚津亏、感受外邪所致。症见身热,手足心热,微恶风寒,少汗,头昏心烦,口干,干咳少痰,鼻塞流涕,舌红少苔。

【中医简易治疗】

1. 中药塞鼻疗法 大蒜 2 瓣,捣汁后拌面粉适量,做成圆锥状,塞入鼻孔内,两侧鼻腔交替进行。每次留塞 15 分钟左右,每日 4～5 次。适用于风寒束表者。

2. 中药吸鼻疗法 鹅不食草 15 克,研细末,每次取适量吸入鼻内。适用于风寒或风热感冒。

3. 中药热敷疗法 生姜 60 克,淡豆豉、食盐各 30 克,葱白适量。上药捣烂成糊状,贴敷于脐部及两侧太阳穴处,先用塑料薄膜覆盖,再加盖纱布,用胶布固定,最后用热水袋熨敷,每日 2 次。适用于风寒感冒。

4. 中药贴敷疗法 鲜芭蕉根 500 克,栀子 30 克。先将栀子研成细末,芭蕉根捣烂。两者混合,每次取适量置于纱布上,贴敷于两侧涌泉穴,外以胶布固定,每 4 小时换药 1 次。适用于风热感冒。

5. 刮痧疗法 患者先用热毛巾擦洗双肘窝、双腋窝、肋骨骨间隙、脊柱两旁、手心、双足心等准备刮痧部位的皮肤,医者再以刮具蘸水或植物油后,由上向下,由内而外,顺同一方向刮,使皮肤呈现紫红色痧点为止。适用于各种感冒。

6. 单方验方

(1)紫苏叶、薄荷、藿香、防风、荆芥、苍术、黄芪各 10 克,金银花 12 克,甘草 3 克。上药第一次用清水 200 毫升浸泡 30 分钟,煎取药汁 100 毫升左右;第二次用清水约 120 毫升,煎取 80 毫升,去渣。2次药汁混匀后,分早、中、晚温服。咽喉肿痛者,加桔梗10克,僵蚕6克;咳嗽痰多稠者,加浙贝母10克;痰清稀者,加半夏6克,陈皮9克;头痛者,加白芷、川芎各9克;夏季感冒、恶寒无汗者,加藿香6克;口渴汗出、小便短赤者,加滑石15克,石膏20克,荷叶15克。具有解邪固表的功效。适用于普通感冒。

(2)兰花参(寒草)12克,仙鹤草15克。每日1剂,水煎分2次服。适用于风寒感冒。

(3)蟛蜞菊(卤地菊)15克,薄荷9克。每日1剂,水煎分2次服。适用于风热感冒。

【自疗要点】

(1)感冒的治疗应根据寒热、体质的虚实、季节的不同、地域的差异而采取不同的方法。对流行性感冒(简称"流感"),可选用具有抑制流感病毒的中草药,如金银花、连翘、板蓝根、菊花、虎杖、大青叶、贯众、黄芩、牛蒡子、栀子、柴胡、射干、前胡等。

(2)对易患感冒的老年人,可用艾条温和灸足三里、石门等穴,以强壮身体、抵御病邪。此法冬天尤为合适。

(3)用中药洗浴法治疗感冒,根据中医发汗解表的原理,但冬天要慎用,以免受凉。

(4)90%以上的上呼吸道感染为病毒感染,因此不要常规使用抗生素。

(5)一些急性传染病(如麻疹、风疹、猩红热等)的早期可出现类似感冒的症状,应结合流行病史动态观察病情变化,如发现持续发热不退、皮疹、咳嗽、气促等症状,应及时到医院诊治,以免贻误病情。

【预防调护】

(1)注意居室的清洁卫生、保暖通风。

(2)根据气候变化而增减衣服。

(3)锻炼身体,增强体质,多参加户外活动,提高抗病能力。

(4)感冒流行期间应少去公共场所,避免感染。

(5)患病期间应多饮水,进食易消化食物。

第二节 中暑怎样辨脉诊治

中暑是指夏季在高温或烈日下劳作,或处于气候火热湿闷的环境,暑热或暑湿秽浊之邪卒中脏腑、热闷心神,或热盛伤津、引动肝风,或暑闭气机所致,以高热汗出、烦躁口渴、神昏抽搐,或呕恶腹痛、头痛为主要表现的时行性热病。该病症相当于西医的中暑及高温损伤。其脉象暑热郁表多见浮数有力,脉浮芤者提示元气受伤,脉细数无力提示本元虚弱,脉滑数者提示热甚。暑湿困脾者,多见濡弱脉;湿热交蕴者,多见濡数脉;热燔脏腑者,多见浮洪数或弦滑数脉。脉沉数者,提示热邪内陷,脉弦紧者,提示热入肝肾;脉沉细弱数者,提示汗多亡阳、津气两脱;弦紧细数者,提示汗多亡阴、肝风内动。

总之,伤暑病者,虚证状态较多,故脉象以濡、细、弱居多;在炎暑季节,临证见该脉象,若无特殊原因者,大可疑为伤暑所致。中暑之热闭证,早期都是实证,故脉象以洪大数为主,兼弦、滑者不少;出现沉细弱脉时,是转向内闭外脱之凶兆。临证者,尤应详察之。

【脉象辨析】

1. 脉洪大 多为暑热内郁所致。症见壮热烦躁,头痛头晕,口渴多饮,汗多体倦,面赤气粗,舌质红,苔黄而少津。

2. 脉濡数 多为暑湿袭表所致。症见身热少汗,微恶风,心烦口渴或黏腻,渴不多饮,肢体酸重或疼痛;鼻流浊涕,胸闷泛恶,小便短赤,舌苔薄黄而腻。

3. 脉弦数 多为暑热动风所致。症见壮热不退,躁动不宁或神昏,四肢抽搐,角弓反张,牙关紧闭,双目上视,面赤息粗,舌质红,苔黄少津。

4. 脉滑数或沉 多为热闭心神所致。症见发热口渴,神志躁扰不宁或昏迷,全身灼热,小便短赤,息粗气喘,面赤,舌质红,苔黄。

5. 脉细数无力 多为暑伤气阴所致。症见发热,汗多或无汗,口渴心烦,神疲思睡,气短乏力,小便短黄,大便干结,或见口燥咽干,五心烦热,四肢抽搐或痉挛性疼痛,肢体颤震,舌质红,苔黄而少津。

6. 脉弦或沉 多为暑闭气机所致。症见发热无汗,烦躁不适,胸闷脘痞,恶心呕吐,剧烈头痛或头痛而胀,甚或神昏,耳聋,肢厥,舌质红,苔黄。

7. 脉数无力 多为感受暑热,热伤肺络所致。症见咯血、衄血,身热,咳嗽气促,头目不清,舌质红,苔黄。

8. 脉细欲绝 多为气虚阳脱所致。症见冷汗淋漓,四肢厥冷,神志不清,尿少,面色苍白,呼吸浅促,舌质淡,苔白。

【中医简易治疗】

1. 药茶疗法 鲜藿香叶、青蒿各 30 克,绿豆 60 克,白糖适量,茶叶 10 克。将前 3 味药水煎,取汁冲茶叶、白糖,每次饮 500 毫升,每日 3 次。适用于中暑,闷烦不安,倦怠懒食,亦可预防暑热症。

2. 药食疗法

(1)粳米 500 克,荷叶数张。粳米煮粥,荷叶为盖,覆盖于粥锅上方,煮熟后随量食用。具有祛暑热,理脾胃的功效。是盛夏消暑、除烦、解渴的食疗佳品。

(2)薏苡仁 30~60 克,冬瓜 500 克,白糖(或食盐)适量。薏苡仁、冬瓜加水适量煎汤,加白糖或食盐调味后即可食用。具有清热解暑,健脾渗湿的功效。可作为暑天清凉饮料饮用。

3. 刮痧疗法 每日 1 次,中病即止。

(1)刮拭头部百会穴,从前头往后头方向连刮30次,或刮至头皮发热。

(2)刮拭项背部大椎、胸夹脊穴,上肢曲泽、内关穴,直至出痧。

(3)用点揉法点揉腹部神阙、关元穴及掌心劳宫穴,直至出现酸胀感为度。

(4)刮拭下肢委中穴,直至出痧。

(5)点揉足底涌泉穴30次。

4. 单方验方

(1)鲜荷叶或鲜荷花适量,水煎服。适用于身热多汗,烦渴。

(2)鲜荷叶1张,鲜竹叶60克。水煎服。适用于中暑身热。

(3)大蒜3~5瓣,捣烂后以温开水灌下。适用于中暑神昏。

(4)韭菜汁(或姜汁)20毫升,灌下。适用于中暑神昏。

(5)冰片1克,生石膏30克。共研细末,每取1.5克,以温开水送服。适用于中暑发热、胸闷不适。

【自疗要点】

(1)发生轻度中暑时,可暂时离开高温环境,通风降温,口服一些防暑中成药,并多饮淡盐凉水,经适当休息后,即可恢复。

(2)对于中度以上的中暑,经上述方法处理后仍未恢复时,应考虑应用针灸、穴位注射疗法及其他治疗方法进行抢救治疗,以尽快消除患者的症状和体征,以免延误病情。

【预防调护】

(1)患者中暑后,应立即转移至通风阴凉处,解开上衣,让其迅速散热。

(2)采用必要的降温措施,对危重者要积极抢救。

(3)刮痧后,让患者喝一杯温开水,以补充消耗的体液。

(4)刮痧治疗后,会使汗孔扩张,30分钟内不要冲冷水澡,也不要吹凉风。但可洗热水澡,或边洗边刮。

第三节 痢疾怎样辨脉诊治

痢疾是因外感时邪疫毒,内伤饮食而致邪蕴肠腑,气血壅滞、传导失司,以腹痛腹泻、里急后重、排赤白脓血便为主要临床表现的具有传染性的外感疾病。该病可见于西医的细菌性痢疾、阿米巴痢疾及溃疡性结肠炎等疾病。本病发病前常有不洁饮食史,多流行于夏秋之交季节。初期有食欲减退、恶心呕吐,继而腹部阵痛,痛而欲便,便而不爽。腹泻开始有稀溏粪便,尔后即见排出物呈白色胶胨状如鱼脑,或有"赤膜薄血",随后为赤红色胶胨样物,每日大便次数10~20次不等,里急后重感显著,病程一般在2周左右。其脉象表现为滑数、微细欲绝、濡缓、沉细而弱、濡软或虚数。

【脉象辨析】

1. 脉滑数 多为肠道湿热所致。症见腹痛阵阵,痛而拒按,便后腹痛暂缓,痢下赤白脓血,黏稠如胶胨,腥臭,肛门灼热,小便短赤,舌苔黄腻。

2. 脉滑数或微细欲绝 多为热毒蕴肠所致。症见起病急骤,高热,呕吐,继而大便频频,以致失禁,痢下鲜紫脓血,腹痛剧烈,里急后重感明显,更甚者津液耗伤,四肢厥冷,神志昏蒙,或神昏不清,呕吐频繁,惊厥频频,瞳仁大小不等,舌质红绛,舌苔黄燥。

3. 脉濡缓 多为肠道寒湿所致。症见腹痛拘急,痢下赤白黏胨,白多赤少,或纯为白胨,里急后重,脘胀腹满,头身困重,舌苔白腻。

4. 脉濡软或虚数 多为脾虚湿热所致。症见初痢、暴痢之后,长期迁延不愈,时发时止、腹胀食少、倦怠怯冷,常遇饮食不当、受凉、劳累而发,发作时大便次数增多,大便经常或间有赤白黏胨,舌质淡,苔腻。

5. 脉沉细而弱 多为脾胃虚寒所致。症见腹部隐痛,缠身不已,喜按喜温,痢下赤白清稀、无腥臭,或为白冻,甚则滑脱不禁,肛门坠胀,便后更甚,形寒畏冷,四肢不温,食少神疲,腰膝酸软,舌质淡,苔薄白。

【中医简易治疗】

1. 药食疗法

(1)黑木耳适量,用冷开水泡开,洗净后拌白糖少许,每日2次食用。适用于噤口痢。

(2)白萝卜汁60毫升,姜汁15克,蜂蜜30克,浓茶1杯。一起搅匀,放入锅内蒸煮,1次饮完。适用于痢疾诸证型,赤痢尤宜。

2. 中药灌肠疗法

(1)30%黄连液200毫升,做保留灌肠20～30分钟,每日1次。适用于慢性痢疾。

(2)5%～10%大蒜浸液100毫升,做保留灌肠20～30分钟,每日1次。适用于暴痢、疫毒痢。

(3)白头翁、铁苋菜、苦参各30克,金银花、连翘各15克。上药加水500毫升,浓煎至150毫升,做保留灌肠20～30分钟,每日1次。适用于阿米巴痢疾。

3. 单方验方

(1)石榴皮30克,每日1剂,水煎分2次服。适用于虚寒痢、阿米巴痢疾。

(2)鸦胆子每次10～15粒,装入胶囊或桂圆肉内,每日3次,饭后吞服,连服2～10日。适用于阿米巴痢疾。

【自疗要点】

(1)东汉张仲景治疗热痢的名方白头翁汤(白头翁、秦皮、黄连、黄柏),迄今已有1 000多年的历史,疗效一直不衰,可试用此方。

(2)目前研究表明,许多中草药具有明显的抗痢疾杆菌作用,如白头翁、黄连、地锦草、铁苋菜、凤尾草、辣蓼、黄芩、萆草、山楂、苦参、金银花等,可在辨证的基础上选用。

(3)铁苋菜等中草药煎液,做保留灌肠也十分有效,对口服进药困难或重症痢疾患者可予施治,但对于重症痢疾患者,则必须采用中西医结合治疗。

【预防调护】

(1)平时要养成良好的饮食习惯,不饮不洁生水,少食生冷瓜果,夏秋之际应注意食物的保鲜。

(2)饮食要适当控制,给予清淡有营养的半流质饮食,忌油腻、生冷及刺激性食物。

(3)居处应冷暖适宜,久泻之人尤不可冒风受寒,并应注意腹部的保暖,尤其要避免汗出当风。

(4)泄泻频作者,可嘱其每次排便后用软纸轻拭肛门,并用温水清洗,以免肛门染毒、破溃。

下篇 辨脉诊病

第八章 疫病辨脉诊病

第一节 春温怎样辨脉诊治

春温又称"春瘟",是指因温热疫毒经口鼻而入,侵及营血,上犯于脑,扰乱神明所致,以冬春季骤起高热,头痛,项强,呕吐,发斑,烦躁,继则神昏,惊厥为主要临床表现的疫病类疾病。该病症相当于西医的流行性脑脊髓膜炎、冬春季散发性脑炎。本病主要见于儿童,多数患者具有传染性和流行性,初起可见表证,短时间内骤起高热,头痛,呕吐呈喷射状,颈项强直,烦躁不安,皮肤黏膜有斑疹,甚至神昏谵语或惊厥抽搐,小儿前囟隆起,脑膜刺激征阳性。其脉象表现多为数、细数、沉而细数、滑数或弦数、沉而细数或洪数、细数或虚软而数等。

【脉象辨析】

1. 脉数 多为热闭心包所致。症见全身灼热,神昏谵语,或昏聩不语,舌蹇肢厥,舌质绛,苔黄。

2. 脉细数 多为营热炽盛所致。症见身热夜甚,心烦躁扰,甚或时有谵语,斑疹隐隐,咽干口燥而不甚渴,舌质绛,苔干。

3. 脉细数 亦可为热盛动血所致。症见身躁扰动,昏昏谵语,斑色紫黑,显露成片成块,或吐衄便血,舌质深绛。

4. 脉沉而细数 多为邪留阴分所致。症见夜热早凉,热退无汗,能食形瘦,舌质红,苔少。

5. 脉滑数或弦数 多为卫气同病所致。症见发热微恶风寒,或寒战,头痛项强,面赤汗出,恶心呕吐,咽喉肿痛,口渴引饮,心烦嗜睡；小儿可见惊跳，舌质红，苔白或微黄。

6. 脉沉而细数或洪数　多为气血两燔所致。症见壮热口渴，头痛欲裂，颈项强直，手足抽搐，甚则角弓反张，婴儿前囟膨隆，烦躁不安，神昏谵语，干呕频作，或呕吐如喷，肌肤发斑，或吐血、衄血等，舌质绛，苔黄。

7. 脉细数或虚软而数　多为阴虚内热所致。症见身热，心烦不得卧，或烦闷不安，或低热不退，手足心热，咽干齿黑，或神倦耳聋，舌质绛，苔干。

8. 脉细数或细弱　多为内闭外脱所致。症见神昏谵语，或不语如尸，躁扰不安，气短息促，手足厥冷，冷汗自出，大便秘结，舌绛色暗，苔干起刺。

【中医简易治疗】

1. 药食疗法　莲子20克，生地黄、鲜藕节各3克，粳米40克。上述食药材洗净，加水慢火煮熟烂，成稀薄粥状，加冰糖适量搅匀，凉后食用。适用于疫疾热盛迫血。

2. 单方验方

（1）大青叶、金银花、野菊花各15克，板蓝根30克。每日1剂，水煎分2次服。适用于气分热盛。

（2）牡丹皮10克，生地黄、赤芍各15克，黄芩、栀子各10克，当归6克，茜草根、槐花各15克，板蓝根20克。每日2剂，水煎服。适用于高热，肌肤发斑。

（3）鲜葱白10克，苦桔梗6克，淡豆豉15克，焦栀子10克，薄荷6克，连翘9克，鲜淡竹叶12克。每日1剂，水煎服。适用于疫疾初起里热而盛而有表证。

【预防调护】

（1）早期发现患者，及时隔离治疗。

（2）对密切接触者或带菌者，可预防性服用中草药，连服7日。

（3）流行期间，对易感人群可用0.3%呋喃西林消毒液喷咽喉,亦可用度米芬含片口含服,可有预防作用。

第二节 暑温怎样辨脉诊治

暑温又称为"暑瘟",是指因暑热疫毒随蚊子叮咬而进入人体,上犯肺卫,扰乱神明所致,以暑季骤起高热,头痛,呕吐,项强,甚则神昏、抽搐为要表现的疫病类疾病。该病症相当于西医的流行性乙型脑炎。多集中发生于夏至至处暑期间,呈季节性流行,好发于10岁以下的儿童。初起较少卫分过程,发病以高热、汗多、烦渴、脉洪等入气分的里热证为典型表现。病程中变化较快,可有化火、生痰、生风等较多病理变化,易见出现津气欲脱、内闭、动风等严重症候。其脉象多表现为滑、浮数、细数而涩、洪数或细数、弦细等。

【脉象辨析】

1. 脉滑 多为痰蒙心窍所致。症见疾病后期,痴呆失语,神志恍惚不清,智能减退,言语謇涩,喉间痰鸣,流涎,呼吸不畅,四肢拘急,舌质红,苔腻。

2. 脉浮数 多为卫气同病所致。症见壮热微恶风寒,头痛,汗出,神倦,嗜睡,心烦口渴,面赤气粗,或呕吐,小便短赤,舌质红,苔薄白或微黄。

3. 脉细数而涩 多为瘀热入络所致。症见低热不退,肢体痿软瘫痪,或失语、痴呆,口干咽燥,大便秘结,小便黄赤,舌质红或有苔点,苔少。

4. 脉洪数或细数 多为气营两燔所致。症见高热灼手,头痛呕吐,颈项强直,烦躁不安,嗜睡或昏迷不醒,时有谵语,甚至痉厥抽搐,汗多气粗,口渴引饮,小便色黄,舌质红绛,苔黄而干燥。

5. 脉弦细 多为肝肾阴虚所致。症见疾病后期,手足拘挛或抽搐,口舌颤震,舌强语謇,心悸,烦热,舌体萎,舌质绛而无苔。

【中医简易治疗】

(1)全蝎、僵蚕各9克,朱砂15克,牛黄1.8克,天麻12克,龙胆草、甘草各6克。上药共研细末,每次取2克,每日3次,用薄荷汤送服,儿童减半。适用于惊厥昏迷,头痛嗜睡。

(2)板蓝根15克,金银花9克,酢浆草、鸭跖草、一枝黄花、蒲公英、紫花地丁各30克。每日1剂,水煎分2次服,直至痊愈。

(3)大青叶、鲜藿香、鲜佩兰各30克,连翘12克,黄芩9克,玉枢丹(化冲)1粒,青蒿、金银花各12克。每日1剂,水煎分2次服。适用于流行性乙型脑炎暑湿期,症见壮热阵寒,头痛项强呕吐。

【预防调护】

1. 预防措施

(1)防蚊,灭蚊,减少媒介蚊的密度,是预防乙脑的重要环节。

(2)早期发现隔离患者。

(3)"乙脑"灭活疫苗预防接种,加强免疫能力。

2. 恢复期或后遗症期处理　针对肢体瘫痪,手足震颤,呆痴,失语等后遗症采取不同的措施,一般采用针灸,理疗等方法。

第三节　湿温怎样辨脉诊治

湿温又称为"湿瘟",是因湿热疫疠之邪,经口鼻而入,蕴结于中焦,阻滞气机,湿热熏蒸弥漫所致,以持续发热,脘痞腹胀,苔腻,脉缓,神情淡漠,玫瑰疹或白㾦,左胁下痞块为主要表现的疫病类疾病。该病症相当于西医的伤寒及副伤寒。多见于夏秋两季,以儿童及青壮年居多。起病较缓,初起时虽有恶寒发热,但热势不扬,且头身重痛,胸闷脘痞,舌苔垢腻,脉濡缓;传变较慢,病势缠绵,故病程较长,其中以湿热留恋气分阶段较长。病程中易见白㾦,后期可见便血的严重症候。其脉象多表现为濡数、濡缓、细数、

下篇 辨脉诊病

虚或濡数、濡滑而数、细数或弦数等。

【脉象辨析】

1. 脉濡数 多为气分湿热所致。症见高热,汗出而热不减,口渴而不欲饮,胸脘痞闷,恶心欲呕,大便溏泄,小便色黄,舌质红,苔黄滑腻。

2. 脉濡缓 多为湿郁卫分所致。症见恶寒少汗,身热不扬,午后热较甚,头痛而重,身重肢倦,胸脘痞闷,舌尖边红,苔白腻。

3. 脉细数 多为气血虚脱所致。症见大便下血量多,面色苍白或萎黄,汗出肢冷,神疲气短,小便短少,舌质淡,苔白。

4. 脉虚或濡数 多为正虚邪恋所致。症见身热汗多,低热不退,口渴喜饮,体倦短气,烦闷欲呕,虚烦少寐,舌质红,少苔。

5. 脉濡滑而数 多为湿热闭神所致。症见身热不扬,神志朦胧,嗜睡,甚则神昏,谵语,便溏不爽,小便短赤,舌质红,苔黄。

6. 脉细数或弦数 多为热入营血所致。症见身热,神昏,烦躁谵语,大便下血或黑粪如同柏油样,口渴唇燥,舌质红绛,苔少。

【中医简易治疗】

1. 揉摩疗法 葱白15克,灯心草10克。用酒泡后,以小火炖热,取葱白及灯心草于脘腹部揉摩,冷后可炖热再用,一般反复揉摩20分钟左右。适用于脘痞胸闷欲呕。

2. 擦浴疗法 柴胡、荆芥、薄荷各25克。加入开水中,再煮5分钟,待水温适宜时行全身擦浴,微汗而使热退。适用于持续发热。

3. 单方验方

(1)蒲黄炭20克,牡丹皮炭15克,白及20克。每日1剂,水煎分2次服。适用于便血。

(2)金银花、连翘、黄芩、黄柏、板蓝根、生地黄、地锦草、牡丹皮各12克。每日1剂,水煎分2次服。适用于邪在气分,热甚湿微者。

(3)鲜白茅根3 000克,生石膏1 500克,加清水9 000毫升,煎成 3 000 毫升,加入黄连酊 300 毫升,每次服 15~20 毫升,每日 3 次,可连续服用。适用于湿热郁阻,脾胃不和者。

(4)生石膏、生地黄、知母各 30 克,鲜芦根 60 克。每日 1 剂,水煎分 2 次服。适用于热邪内结,津液耗伤者。

【预防调护】

(1)发现患者后应及时按规定报告,并按肠道传染病管理常规隔离患者。隔离期自发现日起至临床症状完全消失,体温下降正常 15 日后,经 3 次(隔日 1 次)粪便培养阴性为止。对此期内患者的排泄物及用具应实施随时消毒。

(2)患者周围的接触者,要医学观察 23 日,注意查找或发现带菌者,并及时给予治疗。

(3)加强卫生宣传教育,养成良好的卫生习惯,提高自我防病能力。

(4)切实搞好"三管一灭"(管水、管粪、管饮食卫生,消灭苍蝇)。

(5)疫情多发地区的人群和环卫、饮食等行业从业人员,可施行伤寒菌苗预防接种。

(6)患者应卧床休息,供给足够营养,发热期以半流质或流质饮食。病程至第二周后期则以易消化无渣饮食供给,忌用易产气饮食。注意病情观察,做好皮肤和口腔护理,防止压疮发生和其他继发感染。发热时可施以物理降温,不宜用大量退热药。毒血症严重时,可用少量糖皮质激素,但有臌胀者慎用。注意妥善处理便秘和腹泻症状,一般应禁用泻药。

第四节　肝热病怎样辨脉诊治

肝热病是指因湿热疫毒之邪侵及中焦,郁蒸肝胆,肝失疏泄,脾失健运所致,以腹胀纳差,恶心厌油,右胁疼痛,肝大,或有黄疸为主要表现的疫病类疾病。该病症相当于西医的急性病毒性肝炎。本病发病前常有肝热病患者接触史,或近半年内接受过输血、注射史,或食用被湿热疫毒污染之饮食物。持续数日后出现无其他原因可解释的纳差,厌油,脘痞腹胀,恶心欲呕,右胁疼痛等症状。可有身黄、目黄、尿黄,肝大,肝区有压痛或叩击痛等症状和体征。其脉象多表现为弦、浮或弦、濡或滑、濡缓或弦滑、弦数或滑数等。

【脉象辨析】

1. 脉弦 多为肝郁气滞或肝胃不和所致。症见右胁胀满或胀痛,脘腹痞闷,精神抑郁,或烦躁易怒,嗳气口苦,善太息,或纳呆厌油,恶心欲呕,舌苔薄白。

2. 脉浮或弦 多为湿热兼表所致。症见黄疸初起,白睛微黄,脘腹痞闷,恶心纳呆,伴恶寒发热,头痛身重,舌苔薄腻。

3. 脉濡或滑 多为湿困脾胃所致。症见胁肋隐痛,脘腹痞满,恶心欲吐,胃纳不佳,口淡而不欲食,身重肢倦,大便溏泻,或身目发黄,色不甚鲜明,小便短少,舌质淡、苔白腻。

4. 脉濡缓或弦滑 多为湿重于热所致。症见身目发黄,色较鲜明,尿黄如茶,无发热,或身热不扬,头重身困,嗜卧乏力,胸脘痞闷,纳呆呕恶,厌食油腻,口黏不渴,便稀不爽,舌苔厚腻而微黄。

5. 脉弦数或滑数 多为热重于湿所致。症见初起白睛发黄,迅速全身俱黄,色泽鲜明,尿黄如同浓茶,口渴欲饮,心中懊憹,右胁胀痛而拒按,恶心呕吐,纳呆食少,大便秘结,小便黄少,舌质红、苔黄腻或黄糙。

【中医简易治疗】

(1)田基黄、茵陈各30克。每日1剂,水煎分2次服。适用于湿热黄疸。

(2)虎杖根、茵陈、板蓝根、蒲公英各30克,陈皮10克。每日1剂,水煎分2次服。适用于湿热黄疸。

(3)五味子适量,研成粉末,每次取3克,每日服2~3次,30日为1个疗程。适用于转氨酶持续升高,有效后逐渐减量。

(4)茵陈、白茅根、车前草各30克。水煎分2次服用,每日1剂。适用于黄疸,小便短赤者。

(5)生大黄20克,生甘草10克。每日1剂,水煎分2次服。适用于黄疸,口臭便秘者。

【自疗要点】

1. 中成药自疗

(1)肝气郁滞,肝胃不和型。症见胁痛,胀闷,胃脘不适,恶心纳少,腹胀乏力,嗳气口苦,舌苔薄,脉弦。治宜疏肝解郁,理气和胃。可选用舒肝丸、舒肝止痛丸、调胃舒肝丸、茵陈大枣糖浆、木香顺气丸等。

(2)肝胆湿热,蕴而发黄型,症见身目俱发黄,发热口渴,不多饮,头重身困,脘闷纳减,恶心欲呕,小便发黄,舌质红,苔白腻或黄腻,脉弦数或濡缓。治宜利湿、清热、退黄。可选用急肝退黄胶囊、龙胆泻肝丸、甘露消毒丹、苦胆丸、茵陈五苓丸、复方丹茵膏、柴茵肝炎颗粒、茵白肝炎颗粒、茵胆平胆胶囊、肝得乐、片仔癀、新癀片等。

2. 药食自疗

(1)肝气郁滞,肝胃不和型

①珍珠壳120克,煮汤,取汁煮鲫鱼熟,食鱼肉喝汤。

②泥鳅烘干,焙末,每次9克,每日3次,饭后食用。

③绿豆50克,大米10克,鲜猪肝100克。先煮绿豆,半熟时加入大米,将熟时加入切碎的猪肝,烂熟后食用。

④猪瘦肉、鸡骨草、栀子根各30克,鸡蛋2个,共煮熟后,食猪肉,吃鸡蛋。

(2)肝胆湿热,蕴而发黄型

①荸荠120克,煎汤,代茶饮。

②甘薯50克,黄花菜10克,煮汤后饮食。

③西瓜皮、赤小豆、白茅根各50克。每日1剂,水煎代茶饮。

④鸡骨草60克,大枣10枚,煎后饮汁;或取鸡骨草60克,田螺400克,同煮食用。

⑤茵陈40克,先煎去渣取汁,加粳米100克,煮粥,加白糖搅匀后食用,每日2～3次,7～10日为1个疗程;或取茵陈15克,红糖60克,煎汤,代茶饮。

3. 点穴自疗 将拇指置于阳池、巨阙、上脘、中脘、气海、关元、章门等穴,手法大都由轻至重,向右揉转180°,行间、足三里穴由轻至重向左揉转120°。如为消化不良,加承满、梁门穴,手法由轻至重,向左揉按120°。每次30分钟,15日为1个疗程。

4. 发疱自疗 取新鲜毛茛60克,洗净,加食盐4克,捣烂成泥后,敷于脐下或手臂部。约10小时后,局部起疱,将药渣取下,再用生理盐水将局部洗净,所起的疱用消毒针头轻轻挑破,用消毒纱布包扎即可。

【预防调护】

(1)发现患者应按规定及时报告,并隔离患者。

(2)甲型肝炎隔离期自发病日起不少于21日;乙型肝炎应按其临床表现适当延长隔离时间。乙型慢性肝炎患者,不能从事饮食、食品加工和从事幼教、保育等特殊工种的工作,并切实注意养成良好的个人卫生习惯。甲型肝炎病人粪便应严格消毒,对甲型肝炎的密切接触者应进行医学观察。

(3)加强卫生宣传和健康教育,增强自我防病能力。加强饮水、饮食和粪便卫生管理。大力消灭苍蝇。所有医疗器具应严格按规定方法消毒。

(4)推广甲型肝炎疫苗接种。甲型肝炎流行时,可以用茵陈15～30克,栀子、板蓝根各9克。水煎服,做预防性治疗。

(5)严格实施对新生儿进行乙型肝炎疫苗计划免疫,在条件许可地区可在学龄儿童中推广乙型肝炎疫苗接种,增强他们对乙型肝炎的抗病能力。

(6)急性肝炎应卧床休息,饮食以富含维生素的清淡易消化食物为主,少食多餐。慢性肝炎应增加蛋白质含量。重症肝炎应限制蛋白及脂肪摄入。

第五节 疟疾怎样辨脉诊治

疟疾是由于感受疟邪,邪正交争所致,以寒战壮热,头痛汗出,休作有时为特征的疫病类疾病。

该病症相当于西医的疟疾。本病好发于南方,夏秋季节多见,有疟区生活、疟疾发作或输血史。典型的发作过程为发病急骤,首先表现恶寒战栗,面色苍白,肢体厥冷,虽盖厚被而不觉温热;继则壮热,面色潮红,头痛,口渴,虽近冰水而不见凉;最后,全身大汗,体温骤然降至正常,顿感轻松舒适,常能安然而睡。整个过程通常持续5~8小时。多数疟疾患者间歇一日后,又出现类似症状发作,所以周期性及间歇性是本病临床表现的重要特点。其脉象多表现为弦数、弦迟、弦细或弦涩、沉细、洪或弦数等。

【脉象辨析】

1. 脉弦数 多为热炽气分所致。症见寒热休作有时,寒少热多,或但热不寒,汗出不畅,骨节烦痛,口渴引饮,头痛目赤,小便短黄,舌质红,苔黄。

2. 脉弦数 亦可为邪入少阳所致。症见寒战壮热,休作有时,先有恶寒,继则寒栗鼓颔,肢体酸痛,寒罢则内外皆热,头痛面赤,口渴引饮,终则遍体汗出,热退身凉,舌质淡红,苔薄白或薄黄。

3. 脉弦迟 多为寒湿阻滞所致。症见寒热定时而作,寒重热轻,头痛,汗出恶风,肢体疼痛,口不见渴,或渴喜热饮,胸膈痞闷,神疲体倦,舌质淡,苔白或白腻。

4. 脉弦细或弦涩 多为正虚邪恋所致。症见疟疾反复发作,日久不愈,遇劳则发,短气懒言,或夜热早凉,五心烦热,或胁下痞块,或胀或痛,舌质淡或有瘀斑、斑点,苔薄白或少苔。

5. 脉沉细 多为寒毒内闭所致。症见寒战较甚而热较微,胸闷呕吐,或神昏不语,面色苍白,四肢厥冷,舌质淡,苔白厚腻。

6. 脉洪或弦数 多为热毒内陷所致。症见寒战壮热,烦躁口渴,面红目赤,头痛呕吐,颈项强直,神昏谵语,或四肢抽搐,或皮肤黄染,小便短赤,舌质绛,苔焦黑。

【中医简易治疗】

1. 中药敷脐疗法 生甘草、生甘遂各10克。上药共研成极细末,于疟发前3小时左右,取药末0.5克,纳入脐内,用胶布固定,病愈后3日去药。适用于疟疾各证型。

2. 中药贴敷疗法 山大蒜、番薯叶各适量。共捣烂后,贴敷于寸口处,适用于疟疾各证型;或桃树叶10克,经捣烂后,于疟未发前,贴敷于寸口处15分钟,男左女右,适用于恶性疟疾。

3. 单方验方

(1)何首乌25克,甘草3克。上药水煎2小时,分3次于食前服用。适用于疟疾各证型。

(2)马鞭草60克,水煎分2次于疟发前2小时、4小时各服1次,疟止后连服3日。适用于疟疾各证型。

(3)鲜青蒿120克(或干品50克)。水煎15分钟,于疟发前3小时服下。适用于疟疾各证型。

(4)常山、槟榔、半夏、乌梅各9克。每日1剂,水煎分2次服,连服3日。适用于疟疾各证型。

(5)常山、草果、知母、浙贝母各10克。水煎,于发作前1小时服用,待疟止后再服1剂。适用于疟疾各证型。

【自疗要点】

(1)三棱针放血自疗:取75%乙醇于双手指尖十宣穴消毒后,采用消毒三棱针点刺十宣穴使之出血,再用消毒棉球擦去血迹;亦可用同样方法点刺委中穴放血,能起到使疟疾停止发作的作用。适用于病情初起的疟疾发作期。

(2)按摩自疗:患者平卧,施术者左手握住患者左手,右手拇指分别在患者拇指掌面第一节无名指末节螺纹向指根方向直推 100 次,在食指桡侧缘自虎口向指尖直推 100 次,再以拇指分别在患儿掌心、大鱼际顺时针方向按揉 100 次,最后施用清天河水、退六腑、揉天枢法治疗。适用于发热期。

(3)发疱自疗

①取鲜毛茛或独头蒜、野薄荷适量,捣烂,在发作前 2～3 小时外敷于内关或间使穴处,外用胶布固定,约 3 小时使之发疱。

②取斑蝥末、白芥子末各适量,置于胶布上,于疟疾发作前 3 小时贴在第三胸椎处,约 4 小时后将药渣取下,再用生理盐水或 75％乙醇棉球将局部洗净,再用消毒纱布包扎即可。

(4)贴脐自疗

①阿魏 15 克,捣成末后置于脐部,外用胶布固定;另取常山、乌梅各 10 克,全蝎 3 克,水煎分服,每日 1 剂。

②甘草、甘遂各等份,共研细末备用。用时,取药末 1 克,用棉花包裹呈球状,置于脐中,外用胶布固定,四周用胶布粘紧,勿使泄气,每次贴药 2 日。

(5)穴位敷药自疗

①取山胡椒 10 粒,捣碎,以针刺陶道穴,稍见血,用膏药贴敷。

②取桃叶 10 克,于疟疾发作前捣烂,敷于寸口处约 10 分钟。

③取巴豆霜、雄黄各等量,研细末,取绿豆大小药末置于胶布中心,于发作前 5 小时贴在耳郭外上方的乳突部,待 8 小时后撤去。

【预防调护】

(1)因地制宜地采用各种灭蚊措施,是消灭疟疾的重要环节。

(2)发现疟疾患者及时进行根治,对近 1 年内有疟疾史者及疟原虫者,应给予全程抗复发治疗。

(3)在疟疾流行区作业人员,采用预防服药,同时做好个人防护,以防感染。

(4)发作期卧床休息,高热时可采用物理降温。严重呕吐、腹泻者应补液。贫血严重者,给予铁剂及高营养饮食。

第九章 肺系病症辨脉诊病

第一节 咳嗽怎样辨脉诊治

咳嗽是由六淫外邪侵袭肺系,或脏腑功能失调,内伤及肺,肺气不清,失于宣肃而致成。临床以咳嗽、咳痰为主要表现的肺系疾病。可分为暴咳和久咳两种。该病症相当于西医的急性、慢性气管炎或支气管炎,上呼吸道感染,肺炎等以咳嗽为主症者。本病发病无年龄、季节限制,但以气候突变时多见,病情一般不超过1个月。外感咳嗽,起病急,可伴有寒热等表证;内伤咳嗽,每因外感而反复发作,病程较长,咳且伴喘息。其脉象多表现为浮或浮紧、浮数或浮滑、小数、濡滑、滑数、弦滑、细数等。

【脉象辨析】

1. 脉浮或浮紧 多为风寒袭肺所致。症见咽痒,咳嗽声重、气急、咳痰稀薄色白,常伴见鼻塞,流清涕,头痛,肢体酸楚,恶寒发热,无汗等表证,舌苔薄白。

2. 脉浮数或浮滑 多为风热犯肺所致。症见咳嗽频剧、气粗或咳声嘎哑、喉燥咽痛、咳痰不爽、痰黏稠或稠黄、咳时汗出,常伴鼻流黄涕,口渴,头痛,肢楚,恶风,身热等表证,舌苔薄黄。

3. 脉浮数或小数 多为风燥伤肺所致。症见喉痒干咳,连声作呛,咽喉干痛,唇鼻干燥,无痰或痰少而粘连成丝,不易咳出,或痰中带有血丝、口干、初起时或伴鼻塞,头痛,微寒,身热等表证,舌质红干而少津,苔薄白或薄黄。

4. 脉濡数 多为痰湿蕴肺所致。症见咳嗽反复发作、咳声重浊、胸闷气憋,尤以晨起咳甚,痰多,痰黏腻或稠厚成块,色白或带灰白色,痰出则憋减咳缓。

5. 脉滑数 多为痰热郁肺所致。症见咳嗽气息粗促,或喉中有痰声、痰多质黏厚或稠黄、咳吐不爽,或有热腥味,或吐血痰,胸胁胀满,咳时引痛,面赤,或有身热,口干而黏,意欲饮水,舌质红,苔薄黄腻。

6. 脉弦数 多为肝火犯肺所致。症见上气咳逆阵作、咳时面赤、咽干口苦、常感痰滞咽喉而咳之难出,量少质黏,或如絮条状,胸胁胀痛,咳时引痛;症状可随情绪波动而增减,舌质红或舌边红,苔薄黄而少津。

7. 脉细数 多为肺阴亏耗所致。症见干咳,咳声短促,或痰中带有血丝,低热不退,午后颧红,盗汗,口干,舌质红,少苔。

【中医简易治疗】

单方验方

(1)紫河车(健康产妇的胎盘)1具,研成粉末,每次取服3克,每日2次,长期服用。适用于肺脾两虚型咳嗽。

(2)千日红15克,虎耳草、四季青、平地木各12克。每日1剂,水煎分2次服。适用于痰湿化热型咳嗽。

(3)虎耳草15克,紫苏子、莱菔子各6克。每日1剂,水煎分2次服。适用于痰湿阻肺型咳嗽。

(4)虎杖根15克,枇杷叶10克,桔梗6克,芦根15~30克。每日1剂,水煎分2次服。适用于燥邪犯肺型咳嗽。

(5)紫苏叶、枇杷叶各10克,矮地茶15克。水煎分2次服,每日1剂。适用于风热型咳嗽。

【自疗要点】

1. 急性支气管炎

(1)本病具有发病快、病程短的特点,临床以实证居多。急性期治疗以疏散外邪、宣通肺气为主,不宜过早使用苦寒收涩镇咳药,以免闭门留邪。我们临床多以止咳散加减治疗,能收到满意疗效。其药物组成:桔梗、白前、紫菀、炙百部各9克,荆芥、陈皮各6克,甘草3克。证属风寒袭肺者,加防风、紫苏叶各9克,生姜3克;证属风热犯肺者,加桑叶、菊花、牛蒡子各9克,薄荷(后下)6克,芦根15克;热甚者,加黄芩9克,天花粉、芦根各15克,栀子9克;证属风燥伤肺者,加瓜蒌皮12克,贝母6克,天花粉、沙参各15克。

(2)感冒是引起急性支气管炎发生、复发和加重的重要因素,应极力避免。体虚易感冒者,可服用玉屏风散之类方药益气固表。吸烟对呼吸道是一种刺激,应当戒除。此外,还应大力改善环境卫生,积极消除烟尘和有毒废气的危害,加强劳动保护。

(3)本病预后良好,大多可在较短时间内治愈。

2. 慢性支气管炎 本病多在春夏及秋冬之交发病,具有反复发作的特点,临床以虚证或虚中夹实者居多。治疗多以调理脏腑为主,采用健脾、清肝、养肺、补肾等法。健脾可选用党参、白术、茯苓、半夏、陈皮、砂仁、生姜等;清肝可选用木蝴蝶、枇杷叶、蛤壳、青黛等;养肺可选用沙参、天冬、麦冬、玉竹等;补肾可选用淫羊藿、仙茅、补骨脂等。若咳而兼喘者,可加厚朴、杏仁、炙麻黄、射干等;若发热、痰黄稠者,可加大青叶、板蓝根、蒲公英、鱼腥草等;若唇舌黯淡,兼有血瘀征象者,可加当归、桃仁、丝瓜、地龙干等,每能取效。此外,可在药膳中使用核桃仁、枸杞子、芡实等,以补脾益肾、扶正补虚固本。

3. 肺炎

(1)肺炎是一种常见病、多发病,不分年龄、性别,均可罹患。本病由于感受风热病毒而起,故病势较急。临床多针对特异的病原和肺部炎症的病理变化来进行治疗。中药多选用清热解毒、抗菌消炎作用较强的药物,如金银花、连翘、鱼腥草、大青叶、板蓝根、芦根、苇茎等,可大量应用,每味药可用至50~90克。药量大,药液多,嘱患者多次频服,方能奏效。此外,穿心莲、虎杖、半枝莲、黄芩、白花蛇舌草等抗菌效果也较好,亦可配合使用,以缩短发热时间,促进炎症吸收。

(2)一般来说,肺炎若能及时、正确的治疗,大多预后良好;若出现热毒内陷、内闭外脱等变化时,则预后不良,应中西医结合进行抢救,以挽救生命。

【预防调护】

1. 急性支气管炎

(1)有上呼吸道感染病灶者应积极治疗,并防止反复发作。

(2)注意气候变化,防止受凉。

(3)加强锻炼,增强体质,提高抗病能力。

(4)治疗期间,饮食应清淡,忌食肥甘厚腻、辛辣刺激之物,少食虾、蟹等发物。

(5)发病期间,注意休息。

2. 慢性支气管炎

(1)预防感冒,可使用流感疫苗。

(2)消除致病因素,戒烟,保暖,注意通风,避免有害的刺激性气体,清除烟尘。

(3)注意饮食宜清淡,应富于营养,易消化,忌生冷、肥甘厚腻及辛辣食物。

(4)加强体育锻炼,注意环境及个人卫生。

3. 肺炎

(1)预防上呼吸道感染,积极治疗感冒及支气管炎。

(2)积极锻炼身体,提高机体抗病能力。

(3)防止受寒,避免过度疲劳,禁烟、戒酒,保持室内空气新鲜。

(4)患病期间应注意卧床休息,饮食宜清淡而富有营养,忌生冷、辛辣刺激性食物。

(5)高热时,可于前额放置冰袋或用乙醇擦浴。若出现气急或发绀、体温骤降、血压下降等,为发生感染性休克,应立即就医。

第二节 哮证怎样辨脉诊治

哮证是由于宿痰伏肺,每遇诱因或感邪而引触,以致痰阻气道,肺失肃降,气道挛急所致发作性的痰鸣气喘疾患。发作时喉中哮鸣有声,呼吸气促困难,甚则喘息不能平卧为主要临床表现。该病症相当于西医支气管哮喘、哮喘型支气管炎等。常因气候变化、饮食劳倦、情志失调等而诱发,其脉象多表现为浮紧、弦滑、滑数、脉弱、沉缓、细数、脉微欲绝等。

【脉象辨析】

1. 脉浮紧 多为风寒束肺所致。症见呼吸急促,喉中哮鸣有声,胸部紧闭,咳痰稀薄色白,兼有头痛、恶寒,或伴发热,口不渴,无汗,舌苔薄白而滑。

2. 脉浮紧或浮滑 多为寒饮停肺所致。症见呼吸急促,喉中哮鸣有声,胸膈满闷,咳嗽,痰少而咳痰不爽,或痰液清稀并有泡沫;面色黯中带青,口不见渴,或渴喜热饮,天冷或受寒易发,形寒怕冷,舌苔白滑。

3. 脉弦滑 多为痰气互结所致。症见呼吸急促,哮鸣有声,胸闷胁胀,咳嗽痰多,痰白黏腻或呈泡沫状,短气喘促,端坐而不得平卧,舌苔白滑。

4. 脉滑数 多为痰热壅肺所致。症见呼吸气促,喉中哮鸣有声,喘息气粗,胸部紧闷,痰多黏稠色黄;烦躁不安、身热有汗、渴喜冷饮,面红,咽干,便秘;舌质红,苔黄腻。

5. 脉弱或细软 多为肺脾气虚所致。症见平素食少脘痞,大便不实,腹泻便溏,自汗畏风,常易感冒,每因气候变化或饮食不当而诱发,气短声低,倦怠无力,咳痰清稀,舌质淡,苔薄白或薄腻。

6. 脉沉缓 多为脾肾阳虚所致。症见形寒肢冷,动辄喘甚,气短乏力,腰酸膝软,食少腹胀,尿频便溏,舌质淡胖,苔白。

7. 脉沉细数 多为肺肾阴虚所致。症见口咽干燥,痰少而黏,五心烦热,动则喘促,舌质红,苔少。

8. 脉微欲绝 多为哮喘发作过程中的阳脱所致。症见吐泻不止,神倦气短,面色青紫,汗出如油,四肢厥冷,呼吸微弱,舌质紫,苔白滑。

【中医简易治疗】

(1)地龙适量焙干,研细末装胶囊,每次3克,吞服,每日2次。适用于热哮。

(2)皂角刺15克,白芥子30克。或皂荚刺煎水,浸白芥子12小时,焙干,研细末,吞服,每次1克,每日3次。适用于发作时痰涌气逆。

(3)白僵蚕5条,细姜、姜汁各适量。白僵蚕浸姜汁后晒干,瓦上焙脆,和入细茶,共研细末,以温开水送服,每日1次。适用于喉中痰鸣。

(4)紫河车末60克,蛤蚧末45克,地龙末75克,五味子末24克。做成蜜丸或水丸,每次取服5克,每日2次。平时服用可治本,减少或至不发作。

【自疗要点】

(1)支气管哮喘是一种顽固难愈的疾病,病程较长,易反复发作,根深蒂固,难以速除。患者平素应注意调养正气,可坚持服用扶正固本为主的方药,部分患者可望获得以根治,即使未能根治,亦可望减少或减轻发作。发作期以祛邪为主,治宜宣肺、化痰、定喘。我们以苏子降气汤为主方,方中不用肉桂。偏热者,加葶苈子、桑白皮;热甚者,加栀子、黄芩;偏寒者,加白芥子、射干、麻黄;喘甚者,加杏仁、炙麻黄。

(2)还可用干地龙研末,每日服3~4克,有控制症状的作用,对预防本病季节性复发有效。

(3)参蛤散(人参、蛤蚧)对肾虚哮喘有效。

(4)缓解期用补肺、健脾、益肾之法,针对个人的不同情况,可选用玉屏风散、六君子汤、金匮肾气丸或七味都气丸等,作为平时保健常用方剂,经常服用。

【预防调护】

(1)积极防治呼吸道感染性疾病。

(2)加强体育锻炼,增强体质,避免接触诱因,坚持巩固治疗。

(3)饮食宜清淡,忌食辛辣、油腻厚味之品,戒烟、忌酒,慎食鱼、虾、蟹等易致过敏的发物。

(4)哮喘持续状态应尽早就医。

第三节 肺胀怎样辨脉诊治

肺胀是指多种慢性肺系疾患反复发作,迁延不愈,肺脾肾三脏虚损,从而导致肺管不利,肺气壅滞,气道不畅,胸膺胀满不能敛降所致。典型的临床表现是胸部膨满,胀闷如塞,喘咳上气,痰多及烦躁,心悸等症状,以喘、咳、痰、胀为特征。该病症相当于西医的慢性阻塞性肺气肿。本病病程缠绵,时轻时重,日久可见面色晦暗,唇甲发绀,脘腹胀满,肢体水肿,甚或喘脱等危重症候。病重可并发神昏、动风或出血等症状。发病年龄多为老年人,常因外感而诱发,其中以寒邪为主,其次过劳、暴怒、炎热也可诱发。其脉象多表现为浮紧、滑数、弦滑、细滑数、沉细无力,或有结代、脉沉虚数或结代等。

【脉象辨析】

1. 脉弦滑 多为痰瘀阻肺所致。症见咳嗽痰多,色白或呈泡沫状,喉间痰鸣,喘息不能平卧,胸部膨满,憋闷如塞,面色灰白而黯,唇甲发绀,舌质暗或暗紫,舌下脉络增粗,苔腻或浊腻。

2. 脉滑数 多为痰热郁肺所致。症见咳逆喘息气粗,胸满烦躁,目睛胀突,痰黄或白,黏稠难咳,或发热微见恶寒,溲黄便干,口渴欲饮,舌质暗红、苔黄或黄腻。

3. 脉浮紧　多为外寒内饮所致。症见咳逆喘满不得平卧,气短气急,咳痰白稀,呈泡沫状,胸部膨满,口干而不欲饮,周身酸楚、恶寒,面色青暗,舌体胖大,舌质暗淡,苔白滑。

4. 脉沉细无力,或有结代　多为肺肾气虚所致。症见呼吸浅短难续,咳声低怯,胸满短气,甚则张口抬肩,倚息不能平卧,咳嗽,痰白如沫,咳吐不利,心慌不安,形寒汗出,面色晦暗,舌质淡或暗紫,苔白润。

5. 脉细滑数　多为痰蒙神窍所致。症见意识蒙眬,谵妄,烦躁不安,撮空理线,表情淡漠,嗜睡,昏迷,或肢体瞤动,抽搐,咳逆喘促,或伴痰鸣,舌质暗红或淡紫或紫绛,苔白腻或淡黄腻。

6. 脉沉虚数或结代　多为阳虚水泛所致。症见面及下肢水肿,甚则一身悉肿,腹部胀满有水,尿少,心悸,咳喘不能平卧,咳痰清稀,畏冷,面唇青紫,舌胖质暗,苔白滑。

【中医简易治疗】

(1)紫河车(健康产妇胎盘)1具,焙干,研末,装入空心胶囊之中,每次口服6克,每日3次。可长期服用。

(2)麻黄6克,五味子3克,甘草6克。每日1剂,水煎分2次服。适用于各证型咳喘。

(3)百合30克,诃子肉10克,甘草15克,每日1剂,水煎服。适用于胸腹胀满。

(4)苍术10克,麻黄5克,莱菔子30克,桔梗10克。每日1剂,水煎服。适用于胸腹胀满。

(5)炙麻黄、麻黄根各4.5克,桃仁、杏仁、白果仁、郁李仁各9克。每日1剂,水煎分2次服。适用于实证。

【自疗要点】　请参阅"咳嗽""喘证"。

【预防调护】

(1)饮食宜清淡而富于营养,忌食辛辣炙煿厚味、鱼腥之品,忌烟、戒酒。

（2）积极开展医疗体育，锻炼身体，增强体质，提高抗病能力。

（3）注意天气变化，增减衣服，防止着凉感冒。

（4）工作、生活劳逸结合，注意休息，做到不疲劳过度。

（5）合理安排作息时间，保证睡眠充足。

（6）病情严重者，可配合中西药物及多种特色疗法做综合性治疗。

第四节　肺痈怎样辨脉诊治

肺痈是指因热毒瘀结于肺内，以致肺叶生疮，血败肉腐，而形成脓疡，临床以发热、咳嗽、胸痛、咳吐腥臭浊痰，甚则脓血相兼为主要表现的内脏痈病类疾病。该病症相当于西医的肺脓肿。因感受外邪或痰热素盛，蒸灼肺脏，以致热壅血瘀、蕴酿成痈。在病理演变过程中，初期因风热之邪侵入卫表，内郁于肺，或内外合邪，肺卫同病，蓄热内蒸，热伤肺气，肺失清肃，出现恶寒、发热、咳嗽等肺卫表证。成痈期为邪热壅肺，蒸液成痰，气分热毒浸淫及血，热伤血脉，血之凝滞，热壅血瘀，蕴酿成痈，表现为高热、畏寒、咳嗽、气急、胸痛等痰瘀热毒蕴肺的症候。溃疡期为痰热与瘀血壅阻肺络，肉腐血败化脓，肺损络伤，脓疡溃破，排出大量腥臭脓痰或脓血痰。恢复期为脓疡内溃外泄之后，邪毒渐尽，病情趋向好转，但因肺体损伤，故可见邪去正虚，阴伤气耗的病理过程，继则正气渐复，痈疡渐致愈合；若溃后脓毒不尽，邪恋正虚，每致迁延反复，日久不愈，病势时轻时重，而转为慢性。其脉象多表现为浮数而滑、滑数、滑数或数实、细或细数无力。

【脉象辨析】

1. 脉浮数而滑　多为初期风热犯肺所致。症见发热微恶寒，咳嗽，咳黏液痰或黏液脓性痰，痰量由少渐多，咳时尤甚，呼吸不利,口干鼻燥,舌苔薄黄或薄白。

2. 脉滑数 多为成痈期痰热蕴肺所致。症见身热较甚,时时振寒,继则壮热不寒,汗出烦躁,咳嗽气急,胸满作痛,转侧不利,咳吐浊痰呈黄绿色,自觉喉间有腥臭味,口干咽燥,舌质红,苔黄腻。

3. 脉滑数或数实 多为溃脓期脓毒蕴积所致。症见咳吐大量脓血痰,或如米粥汤,腥臭异常,有时咯血,胸中烦满而痛,甚则气喘不能平卧,身热面赤,烦渴喜饮,舌质红、苔黄腻。

4. 脉细或细数无力 多为恢复期正虚邪恋所致。症见身热渐退,咳嗽减轻,咯吐脓血逐渐减少,臭味亦减,痰液转为清稀,精神逐渐振作,食欲转好,或见胸胁隐痛,气短,自汗盗汗,心烦,口干咽燥,面色不华,形瘦神疲,舌质红或淡红,苔薄。

【中医简易治疗】

(1)鲜薏苡仁适量,捣汁,炖熟服用,每次30～50毫升,每日3次。适用于肺痈期及溃脓期。

(2)鱼腥草、蒲公英各30克。每日1剂,水煎分2次服用。适用于肺痈期及溃脓期。

(3)白及120克,浙贝母、百合各30克。共研细末,早晚各服6克。适用于恢复期。

(4)鱼腥草30克,桔梗15克,黄连6克,黄芩15克,金银花30克,甘草4克,桃仁10克,生薏苡仁15克,冬瓜仁30克,象贝母10克。每日1剂,水煎分2次服。便秘者,加生大黄10克;胸痛甚者,加丝瓜络、广郁金;咯血者,加黛蛤散、侧柏叶;如有汗多、气促、脉细、神疲等正虚现象者,加黄芪、党参。具有清热解毒,祛痰排脓的功效。适用于肺痈或脓溃破期。

【自疗要点】 请参阅"肺炎"。

【预防调护】

(1)急性期宜卧床休息,供给高热量易消化饮食,居室保持空气通畅,呼吸困难、发绀者应予吸氧。

(2) 脓痰多者，应做体位引流或支气管镜引流。

(3) 对经药物治疗 3 个月后，脓腔仍持续存在，且部位较局限者，应考虑去医院手术治疗。

第五节　肺痨怎样辨脉诊治

肺痨是指由于正气虚弱、感染痨虫、侵蚀肺脏所致的，以咳嗽、咯血、潮热、盗汗及身体逐渐消瘦等症状为主要表现，具有传染性的慢性消耗性疾病。该病症相当于西医的肺结核。据 1985 年全国性结核病流行病学抽样调查，本病患病率为 550/10 万，平均死亡率在 30/10 万左右，是肺病中的常见病。其脉象多表现为脉细或兼数、细数、细弱而数、脉微细而数，或虚大无力、脉涩等。

【脉象辨析】

1. 脉细数　多为阴虚火旺所致。症见呛咳气急，痰少质黏，或吐黄稠痰，量多，时时咯血，血色鲜红，午后潮热，骨蒸，五心烦热，颧红，盗汗量多，口渴心烦，失眠，性情急躁易怒，或胸胁掣痛，男人可见遗精，妇女月经不调、形体日渐消瘦，舌红而干、苔薄黄或剥脱。

2. 脉细或兼数　多为肺阴亏虚所致。症见干咳、咳声短促，或咳吐少量黏痰，或痰中带血丝血点、色鲜红，胸部隐隐闷痛，午后手足心热，皮肤干灼，口干咽燥，或有轻微盗汗，舌边尖红、苔薄。

3. 脉微细而数，或虚大无力　多为阴阳两虚所致。症见咳逆喘息少气，咳痰色白，或夹血丝，血色暗淡，潮热，自汗、盗汗，声嘶或失声，面浮肢肿，心慌，肢冷，或见五更泄泻，口舌糜烂、大肉尽脱，男性滑精、阳痿，女性经少、经闭，舌质光淡隐紫，少津。

4. 脉细弱而数　多为气阴耗伤所致。症见咳嗽无力，气短声低，咳痰清稀色白，偶或夹血或咯血，血色淡红，午后潮热，伴有畏风，怕冷，自汗与盗汗并见，纳少神疲，大便溏薄，面白无华，两颧发红,舌质光淡,边有齿痕,苔薄。

5. 脉涩 多为瘀阻肺络所致。症见咳嗽、咯血不止,血色暗而有块,胸痛如刺,午后或夜间发热,肌肤甲错,面色黧黑,身体消瘦,舌暗或有瘀点、瘀斑。

【中医简易治疗】

1. 中药雾化吸入疗法 大蒜30~35克,经捣烂后,放入雾化器内,行雾化吸入,每次30~60分钟,每周2次,3个月为1个疗程。适用于肺结核各证型。

2. 单方验方

(1)百部、白及、三七各等量。共研细末,每次取服1~5克,每日3次。适用于肺结核咳嗽、咯血。

(2)白及、百部、牡蛎、炮穿山甲(代)各等份。共研细末,如在病灶活动期,百部量加倍,每次取服3~5克,每日2~3次。适用于肺结核各证型。

(3)天龙(壁虎)适量,烘干,研末,装入空心胶囊内,每次吞服3粒,每日3次。适用于肺门淋巴结核及胸膜、腰椎结核。

(4)百部30克,十大功劳叶、夏枯草、猫爪草各15克,怀山药30克,黄精、百合各15克。每日1剂,水煎分2次服。具有清热润肺,止咳杀虫的功效。适用于浸润型肺结核。低热者,加银柴胡、青蒿、白薇各15克;盗汗者,加糯豆衣15克,浮小麦30克,知母10克;纳呆者,加鸡内金10克,白豆蔻仁6克,炒麦芽15~30克;胸痛者,加瓜蒌皮、郁金各15克;慢性纤维空洞型肺结核,可加生黄芪、棉花根、羊乳、党参、白及各30克,酥鳖甲15克,田三七6克。

【自疗要点】

1. 中成药自疗 可分以下3型进行。

(1)阴虚肺热型:症见午后潮热,手足心热,夜间盗汗,两颧发热,唇红咽干,形体消瘦,干咳无痰,或痰少不易咳出,或痰中带血丝,舌苔薄,边尖红,脉细数。治宜滋阴、清热、润肺。可选用贝母二冬膏、保肺散、贝母秋梨膏、百花膏、羊胆丸、罗汉果玉竹颗粒、复方抗结核片等。

(2)肺肾阴虚型:症见潮热盗汗,腰脊酸软,头晕耳鸣,心烦失眠,五心烦热,颧红体瘦,咳呛气急,痰少质黏,或咯血,血色红,量多,或伴胸痛,舌红少苔或光剥,脉细数无力。治宜补益肺肾,滋阴降火。可选用玉露保肺丸、金贞麦味地黄丸、补金片、养阴清肺膏、养阴脉安片、麦味地黄丸等。

(3)气阴两虚型:症见午后潮热颧红,热势不高,恶风畏冷,自汗盗汗,食少,神疲气短,咳嗽无力,痰稀白量多,偶带淡红色,舌质淡、舌边有齿痕,苔薄白,脉细数无力。治宜益气养阴,培元固本。可选用润肺止嗽丸、人参固本丸、天麻王浆、百部丸、人参滋补膏、万年春蜂王浆、雪蛤银耳胶丸等。

2. 药食自疗

(1)阴虚肺热型

①雪耳 12 克,冰糖适量。雪耳用冷水泡发后,加冷开水与冰糖隔水炖 2~3 小时,食用。

②百合 100 克,蜂蜜 35 克,白糖 50 克,糖桂花少许。百合、蜂蜜、白糖共置于大砂锅内,加清水煮沸后,加盖以小火炖 15 分钟,放糖桂花少许,晾凉食用。

③百合 100 克,白糖适量。百合煎汤加白糖,随意食用。

④燕窝 6 克,银耳 9 克,冰糖适量。燕窝、银耳用热水泡发,加冰糖隔水炖熟,晚间食用,连食 15 日。

(2)肺肾阴虚型

①冬虫夏草、麦冬、沙参各 9 克,猪瘦肉 100 克。共炖汤食用,每日 1 次,连食 10~15 日。

②韭菜 250 克,蛤蜊肉 250 克,调味品适量。韭菜切段,蛤蜊肉切片,加入调味品,用大火烧沸,再以小火炖至蛤蜊肉熟,食用。

(3) 气阴两虚型

①羊髓 100 克,生地黄 30 克,羊油 20 克,白蜜 30 克,葱、姜各少许。生地黄用小火炖熟,加羊油、白蜜及葱、姜,煮至汤沸,每日分 2~3 次食,连食 15 日。

②鳖肉 250 克,百部 15 克,地骨皮 15 克,生地黄 20 克,北黄芪 15 克。上述水煎后,去除药渣,食肉,喝汤,每日 1 次,连食 7~10 日。

③生大蒜剥皮后嚼食,每次 4~5 瓣,每日 6~7 次。

④白莲藕适量,人乳、白蜂蜜各 120 克。白莲藕捣烂取汁 500 毫升,加入人乳、白蜜,搅匀蒸片刻,早晚各饮 1 盅。忌饮茶水,渴时用藕煎汁饮用,对咯血者疗效颇佳。

3. 艾灸自疗 取膏肓、足三里、三阴交穴,以膏肓穴为主穴。切姜片 0.3 厘米厚,置于膏肓穴,用艾条点燃,隔姜片灸膏肓穴,并直接用艾条温和灸足三里、三阴交穴,每次 5~10 分钟,每日 1 次,10 日为 1 个疗程。

4. 耳穴自疗 取肺、脾、肾、屏间、神门穴,可采用毫针刺穴或配合电针、耳穴压豆法等,均有一定的疗效。

5. 拔罐自疗 取中府、肺俞、结核穴、足三里、三阴交穴,每次留罐 15 分钟,每日 1 次,12 次为 1 个疗程。

【预防调护】

(1)注意防寒保暖,随其天气变化添减衣服。

(2)注意适当休息,做到劳逸结合,不要过度疲劳。

(3)合理搭配膳食,饮食宜富于营养而易于消化,忌烟、戒酒。

(4)活动期宜卧床休息,保持室内空气新鲜,冬日常到屋外多晒阳光。

(5)恢复期及病愈后,积极开展适当的体育活动,如散步或慢跑,或练养生功。

(6)如若配合应用抗结核的西药,则可提高疗效,缩短疗程,加速治愈。

第六节　肺癌怎样辨脉诊治

肺癌是由于正气虚弱,邪毒外侵,痰浊内聚,气滞血瘀,阻结于肺,肺失肃降所致。临床以咳嗽、咯血、胸痛、发热、气急为主要表现的恶性疾病。该病症相当于西医的原发性支气管肺癌。其发病年龄多在40岁以上,男女之比为5∶1,常有长期吸烟、毒气刺激、慢性肺脏疾病等诱因,个别患者有明显家族遗传史。其病理变化,虚证以阴虚、气阴两虚为多见,实则不外乎气滞、血瘀、痰凝、毒聚等。其脉象多表现为细弦或细涩、弦滑、细数或数大、细弱、细数等。

【脉象辨析】

1. 脉细弦或细涩　多为气滞血瘀所致。症见咳嗽不畅,胸闷气憋,胸痛有定处,如锥如刺,或痰血暗红,口唇紫暗,舌质暗或有瘀点、瘀斑,苔薄。

2. 脉弦滑　多为痰湿蕴肺所致。症见咳嗽,咳痰,气憋,痰质黏稠,痰白或黄白相间,胸闷胸痛,纳呆,大便溏薄,神疲乏力,舌质暗、苔白黄腻或黄厚或黄厚腻等。

3. 脉细数或数大　多为阴虚毒热所致。症见咳嗽无痰或少痰,或痰中带血,甚则咯血不止,胸痛不已,心烦少寐,低热盗汗,或热势壮盛,久而不退,口渴口干,大便干结,舌质红,苔薄黄。

4. 脉细弱　多为气阴两虚所致。症见咳嗽痰少,或痰稀而黏,咳声低弱,气短喘促,神疲乏力,面白无华,形瘦恶风,自汗盗汗,口干少饮,舌质红或淡薄。

5. 脉细数　多为肺肾阴虚所致。症见咳呛气急,咳嗽少痰或无痰,或痰少而黏,或痰黄稠难咳,或痰中带血,心烦寐差,腰膝酸软,潮热盗汗,咽干口燥,形体消瘦,大便秘结,小便黄赤,舌质红而干、苔少或光剥无苔。

【中医简易治疗】

(1)半枝莲30克,白七叶一枝花20克,白花蛇舌草30克。每日1剂,水煎分2次服。适用于肺癌各证型。

(2)蟾蜍胆每次5只,每日2次,连服2个月。适用于肺癌各证型。

(3)半枝莲50克,蜈蚣、全蝎各20克,马钱子1克。上药加水3000毫升,煎煮2小时,每次服用50毫升,每日4次。适用于肺癌体实者。

(4)百合、熟地黄、生地黄、玄参、当归、麦冬、白芍各10克,南沙参、北沙参、桑白皮各15克,黄芩10克,臭牡丹、白七叶一枝花、白花蛇舌草各30克。每日1剂,水煎分2次服。具有养阴润肺,扶正抗癌的功效。适用于中、晚期原发性支气管肺鳞癌。气短乏力者,加黄芪、党参各10克;胸痛、舌质紫暗有瘀斑者,加红花、川芎各10克,桃仁6克;瘀血者,加蒲黄炭、藕炭各5克,仙鹤草15克;胸水者,加葶苈子10克,芫花3克;痰多者,加生天南星、生半夏(均先煎30分钟)各10克;低热者,加银柴胡15克,地骨皮10克;高热者,加生石膏30克。

(5)鱼腥草、仙鹤草、猫爪草、白七叶一枝花、山海螺各30克,天冬20克,葶苈子12克,生半夏15克,浙贝母9克。每日1剂,水煎分2次服。具有清肺除痰,解毒散结的功效。适用于肺癌。肺郁痰结者,合异功散或六君子汤加减;肺虚痰热者,合泻白散、百合固金汤加减;痰毒瘀滞者,合千金苇茎汤加减;气阴两虚者,合生脉散去党参,用西洋参加减;咳嗽气促,酌加飞天蠄蟧、白果仁、海蛤壳、桔梗、百部、北杏仁、马兜铃;咯血者,酌加侧柏叶、白及、诃子、墨旱莲;胸痛剧者,加熊胆、田三七、郁金、延胡索、枳壳;高热不退者,酌加羚羊角(代)、生石膏、板蓝根、牡丹皮。

【预防调护】

(1)加强医疗体育锻炼,增强机体抗病能力。

(2)避免致癌因素的长期刺激,如戒烟。如因工作需要,要做好个人防护工作。

(3)平素宜心情开朗、起居有时,保持室内空气清新。

(4)对40岁以上肺部感染的患者,经过2周治疗不能改善的,要进一步检查,以早期发现、早期诊断与早期治疗。

(5)对手术后或放、化疗的患者,要给予中药调理,包括饮食治疗。

(6)对肺癌患者要调整好心理状况,提高生活质量及治疗效果。

下篇 辨脉诊病

第十章 脾胃病症辨脉诊病

第一节 胃痛怎样辨脉诊治

胃痛又称"胃脘痛",是由于外感邪气、内伤饮食情志、脏腑功能失调等,导致气机郁滞,胃失所养,以上腹胃脘部近歧骨处疼痛为主的病症。该病症相当于西医的急性胃炎、慢性胃炎、消化性溃疡、胃痉挛、胃下垂、胃黏膜脱垂症、胃神经官能症等疾病。该病起病或急或缓,常有反复发作的病史,以胃脘部疼痛为主要症状,并同时兼见泛恶、脘闷、嗳气、痞闷、食欲不佳、恶心呕吐、吞酸嘈杂等症状。胃痛初期,病变脏腑单一,久则相互影响,由实转虚,虚实错杂,迁延不愈。临床上寒邪、食停、气滞、热郁、血瘀、湿阻多属实证;脾胃虚寒、胃阴亏虚等多为虚证。且各证型之间,可合并出现,并可相互转化,可由实转虚,可因虚致实,可虚实夹杂,可由寒化热,寒热错杂;亦可因气滞而血瘀;亦可由瘀血阻遏气机而气滞。其脉象多表现为弦、滑、涩、弦紧、弦数、滑数、细数、虚弱等。

【脉象辨析】

1. 脉弦 多为肝气犯胃所致。症见胃脘胀满,攻撑作痛,脘痛连胁,胸闷嗳气,喜长叹息,大便不畅,得嗳气、矢气则舒,遇烦恼郁怒则痛或痛甚,舌质淡,苔薄白。

2. 脉滑 多为饮食停滞所致。症见胃脘疼痛,胀满拒按,嗳腐吞酸或呕吐不消化食物,其味腐臭,吐后痛减,不思饮食,大便不爽,得矢气及大便后稍舒,苔厚腻。

3. 脉弦紧 多为寒邪客胃所致。症见胃痛暴作,恶寒喜暖,得温痛减,遇寒加重,口淡不渴,或喜热饮,舌质淡红或红,苔薄白。

4. 脉弦数 多为肝胃郁热所致。症见胃脘灼痛,痛势急迫,心烦易怒,反酸嘈杂,口干口苦,舌质红,苔黄。

5. 脉滑数 多为湿热中阻所致。症见胃脘疼痛,嘈杂灼热,口干口苦,渴不欲饮,头重如裹,身重肢倦,纳呆恶心,小便色黄,大便不畅,舌质淡红、苔黄腻。

6. 脉弦而涩 多为瘀血停滞所致。症见胃脘疼痛,如针刺、似刀割,痛有定处,按之痛甚,痛时持久,食后加剧,入夜尤甚,或见吐血、黑粪,舌质紫暗或有瘀斑。

7. 脉细数 多为胃阴亏虚所致。症见胃脘隐隐灼痛,似饥而不欲食,口燥咽干,五心烦热,消瘦乏力,口渴思饮,大便干结,舌红少津。

8. 脉虚弱 多为脾胃虚寒所致。症见胃痛隐隐,绵绵不休,喜温喜按,空腹痛甚,得食则缓,劳累或受凉后发作或加重,泛吐清水,神疲纳呆,四肢倦怠,手足不温,大便溏薄,舌质淡、苔白。

【中医简易治疗】

(1)瓦楞子、甘草、炒白术各20克,延胡索15克。上药共研细末,每次3克,每日3次,饭前30分钟用温开水送服。适用于胃脘疼痛。

(2)延胡索、高良姜、厚朴各10克,当归6克,肉桂3克。每日1剂,水煎分2次服。适用于寒凝气滞,心腹绞痛,脉紧涩者。

(3)延胡索30克,炙甘草25克。每日1剂,水煎分2次服。适用于胃脘疼痛。

(4)甘松、香附各60克。上药共研细末,每次6克,以白开水送下。适用于胃神经痉挛作痛,愤怒易发者。

(5)锦鸡儿30克,枳实10克,徐长卿15克,甘草9克。每日1剂,水煎分2次服。适用于各种证型的胃痛。

【自疗要点】

1. 急性胃肠炎

(1)本病是临床常见病症,多于夏日饮食不慎,或受凉饮冷后发病,具有发病急、病程短的特点,若治疗及时,则预后良好。

(2)中药藿香正气水是治疗寒湿型急性胃肠炎的代表方,尚有丸剂、软胶囊、散剂等不同剂型,均可选用。

(3)对于受寒明显、呕吐清水频频、畏寒重、腹中冷痛者,可取生姜4~5片,熬少量汤水,调红糖温热服用,并辅以清凉油或风油精涂擦脐周,起效迅速,疗效令人满意。

(4)对于饮食过度、食滞胃肠者,可适当予以禁食;对于呕吐、腹泻过度,伤阴耗气造成口干、尿少、皮肤干燥,甚至皱缩的,应及时予以补液治疗,以防亡阴亡阳之变。

2. 胃、十二指肠溃疡

(1)本病因长期饮食不节、劳倦内伤而导致脾胃虚弱、气血失调所致。临床以中、青年发病者居多,男性多见。病位虽在胃部,但与肝、脾关系密切。脾胃虚寒是临床较为常见的证型。常用黄芪建中汤治疗,选用黄芪、饴糖、桂枝、白芍、甘草、大枣、生姜等。若呕吐清水较多,可加陈皮、半夏、茯苓;若吐酸水较多,去饴糖,加吴茱萸、黄连;若胃痛而寒,加高良姜、香附。

(2)痛止后,可服用一段时间六君丸或香砂六君丸,以温健脾胃,巩固疗效。

(3)内服汤药时,虚寒性胃痛者,宜温服,并宜在疼痛发作前服药;胃阴不足,虚热胃痛者,则宜稍凉后服。

(4)如患者呕吐,可在服药前用生姜擦舌面,汤药宜多次分服。有的丸药质地较硬,则须用温开水化服。

【预防调护】

(1)保持乐观情绪,不可忧思愁虑。

(2)饮食要软烂,不可过硬难于消化。

(3)保持良好生活习惯,进食要有规律,细嚼慢咽,避免辛辣、炙煿、厚腻之品及刺激性食物,禁忌烟、酒、浓茶、咖啡等。

(4)切忌暴饮暴食,过饥过饱。

(5)注意适当休息,做到劳逸结合,不过于疲劳。

第二节　腹痛怎样辨脉诊治

腹痛是指胃脘以下、耻骨毛际以上的部位发生疼痛为主要表现的病症,多由脏腑气机不利,经脉失养所致。该病症可见于西医中的急性胰腺炎、慢性胰腺炎、胃肠痉挛、不完全性肠梗阻、结核性腹膜炎、腹型过敏性紫癜、肠道激惹综合征、消化不良性腹痛、输尿管结石等疾病。其发作常与饮食、情志、受凉、劳累等诱因有关,疼痛性质可表现为隐痛、胀痛、冷痛、灼痛、绞痛、刺痛等多种,起病或缓或急,多伴有饮食、大便失常,但外无胀大之形,触之腹壁柔软,可有压之痛剧,但无反跳痛,其痛可呈持续性,亦可时缓时急,或常反复发作。其脉象多表现为沉紧、滑数、沉细、滑、弦、细涩等。

【脉象辨析】

1. 脉沉紧　多为寒邪内阻所致。症见腹痛急起,剧烈拘急,得温痛减,遇寒尤甚,恶寒身踡,手足不温,口淡不渴,小便清长,大便正常,舌质淡,苔白腻。

2. 脉滑数　多为湿热壅滞所致。症见腹部胀痛,痞满拒按,胸闷不舒,烦渴引饮,大便秘结,或溏滞不爽,身热自汗,小便短赤,舌质淡或淡红,苔黄燥或黄腻。

3. 脉沉细　多为中虚脏寒所致。症见腹痛绵绵,时作时止,喜热恶冷,痛时喜按,于饥饿劳累后加重,得食休息后减轻,神疲乏力,气短懒言,形寒肢冷,胃纳不佳,面色无华,大便溏薄,舌质淡,苔薄白。

4. 脉弦　多为气机郁滞所致。症见脘腹疼痛,胀满不舒,攻窜两胁,痛引少腹,时骤时散,得暖矢气则舒,遇忧思恼怒则剧,舌质淡,苔薄白。

5. 脉滑　多为饮食停滞所致。症见脘腹胀满,疼痛拒按,嗳腐吞酸,畏食,痛而欲泻,泻后痛减,粪便奇臭,或大便秘结,舌苔厚腻。

6. 脉细涩 多为瘀血阻滞所致。症见少腹疼痛,痛势较剧,痛如针刺,甚则尿血有块,经久不愈,舌质紫暗。

【中医简易治疗】

1. 单方验方

(1)大黄(后下)12克,肉桂、干姜各10克。2日1剂,水煎分2次温服。适用于寒积里实而致的腹痛。

(2)小茴香30克,陈皮、白豆蔻仁各15克。小茴香盐炒后,3味药混合研细末,瓶装待用。每次3克,以温开水冲服,每日2～3次。适用于腹胀、脘满、呕吐、纳差等。

(3)九制香附、山楂肉各15克。香附、山楂肉研细末,口服。适用于饭后腹痛。

2. 中药敷脐疗法 鲜生姜如枣大小,高良姜1.5克,食盐500克。前2味药共捣烂,放在口内含热,并置于脐部,再用炒盐布包煨熨脐部,凉时再换,不痛为止。适用于小儿腹痛。

【自疗要点】

(1)腹痛的治疗需分清急证与缓证,内科病症与外科手术病症、妇科病症,在治疗前要先结合检查排除急腹症。

(2)治疗腹痛当在辨清病因之前,勿急于止痛,以免延误病情。

(3)对于腹痛久治不愈者当考虑其他病因,予以进一步检查。

【预防调护】

(1)注意饮食卫生,预防肠道感染。

(2)宜食易消化而富有营养的食物,忌食辛冷、甘肥、刺激之物,戒烟酒。

(3)保持心情舒畅,起居有常。

(4)避免劳累过度,增强体质,对预防本病的发作也可起到一定的作用。

第三节 痞满怎样辨脉诊治

痞满是由外邪内陷,饮食不化,情志失调,脾胃虚弱导致中焦气机不利,或虚气留滞,升降失常而形成的胸腹间痞闷满胀不舒的一种自觉症状,以心下痞塞,满闷不舒,触之无形,按之柔软,压之无痛,外无胀大之形为临床特点的病症。该病症相当于西医的慢性胃炎、胃神经官能症、胃下垂、消化不良等病症,常与饮食、情志、起居等诱因有关。一般起病缓慢,时轻时重,呈反复发作的慢性过程。其脉象多表现为滑数、弦滑、沉滑、脉弦、沉弱等。

【脉象辨析】

1. 脉滑数 多为邪热内陷所致。症见胃脘痞满,灼热急迫,按之满甚,心中烦热,咽干口燥,渴喜饮冷,身热汗出,大便干结,小便短赤,舌质红,苔黄。

2. 脉弦滑 多为饮食停滞所致。症见脘腹满闷,痞塞不舒,按之尤甚,嗳腐吞酸,恶心呕吐,畏食,大便不调,舌质淡,苔厚腻。

3. 脉沉滑 多为痰湿内阻所致。症见脘腹痞满,闷塞不舒,胸膈满闷,头晕目眩,头重如裹,身重肢倦,咳嗽痰多,恶心呕吐,不思饮食,口淡不渴,小便不利,舌体胖大,边有齿痕,苔白厚腻。

4. 脉弦 多为肝郁气滞所致。症见脘腹不舒,胸胁胀满,心烦易怒,喜长叹息,恶心嗳气,大便不爽,每因情志因素而加重,舌质淡,苔薄白。

5. 脉沉弱 多为脾胃虚弱所致。症见脘腹痞闷,时缓时急,喜温喜按,不知饥饿,不欲食物,身倦乏力,四肢不温,少气懒言,大便溏薄,舌质淡,苔薄白。

【中医简易治疗】

1. 药茶疗法 番泻叶10克,木香5克。每日1剂,泡开水后代茶饮。适用于邪热内陷型痞满。

2. 单方验方

（1）鸡蛋壳 80 克，甘草、川贝母、佛手各 20 克，枳实 10 克。鸡蛋壳拣去杂质，洗净，烘干；枳实置于热麸里炒至微黄色，再与其他药物共研成细末，放入玻璃瓶内贮存备用。每日饭后 1 小时调服 4 克。适用于胃胀痛、痞满。

（2）玫瑰花、佛手花、白扁豆花、厚朴花、生白芍各 9 克，炙甘草 3 克。每日 1 剂，水煎分 2 次服。适用于肝郁气滞型痞满。

（3）莱菔子 12 克，焦山楂、焦神曲、焦麦芽、厚朴、枳实各 10 克。每日 1 剂，水煎分 2 次服。适用于饮食停止型痞满。

（4）枳实、白术各 15 克，生姜 10 克。上药水煎成药汁 150 毫升，每日 3 次，食前 30 分钟服下。适用于胃下垂。

（5）酒炒丹参 25 克，郁金、茜草、炒白术、炒黄连各 15 克，炒吴茱萸、炒槟榔各 12 克，炒山楂肉 15 克，麦芽 24 克，龙胆草 12 克，高良姜、白豆蔻仁各 15 克，鸡内金 24 克，干姜炭、粉甘草各 12 克。上药共研极细末，贮于有色玻璃瓶内，勿令泄气。每日早、中、晚饭后 15 分钟用淡盐水各送服 5～10 克。具有疏肝理脾，行气活血的功效。适用于胃脘痛、胃脘胀闷疼痛，时轻时重，嘈杂不安，食欲缺乏，经久不愈者。

【自疗要点】 请参阅"胃痛"。
【预防调护】 请参阅"胃痛"。

第四节　呕吐怎样辨脉诊治

呕吐是指胃失和降，气逆于上，胃中之物从口中吐出的一种病症。以呕吐食物、痰涎、水液诸物，或干呕无物为主症，一日数次不等，持续或反复发作。常兼有脘腹不适，恶心纳呆，反酸嘈杂等症状。该病症在西医可见于急性胃炎、心因性呕吐、胃黏膜脱垂症、贲门痉挛、幽门痉挛、幽门梗阻、十二指肠壅积症、肠梗阻、肝炎、胰腺炎、尿毒症、颅脑疾病及一些急性传染病等。本病起病或急或缓，常先有恶心欲吐之感，多由气味、饮食、情志、冷热等因素而诱发，或因服用化学药物，误食毒物等而致。其脉象多表现为濡缓、滑实、弦细、濡弱、细数等。

【脉象辨析】

1. 脉濡缓 多为外邪犯胃所致。症见突然呕吐，起病较急，常伴有发热恶寒，头身疼痛，胸脘满闷，不思饮食，舌质淡，苔白。

2. 脉滑 多为痰饮内停所致。症见呕吐清水痰涎，胸脘痞闷，不思饮食，头眩心悸，或呕而肠鸣有声，舌质淡，苔白腻。

3. 脉滑实 多为饮食停滞所致。症见呕吐酸腐，脘腹胀满，嗳气畏食，得食愈甚，吐后反快，大便或溏或结，气味臭秽，舌质淡，苔厚腻。

4. 脉弦 多为肝气犯胃所致。症见呕吐吞酸，嗳气频作，胸胁胀满，烦闷不舒，每因情志不遂而呕吐吞酸更甚，舌边质红，苔薄腻。

5. 脉细数 多为胃阴不足所致。症见呕吐反复发作，但呕量不多，或仅唾涎沫，时作干呕，口燥咽干，胃中嘈杂，似饥而不欲食，舌质红而少津。

6. 脉濡数 多为脾胃虚弱所致。症见饮食稍有不慎，即易呕吐，时作时止，胃纳不佳，食入难化，脘腹痞闷，口淡不渴，面白少华，倦怠乏力，大便溏薄，舌质淡，苔薄白。

【中医简易治疗】

1. 饮食疗法 生姜3片，食醋250毫升，红糖1匙。用开水冲泡5分钟，频饮。适用于寒邪呕吐。

2. 单方验方

(1)制半夏(炒神曲不拘多少，炒黄色后去神曲，留半夏)10克，丁香5克。每日1剂，水分2次服。适用于痰饮呕吐。

(2)栀子仁(炒黑)9克，陈皮6克，青竹茹4.5克。上药水煎成400毫升,入姜汁10毫升后,分2次温服。适用于胃中素热、恶心呕吐。

(3)藿香、半夏、陈皮、厚朴、苍术各3克,甘草1克。上药加水300毫升,姜7片,大枣2枚,煎成药汁200毫升,于两餐之间服用。适用于一切呕吐不止。

(4)柿蒂、芦根各10克。上药水煎取汁,频频温服。适用于胃热呕吐。

【自疗要点】

(1)引起呕吐的原因很多,病情轻重不一,临床诊断须注意以下几点:如果呕吐突然发生,没有恶心等先兆,伴有明显头痛,且呕吐往往于头痛剧烈时出现,常见于血管神经性头痛、脑震荡、脑出血、脑炎、脑膜炎及脑肿瘤等;如果食物尚未到达胃内就发生呕吐,多为食管的疾病,如食管癌,食管贲门失弛缓症。食后即有恶心、呕吐,伴腹痛、腹胀者,常见于急性胃肠炎等;突然发生持续性腹部钝痛,呕吐早期吐出物有胆汁,后有肠内容物并发热,为急性弥漫性腹膜炎;呕吐呈喷射状,伴高热、头痛、颈强硬,常见于脑炎、脑膜炎等颅内压增高的患者;呕吐伴有上腹剧烈疼痛与发热,且在发病前有暴饮暴食,应疑为急、慢性胰腺炎;呕吐伴昏迷,应考虑尿毒症、糖尿病酮症酸中毒、肝性脑病等。

(2)在自行处理以呕吐为主要症状的病症时,要详细观察伴随症状,注意鉴别诊断,临证要结合病史予以X线、CT、血尿粪常规、生化、超声波等相关检查,或转入上级医院进一步检查以明确诊断,以免耽误病情。

(3)在治疗呕吐时,应先分清虚实。实证多以祛邪化浊,和胃降逆止呕等治法;虚证予以健脾和胃,温中健脾或滋养胃阴等法。

【预防调护】

(1)避免风寒暑湿之邪或秽浊之气的侵袭,避免精神刺激。

(2)注意合理饮食,忌腥秽之物,忌辛辣,忌生冷,忌过饱过饥,忌烟酒。

（3）卧床休息，头偏向一侧以防呕吐物误入呼吸道而发生窒息。

（4）呕吐频繁者暂禁食。

第五节　呃逆怎样辨脉诊治

呃逆是指胃气动膈，气逆上冲，喉呃连声，声短而频，不能自止为主要表现的病症。该病症相当于西医的膈肌痉挛、胃神经官能症等，患者多有受凉、饮食、情志等诱发因素。起病较急，常伴有胸脘膈间不舒，嘈杂灼热，腹胀嗳气等表现。多见于青壮年，女性多于男性。其脉象多表现为迟缓、滑数、弦、细弱、细数等。

【脉象辨析】

1. 脉滑数　多为胃火上逆所致。症见呃声洪亮有力，冲逆而出，口臭烦渴，多喜冷饮，脘腹满闷，大便秘结，小便短赤，舌质淡或微红，苔黄燥。

2. 脉迟缓　多为胃中寒冷所致。症见呃声沉缓有力，胸膈及胃脘不舒，得热则减，遇寒更甚，进食减少，恶食冷凉，喜饮热汤，口淡不渴，舌质淡，苔白。

3. 脉弦　多为气机郁滞所致。症见呃逆连连有声，每因情志不畅而诱发或加重，胸胁满闷，脘腹胀满，嗳气纳减，肠鸣矢气，舌质淡，苔薄白。

4. 脉细弱　多为脾胃阳虚所致。症见呃声低长无力，气不得续，泛吐清水，脘腹不舒，喜温喜按，面白无华，手足不温，食少乏力，大便溏薄，舌质淡，苔薄白。

5. 脉细数　多为胃阴不足所致。症见呃声短促而不得接续，口干咽燥，烦躁不安，不思饮食，或食后饱胀，大便干结，舌质红，苔少而干。

【中医简易治疗】

(1)柿蒂20克,每日1剂,水煎分2次服。适用于气滞呃逆。

(2)荜澄茄、高良姜各等份,食醋少许。荜澄茄、高良姜共研细末,每次取6克,水煎后加食醋搅匀后服,每日3次。适用于胃寒呃逆。

(3)炒连翘心60克,每日1剂,水煎分2次服用。适用于胃热呃逆。

(4)荔枝7枚,连壳烧灰为末,每日1剂,以温开水送服。适用于胃虚呃逆。

(5)姜半夏9克,荔枝核24克,荷叶蒂21克。每日1剂,水煎分2次服。适用于呃逆各证型。

【自疗要点】

(1)对于一般轻症的呃逆,可取温开水1杯,喝上几口,然后弯腰90°,做鞠躬状,连续做几次,当直起身来后,呃逆即见停止。

(2)亦可用2块冰块分别敷于喉结的两旁,时间不超过60秒钟,便可见效。冰块可减缓神经抽搐的频率,干扰肌肉抽动的周期,使打嗝症状随之消失。

(3)也可分别用左、右手的拇指指甲用力掐住中指的顶部,约2分钟后打嗝症状便自然消失。

【预防调护】

(1)保持稳定情绪,避免情绪波动。

(2)对有原发性疾病者应及时治疗,从根本上消除膈肌痉挛。

(3)禁食冷饮及酸、辣等刺激食物,禁烟、忌酒。

第六节 噎膈怎样辨脉诊治

噎膈是由于食管狭窄、食管干涩而造成的以吞咽食物哽噎不顺,甚则食物不能下咽到胃,食入即吐为主要表现的一类病症。该病症可见于西医的食管癌、贲门癌及贲门痉挛、食管憩室、食管炎、弥漫性食管痉挛等病症。本病初起咽部或食管内有异物感,进食时有停滞感,继则咽下哽噎,甚至食不得入或食入即吐,常伴有胃脘不适,胸膈疼痛,甚则形体消瘦,肌肤甲错,精神疲惫等症状。该病症起病缓慢,常表现为由噎至膈的病变过程,常由饮食、情志等因素而诱发,多见于中老年男性,特别是高发地区。脉象多表现为弦滑、弦数、细数、细涩等。

【脉象辨析】

1. 脉细涩 多为瘀血内结所致。症见吞咽梗阻,胸膈疼痛,食不得下,甚至滴水难进,食入即吐,面色暗黑,肌肤枯燥,形体消瘦,大便坚如羊屎,或吐下物如赤豆汁,或便血,舌质紫暗,或舌红少津。

2. 脉弦滑 多为痰气交阻所致。症见吞咽梗阻,胸膈痞闷,甚则疼痛,情志舒畅时可减轻,精神抑制时则加重,嗳气呃逆,呕吐痰涎,口干咽燥,大便干涩,舌质红,苔薄腻。

3. 脉弦细数 多为津亏热结所致。症见吞咽梗涩而痛,水饮可下,食物难进,食后复出,胸背灼痛,形体消瘦,肌肤枯燥,五心烦热,口燥咽干,渴欲冷饮,大便干结,舌红而干,或见有裂纹。

4. 脉细弱 多为气虚阳微所致。症见长期吞咽受阻,饮食不下,面白无华,精神疲惫,形寒气短,面浮足肿,泛吐清涎,腹胀不适,大便溏薄,舌质淡,苔白。

【中医简易治疗】

(1)全蝎、蜈蚣各30克,蜂房、僵蚕、壁虎各60克。上药共研细末,每次5克,每日3次,食前服下。具有利膈消癌的功效。

(2)开道散(生半夏、醋制紫硇砂)每次2克,置于舌根部,唾液或少许温水咽下,每日4次。具有减轻晚期食管癌患者吞咽梗阻症状的功效。

(3)泽漆100克,壁虎、蟾蜍皮各50克。上药泡入黄酒1 000毫升,每日搅动2次,密封7日后滤出药渣,静置2日,每次25~

50毫升,每日3次,饭前服用。具有改善食管癌患者进食梗阻症状的功效。

(4)半枝莲、刘寄奴、金沸草、代赭石各30克,柴胡、香附、白花蛇舌草、郁金、炒枳壳、沙参、麦冬、玄参、清半夏、丹参各10克。每日1剂,水煎分2次服用。大便干结者,加大黄;大便稀薄、倦怠乏力、脉虚细者,加党参、炒白术,酌减理气药;舌苔黄腻者,加薏苡仁、瓜蒌,减养阴药。具有清热解毒,理气降逆,活血散瘀的功效。适用于治疗食管癌。

(5)生薏苡仁、炒薏苡仁、急性子、海藻、昆布各15克,旋覆花9克,生代赭石15克,白檀香6克,紫苏子12克,枇杷叶15克,硼砂(冲服)1.5克,玄明粉(冲服)3克,冰片(冲服)0.06克。每日1剂,水煎分2次服。胃气虚者,去硼砂、玄明粉、冰片、紫苏子,加生白术、生白芍、黄精各12克,生谷芽、生麦芽各15克。适用于治疗食管癌。

【自疗要点】

(1)目前较为肯定的是术前采用扶正中药,以改善患者的一般状况,有利于手术顺利进行,如用党参、茯苓、白术、甘草、生地黄、白芍、当归、川芎等。

(2)术后可采用中医药治疗并发症,如用防风、白芍、炒白术、陈皮、葛根、车前子、西洋参、黄连、黄芩、白头翁、秦皮、扁豆等治疗术后严重腹泻。

(3)用柴胡、甘草、枳壳、白芍、茯苓、吴茱萸等治疗反流性食管炎(食管烧灼样疼痛、呃气、反酸等)。

【预防调护】

(1)注意顺应四时气候变化,生活起居有节,生活环境良好,劳逸结合,保持身体内环境的平衡,以有利于提高自身的抗病能力,避免其他疾病的发生。同时,要积极防治其他疾病。

(2)平素身体丰腴者,不宜进食肥腻食物,应多进食清淡的食物；平素体瘦的患者，不宜进食香燥之品，应多食滋阴生津的食物。无论何种体质的患者，平常均应多进食蔬菜、水果、蘑菇、豆类食物，富含硒、钼等微量元素的食物，含大蒜素丰富的食物（如大蒜、洋葱、葱等）。不食霉变、熏烤、腌制的食物等。

（3）对治疗疾病要充满信心，不乱投医、乱服药，在饮食上不必过多忌口，只要想吃，食后无不适，都可以让其适量地吃，让患者将自己当正常人看待，解除精神上的抑郁状态，多忌口，会造成精神上的负担。

（4）忌疲劳、忌烦恼 过度的疲劳和烦恼是刺激与诱发癌症复发与转移的重要原因，疲劳使正气受损，烦恼使气血不畅，都将影响机体的抵抗力。

第七节　泄泻怎样辨脉诊治

泄泻是以排便次数增多，粪质稀薄或完谷不化，甚至泻出如水为特征的病症。该病症西医可见于急性肠炎、慢性肠炎、肠结核、肠易激综合征、吸收不良综合征等。该病症以粪质清稀为诊断的主要依据；或大便次数增多，粪质清稀；或次数不多，但粪质清稀；甚则如同水状；或完谷不化。常兼见腹胀、腹痛等症状。起病或急或缓，常先有腹痛，旋即泄泻，经常有反复发作病史，由寒热、饮食、情志等因素而诱发。其脉象多表现为浮紧或濡缓、滑、弦、滑数或濡数、细弱、沉细等。

【脉象辨析】

1. 脉滑数或濡数　多为湿热泄泻所致。症见泄泻胀痛，泻下急迫，或泻而不爽，粪色黄褐，气味臭秽，肛门灼热，烦热口渴，小便短黄，舌质淡或淡红，苔黄腻。

2. 脉滑　多为伤食泄泻所致。症见腹痛肠鸣，泻下粪便，臭如败卵，泻后痛减，脘腹胀满，嗳腐酸臭，不思饮食，舌质淡，苔垢浊或厚腻。

3. 脉浮紧或濡缓 多为寒湿泄泻所致。症见泄泻清稀,甚如水样,腹痛肠鸣,脘闷食少;兼外感风寒者,则恶寒发热,头痛,肢体酸痛,舌质淡,苔薄白或白腻。

4. 脉细弱 多为脾虚泄泻所致。症见大便时溏时泻,迁延反复,完谷不化,饮食减少,食后脘闷不舒,稍进油腻食物时,则大便次数明显增加,面色萎黄,神疲倦怠,舌质淡,苔白。

5. 脉弦 多为肝郁泄泻所致。症见素有胸胁胀闷,嗳气食少,每因抑郁恼怒,或情绪紧张之时,发生腹痛泄泻,腹中雷鸣,攻窜作痛,矢气频作,舌质淡红。

6. 脉沉细 多为肾虚泄泻所致。症见黎明之前脐腹作痛,肠鸣即泻,泻下完谷,泻后则安,形寒肢冷,腰膝酸软,舌质淡,苔白。

【中医简易治疗】

(1)车前子(炒炭)20克,每日1剂,水煎分2次服。适用于水泻不止。

(2)马齿苋40克,煎水150毫升,冲入大蒜泥15克,过滤得汁,分2次口服,每日1剂。适用于湿热泄泻。

(3)石榴皮15克,水煎后加红糖适量口服,每日服2次。适用于暴泻不止。

(4)陈艾1把,生姜1块。每日1剂,水煎分2次服。适用于暴泻不止。

(5)建莲子肉500克,蜂蜜适量。莲子肉炒研细末,炼蜜为丸,每次用温开水吞服3克,每日3次。适用于脾胃气虚。

(6)酢浆草、铁苋菜各20克,罂粟壳6克,党参20克,附子6克,炒山药30克,炙甘草5克。每日1剂,水煎分2次服。适用于湿热恋肠兼脾肾两虚。

【自疗要点】

1. 中成药自疗 可按以下4型进行。

(1)寒湿型者,治宜散寒燥湿,芳香化浊。可选用藿香正气丸、六合定中丸等。

(2)暑湿型者,治宜清暑化湿,调理肠胃。可选用暑湿正气丸、周氏回生丸等。

(3)积滞型者,治宜消食导滞和中。可选用保和丸等。

(4)虚寒型者,治宜温中散寒,补益脾胃。可选用附子理中丸、参苓白术散等。

2. 药食自疗

(1)寒湿型者,可取生姜15克,切碎,加红糖适量,开水冲入搅匀后服用;亦可取陈皮、紫苏叶、生姜各15克,水煎分2次服;也可取黄酒50毫升放入瓷杯中,加入丁香2粒,把瓷杯放在有水的蒸锅中加热蒸炖10分钟,趁热饮酒。

(2)暑湿型者,可取乌梅肉(末)200克,紫苏叶(细末)50克,水煎,加入白糖适量搅匀,代茶饮;并可取扁豆叶、鲜藿香叶、鲜荷叶各20克,捣汁以开水冲服;也可取车前草(连根带叶)150克,水煎,分3次服;还可取金银花(先煮5分钟,去渣)15克,莲子肉30克,白糖少许,煮粥后食用。

(3)积滞型者,可取槟榔(捶碎)、炒莱菔子、陈皮各10克,水煎30分钟,弃渣,加入白糖适量,搅匀后服用;或取生山楂(片)10克,炒麦芽10克,水煎后,代茶饮;亦可取鲜萝卜(捣汁去渣)250克,粳米100克,将粳米淘净,与萝卜汁同煮成粥,分次食用。

(4)虚寒型者,可取砂仁(末)15克,粳米100克,粳米淘净,煮粥,加入砂仁末,再煮沸即成,分次食用;或取山药(细末)30克,半夏(洗净)15克,白糖适量,先煎半夏,取汁2杯,倒入山药末中,加水适量,拌匀,以小火熬煮3~5分钟,即可分次食用;还可取鲜生姜(片)6克,大枣2枚,粳米60克,共煮粥,分次食用。

【预防调护】

(1)患病期间应控制饮食禁食辛辣肥甘、炙煿之品,并鼓励多多饮水。

（2）脱水严重者，应予静脉补液，以维持水、电解质的平衡状态。

（3）急性期注意卧床休息，饮食应以流质为主，以易于消化而富于营养的食物为主食。

（4）注意饮食卫生。

第八节 便秘怎样辨脉诊治

便秘是指由于大肠传导失常，导致大便秘结，排便周期延长，粪质干结，排出艰难；或粪便不硬，虽有便意，但便而不畅的病症。该病症相当于西医的习惯性便秘、老年性便秘等。其发病常与外感寒热、饮食情志、脏腑失调、坐卧少动、年老体弱等因素有关。起病缓慢，多表现为慢性病变过程，常兼见腹胀、腹痛、纳呆、头晕、口臭、痔疮、排便带血，以及汗出气短、头晕心悸等兼杂证候。其脉象多表现为滑数、弦、弦紧、弱、细、细数、沉迟等。

【脉象辨析】

1. 脉滑数 多为胃肠积热所致。症见大便干结，腹胀腹痛，面红身热，口干口臭，心烦不安，小便短赤，舌质红，苔黄燥。

2. 脉细数 多为阴虚肠燥所致。症见大便干结，如同羊屎状，形体消瘦，头晕耳鸣，两颧红赤，心烦少寐，潮热盗汗，腰膝酸软，舌质红，少苔。

3. 脉弦 多为气机郁滞所致。症见大便干结，或不甚干结，欲便不得出，或便而爽利，肠鸣矢气，腹中胀痛，胸胁满闷，嗳气频作，食少纳呆，舌质淡，苔薄腻。

4. 脉弦紧 多为阴寒结滞所致。症见大便艰涩，腹痛拘急，胀满拒按，胁下偏痛，手足不温，呃逆呕吐，舌质淡，苔白腻。

5. 脉沉迟 多为脾肾阳虚所致。症见大便干或不干，排出困难,小便清长,面白无华,四肢不温,腹中冷痛,得热则减,腰膝冷痛,舌质淡,苔白。

6. 脉沉细无力 多为血虚肠燥所致。症见大便干结,面色无华,心悸气短,不寐多梦,健忘,口唇色淡,舌质淡,苔白。

7. 脉虚无力 多为脾气亏虚所致。症见大便数日一行,虽有便意,临厕则努责乏力,挣则汗出气短,面白无华,神疲气怯,舌质淡,苔薄白。

【中医简易治疗】

1. 药茶疗法 炒决明子10克,蜂蜜20克。先将决明子捣碎,水煎10分钟,冲入蜂蜜中饮用,每晚1剂。适用于各证型便秘。

2. 单方验方

(1)番泻叶6克,以开水泡服,每日1剂。适用于实证便秘。

(2)莱菔子30克,炒黄,研末,用开水1次送服。适用于肠道气滞便秘。

(3)肉苁蓉10克,每日用开水泡后代茶频饮。适用于老年体虚便秘。

(4)黑芝麻30克,桃仁30克,共研末,以开水泡后代茶饮。适用于习惯性及老年性便秘。

(5)黄芪、枳实、威灵仙各等份,共研为末,做成蜜丸如梧桐子大,每次50丸,以姜汤送服。忌茶。适用于津枯性便秘。

(6)当归(酒浸后焙干)、熟地黄各等份,炼蜜为丸如梧桐子大,每次服50丸。适用于阴血亏虚便秘。

(7)白蜂蜜适量,玄明粉10克。调化,空腹时服用。适用于各证型便秘。

【自疗要点】

(1)便秘在老年人群中相当多见,多为气血不足所致。气虚则大肠传送无力,血虚则少津不能滋润大肠。治疗中常选用补中益气丸和润肠丸口服。

(2)中药肉苁蓉、当归、核桃仁能养血润肠,是治疗老年人便秘的良药。

(3)如出现大便干结日久,堵塞肛门不能排出,引起剧烈腹痛时,应到医院进行灌肠导泻,可迅速缓解症状,解除痛苦。

(4)对于年老体弱,患有高血压、心脏病的患者,切勿过度用力排便,以免引起虚脱、心功能不全(心力衰竭)及中风等严重病症。

【预防调护】

(1)日常生活应规律化,情绪放松,排便时切忌烦躁、紧张。

(2)要进行适度的医疗体育锻炼和腹部按摩,以增强肠管蠕动。

(3)多进食富含纤维素的蔬菜和水果,忌食辛辣刺激性的食物。

(4)养成每日排便的习惯,不可强忍便意。

(5)积极治疗原发性疾病。

第十一章　肝胆病症辨脉诊病

第一节　黄疸怎样辨脉诊治

黄疸是感受温热疫毒，肝胆气机受阻，疏泄失常，胆汁外溢所致，以目黄、身黄、尿黄为主要临床表现的常见肝胆病症。该病症相当于西医的肝细胞性黄疸、阻塞性黄疸、溶血性黄疸等。可有饮食不节，肝炎接触或使用化学制品、药物等病史。患病初期，目黄、身黄往往不一定表现出来，而以畏寒发热，食欲缺乏，恶心呕吐，腹胀肠鸣、四肢无力等类似感冒的症状表现为主，待3~5日才逐渐出现目黄，随之尿黄与身黄。对于急黄，则黄疸急起，迅即加深，甚则内陷心包。其阳黄脉象多表现为脉浮弦或弦数、滑数、濡缓、弦滑、弦滑、洪大等；阴黄脉象多表现为濡缓或沉迟、濡细等。

【脉象辨析】

1. 脉浮弦或弦数　多为温热兼表所致。症见黄疸初起，目白睛微黄或不明显，尿黄，脘腹满闷，不思饮食，伴有恶寒发热，头身重痛，乏力，舌质淡，苔薄腻。

2. 脉濡缓或弦滑　多为湿重于热所致。症见身目发黄如同橘子，无发热或身热不扬，头重身困，嗜卧乏力，胸脘痞闷，纳呆呕恶，畏食油腻，口黏不渴，小便不利，便稀不爽，舌苔厚腻微黄。

3. 脉弦数或滑数　多为热重于湿所致。症见初起白睛发黄，迅速至全身发黄，黄疸较重，色泽鲜明，壮热口渴，心中懊憹，恶心呕吐，食滞纳呆，小便赤黄、短少，大便秘结，胁胀痛而拒按，舌质红，苔腻或黄糙。

4. 脉濡缓或沉迟 多为寒湿困脾所致。症见身目俱黄,黄色晦暗不泽,或如烟熏,痞满食少,神疲畏寒,腹胀不适,大便溏薄,口淡不渴,舌质淡,苔白腻。

5. 脉弦数或洪大 多为疫毒发黄所致。症见起病急骤,黄疸迅速加深,身目呈深黄色,壮热烦渴,呕吐频作,尿少便结,脘腹满胀,疼痛拒按,烦躁不安,或神昏谵语,或衄血尿血,皮下发斑,或有腹水,继之昏迷,舌质红绛,苔黄褐干燥。

6. 脉弦滑数 多为胆腑郁热所致。症见身目发黄鲜明,右胁剧痛且放射至肩背,壮热或寒热往来,常伴口苦咽干,呕逆,尿黄,便秘,舌质红,苔黄而干。

7. 脉濡细 多为黄疸久郁脾虚所致。症见身目发黄,黄色较淡而不鲜明,食欲缺乏,肢体倦怠乏力,心悸气短,食少腹胀,大便溏薄,舌质淡,苔薄白。

【中医简易治疗】

1. 中药吹鼻疗法 瓜蒂、丁香、赤小豆各7个。瓜蒂、丁香、赤小豆共为细末备用。每次取少许,吹入鼻中,须臾有少量黄液流出,隔日1次。适用于各证型黄疸。

2. 单方验方

(1)茵陈15~30克,板蓝根30克,龙胆草15克。每日1剂,水煎分2次服,连服15剂左右。适用于各型阳黄。

(2)茵陈15克,焦山楂9克,鸡内金3克,生甘草3克。每日1剂,水煎分2次服。适用于黄疸久郁,脾虚不食。

(3)茵陈12克,龙胆草、郁金、丁香、枳实各6克。上药共研细末,备用。再取猪胆汁、羊胆汁各50毫升,将胆汁熬浓至25毫升,拌入药末中,另加适量蜂蜜,做成药丸,每丸重10克,早晚各服1丸。适用于肝胆湿热或胆腑郁热。

【自疗要点】 黄疸的自疗应是药食自疗、休息和药物自疗的综合治疗。适宜的饮食能保证营养,增加免疫力,促进肝功能的恢复。应给予黄疸患者少量植物油及富含蛋白质、糖类、维生素的软质饮食。适量、充足的蛋白质对肝细胞的再生和修复有利,过多则增加肝脏负担。糖类有保肝作用,但过多的葡萄糖、白糖、蜂蜜会使胰岛负担过重,容易诱发糖尿病。糖过多在体内转化为脂肪,易导致脂肪肝的发生。

1. 中成药自疗　可分以下两种证型进行。

(1)肝气郁滞,肝胃不和型:症见胁痛,胀闷,胃脘不适,恶心纳少,腹胀乏力,嗳气口苦,舌苔薄,脉弦。治宜疏肝解郁,理气和胃。可选用舒肝丸、舒肝止痛丸、胃舒肝丸、茵陈大枣糖浆、木香顺气丸等。

(2)肝胆湿热,蕴而发黄型:症见身目俱黄,发热口渴,却不多饮,头重身困,脘闷纳减,恶心欲呕,小便发黄,舌质红,苔白腻或黄腻,脉弦数或濡缓。治宜利湿,清热,退黄。可选用急肝退黄胶囊、龙胆泻肝丸、甘露消毒丹、苦胆丸、茵陈五苓丸、复方丹茵膏、茵胆平胆胶囊、肝得乐、片仔癀、新癀片等。

2. 药食自疗

(1)肝气郁滞,肝胃不和者。

①珍珠壳120克,煮汤,取汁煮鲫鱼1尾,熟后,食鱼肉,喝汤,每日2次。

②泥鳅烘干,焙末,每次9克,每日3次,饭后冲饮。

③绿豆50克,大米10克,鲜猪肝100克。先将绿豆煮半熟时加大米,将熟时加切碎的猪肝,烂熟后分次食用。

④猪瘦肉、鸡骨草、栀子根各30克,鸡蛋2个。共水煎,熟后,食肉、蛋,并喝汤。

(2)肝胆湿热,蕴而发黄者。

①荸荠120克,煎汤代茶饮。

②甘薯50克,黄花菜10克,煮汤饮用。

③西瓜皮、赤小豆、白茅根各50克。每日1剂,水煎分服。

④鸡骨草60克,大枣10枚。每日1剂,水煎分服。

⑤鸡骨草60克,田螺400克。同煮后食用。

⑥茵陈40克,粳米100克,白糖适量。茵陈先煎去渣取汁,加粳米煮粥,加白糖食用,每日2～3次,7～10日为1个疗程。

⑦茵陈15克,红糖60克。煎汤,代茶饮。

【预防调护】

(1)患者应卧床休息,安心静养,保证睡眠时间,不宜用脑太过。患病期间应节制房事。

(2)自发病起,当立即隔离,隔离时间为4～6周。患者的餐具、用具应煮沸消毒,并固定使用,卧具、衣物定期晾晒。患者的排泄物、呕吐物,要用10%～20%漂白粉乳剂加水适量,消毒24小时。室内的地面、墙壁、家具可用3%漂白粉澄清液喷雾消毒。

(3)饮食宜清淡、可口,要定时,定量,不必勉强食补。以高热量、高蛋白、低脂肪的食物为佳。多吃新鲜的蔬菜、水果,以保证摄取充分的维生素、纤维素。可选择对改善肝功能、退黄有好处的食物,如豆腐、豆浆、鸡蛋、荸荠、茭白、甘薯、黄花菜、黄瓜、茄子、芹菜、山楂及各类水果。

(4)要减少脂肪类摄入,以防发生脂肪肝。糖类的摄入也要适量。忌食辛辣、膻腥之物,如辣椒、葱、蒜、姜及虾、蟹类食物。戒酒、忌烟。

(5)患者应当正确对待疾病,树立战胜疾病的信心,保持乐观情绪,不要有过重的思想负担,积极配合治疗,安心休养,以利早日康复。

第二节　胆胀怎样辨脉诊治

胆胀是指因湿热痰瘀等邪阻滞于胆,或因情志郁怒等刺激,致使胆气郁滞不舒,以反复发作右上腹疼痛、痞胀等为临床主要表现的病症。该病症相当于西医的慢性胆囊炎。该病多见于女性肥胖者,好发于30～50岁。起病缓慢,病程较长,发作时,可出现右上腹绞痛,常放射至右肩部;并可伴发热,或有恶心呕吐,急性发作后,右上腹部经常性隐痛、痞胀不适,纳呆,腹胀、嗳气,进食油腻食物后加重。其脉象多表现为弦大、弦滑、弦数、细数、弦细涩、弦弱无力等。

【脉象辨析】

1. 脉弦大 多为肝胆气郁所致。症见右上腹胀满疼痛,连及右肩部,遇怒时加重,胸闷而善太息,嗳气频作,吞酸嗳腐,舌质淡,苔白腻。

2. 脉弦数 多为胆腑郁热所致。症见右胁部灼热疼痛,口苦咽干,面红目赤,大便秘结,小便短赤,心烦失眠易怒,舌质红,苔黄厚而干。

3. 脉弦细涩 多为气滞血瘀所致。症见右胁部刺痛较剧,痛有定处而拒按,面色晦暗,口干口苦,舌质紫暗或舌边有瘀斑。

4. 脉弦滑 多为肝胆湿热所致。症见右胁胀满疼痛,胸闷纳呆,恶心呕吐,口苦心烦,大便黏滞,或见黄疸,舌质红,苔黄腻。

5. 脉细数 多为阴虚郁滞所致。症见右胁下隐隐作痛,或略有灼热感,口燥咽干,急躁易怒,胸中烦热,头晕目眩,午后低热,舌质红,少苔。

6. 脉弦弱无力 多为阳虚郁滞所致。症见右胁下隐隐胀痛,时作时止,脘腹胀满,呕吐清涎,畏寒肢冷,神疲气短,乏力倦怠,舌质淡,苔白腻。

【中医简易治疗】

1. 药茶疗法

(1)玉米须、蒲公英、茵陈各30克。水煎代茶饮。适用于胆胀轻度黄疸。

(2)生姜6~10克,陈皮、郁金、鸡内金各10克。水煎代茶饮。适用于肝胆气郁作呕。

2. 单方验方

(1)郁金末0.6克,白矾末0.45克,硝石粉1克,滑石粉1.8

克,甘草梢0.3克。以上为1日量,分2次吞服。适用于胆结石、肝胆气滞证。

(2)茵陈12克,龙胆草、郁金、木香、枳壳各6克,猪胆汁、羊胆汁各5—毫升,蜂蜜适量。茵陈、龙胆草、郁金、木香、枳壳、共研细末。猪胆汁、羊胆汁熬浓至50毫升,拌入药末,加蜂蜜,做成药丸,每丸重10克,早晚各服1丸。适用于肝胆湿热证。

(3)金钱草30克,鸡内金、海金沙、白芍、柴胡各15克。每日1剂,分2次服。适用于慢性胆囊炎急性发作。

【自疗要点】

1. 中成药自疗 可分以下两型辨证施治。

(1)胆胃不和型:症见胸胁胀满,嗳气频作,恶心呕逆,口苦纳呆,大便不调,右上腹时有隐痛,每遇情志不遂则诸症加重,舌质淡红,苔薄白,脉弦。治宜疏肝利胆和胃。可取逍遥丸、四逆散、保和丸、木香顺气丸等服用。

(2)肝胆气结型:症见右上腹间歇性闷痛或隐痛,并放射至右腰背部,常有口苦,恶心,食欲缺乏,或食后脘痞,每因进食油腻后诸症加重,舌质淡,舌边尖色红,苔薄白或微黄,脉弦。治宜疏肝利胆散结。可取消炎利胆片、肝胆消炎片、利胆片等口服。

(3)其他:并发结石的患者可配合服用胆石通、利胆排石片等。

2. 药食自疗

(1)胆胃不和型

①生姜6~10片,陈皮10克,郁金10克,鸡内金10克,白糖少许。加水适量煎煮约20分钟,调入白糖,代茶饮。

②竹茹12克,枳实10克,陈皮6克,茯苓10克。加水煎20分钟,代茶饮,可经常性饮用。

(2)肝胆气结型

①玄明粉、海金沙、广木香、广郁金各等量。共研细末,每次3克,每日3次,以白开水或米汤送服,30日为1个疗程。

②玉米须、蒲公英、茵陈各30克,白糖适量。上药加水1 000毫升,煎30分钟后去渣,加白糖搅匀,每次250毫升,每日3次。急性发作期可大量饮用。

3. 耳穴贴压自疗　主穴取胆囊、胆道、肝、肾上腺穴;配穴取神门、交感、胰、十二指肠等穴。每次选4~6穴,采用压丸法,3日更换一侧耳穴。

【预防调护】

(1)起居调养:早起早睡,生活要有规律,避免过度劳累。病情稳定期,可适当开展户外体育锻炼。注意气候变化,防止因受寒而引起疾病发作。

(2)饮食调养:慢性胆囊炎常因进食油腻而诱发,因此平时要适当节制饮食,尤其要避免高脂肪饮食。可适当使用植物油烹调,如菜籽油、大豆油、茶籽油、花生油等,既可增进食欲,又有一定利胆作用。在发作期间,应忌油腻,吃容易消化的低脂肪流质饮食。一些脂肪成分较多的食品,如牛奶、奶粉、麦乳精、鸡蛋、鸭蛋等,在发病期间最好不要食用。

(3)精神调养:中医学认为,胆能否正常发挥其作用,依靠肝的疏泄功能。若情志不遂导致肝失疏泄,往往引起胆的功能失调。因此患者平时要保持心情舒畅,避免情志刺激,戒怒戒躁,安贫乐道。

(4)运动保健:平坐床上或垫上,两足掌面相对,双手分握左右脚踝,以垂直方向上提,然后来回摇动,做3~6次。两腿伸直而坐,双手后撑,向上挺身3~6次。每日早晚各练1次,每次约30分钟。

第三节　胁痛怎样辨脉诊治

胁痛是以一侧或两侧胁肋部疼痛为主要表现的一种病症。该

下篇 辨脉诊病

病症可见于西医的急性肝炎、慢性肝炎、肝硬化、肝寄生虫病、肝癌、急性胆囊炎、慢性胆囊炎、胆石症、胆道蛔虫病及肋间神经痛等。多由气滞、血瘀、湿热、肝阴不足、血不荣络所致,疼痛性质可表现为刺痛、胀痛、隐痛、闷痛或窜痛,常有反复发作史。其脉象多表现为弦、沉弦、弦滑、弦细数等。

【脉象辨析】

1. 脉弦 多为肝气郁结所致。症见两侧胁肋胀痛,走窜不定,甚则连及胸肩背部,情志激惹则痛剧,胸闷,善太息,得嗳气稍舒,伴饮食停滞,纳呆,脘腹胀满,舌质淡,苔薄白。

2. 脉沉弦 多为瘀血阻络所致。症见胁肋刺痛,痛处固定而拒按,入夜更甚,或面色晦暗,舌质紫暗,苔少或无。

3. 脉弦滑 多为湿热蕴结所致。症见胁肋胀痛,触痛明显而拒按,或牵及肩背部,伴纳呆恶心、畏食油腻、口苦口干、腹胀尿少,或有黄疸,舌质淡红,苔黄腻。

4. 脉弦细数 多为肝阴不足所致。症见胁肋隐痛,绵绵不已,遇劳加重,口干咽燥,心中烦热,两目干涩,头晕目眩,舌质红,少苔。

【中医简易治疗】

(1)台乌药、制香附各等份,共研细末和匀,每次取服1.5~3.0克,每日2~3次。适用于肝气失疏所致的胁痛腹胀。

(2)藏红花每次0.3~0.5克,用白开水吞服,每日共服1~2克。适用于肋间神经痛、急性肝炎、慢性肝炎、胁肋疼痛。

(3)枳实(麸炒)60克,白芍、川芎、人参各30克。上药共研细末,每次12克,以姜枣汤调后,空腹服用。适用于两胁疼痛。

(4)小茴香(炒)30克,枳实15克。上药共研细末,每次6克,以淡盐汤送下。适用于胁痛。

(5)香附120克(以醋250毫升、食盐30克煮干),肉桂、白芍、延胡索(炒)各60克。上药共研细末,每次9克,空腹时以白开水调服。适用于胁痛。

【自疗要点】

1. 中成药自疗　可分以下两型进行。

（1）肝郁脾虚型：临床症状较轻,多为结石相对静止期或稳定期,即多不伴明显感染与梗阻。症见右上腹胀闷不适,或时有疼痛,食欲缺乏,大便不调,恶心,口苦,舌淡尖红,苔白或微黄,脉弦细。治宜疏肝利胆健脾。可取调胃舒肝丸、胆石通、茵陈五疸丸、四逆丸、二陈丸等口服。

（2）肝胆湿热型：临床症状较重,多为结石发作期,常伴不同程度的感染或梗阻。症见右上腹持续性胀痛,或痛引肩背,伴恶心呕吐,或发热,或黄疸,尿色如茶,舌质红,苔黄腻,脉弦或滑数。治宜疏肝利胆,清热利湿。可取黄疸茵陈冲剂、肝胆炎片、利胆排石片、利胆片等服用。

2. 药食自疗

（1）肝郁脾虚型：以下代茶饮方具有稀释胆汁和降血脂的功效。

①金钱草 30 克,虎杖 10 克,木香 10 克,柴胡 6 克,黄芩 15 克,水煎分 2 次代茶饮。

②山楂适量,水煎,加少量白糖搅匀后代茶饮。

（2）肝胆湿热型：

①金钱草、败酱草、茵陈各 30 克,白糖适量。加水 1 000 毫升煎煮,再加白糖搅匀,代茶水温饮。

②黄瓜藤 100 克,鸡胆囊 1 个。黄瓜藤洗净,水煎至 100 毫升,冲新鲜鸡胆汁,顿饮,每日 1 次,可服至症状缓解。

3. 耳穴贴压自疗　取耳穴胰腺、胆囊、胆总管、十二指肠、肝穴,用王不留行双侧耳穴贴,5 日更换 1 次,10 次为 1 个疗程。配合口服 50% 硫酸镁溶液 20 毫升,每日 1 次,或吃猪蹄 1 副。每次大便后,进行筛洗,以观察排石情况。疗程结束后进行 B 超复查。

【预防调护】

1. 起居调养　生活要有规律,避免过度疲劳,室内工作者及身体肥胖者应强调进行户外活动,如做操、跑步、散步、跳绳等。

2. 饮食调养

(1)注意饮食规律,定时定量,提倡少吃多餐。

(2)饮食要有节制,不可过饱,逢年过节尤应注意。

(3)注意饮食结构,控制脂肪及胆固醇食物,如肥肉、动物油、动物脑、动物内脏、鱼子、蛋黄等。不可饮酒,少吃辛辣、油炸之物。宜多吃萝卜、青菜、豆类副食。发作期应采用高糖类、低脂流质食物,如米汤、稀饭、藕粉、豆浆、杏仁茶等。

(4)注意饮食卫生,积极防止肠道寄生虫和肠道感染可降低胆石症的发病率。

3. 精神调养 情志失调导致神经功能紊乱及胆汁淤积,是本病形成的因素之一。因此,保持情绪乐观,心胸开朗对于预防本病及减少复发具有积极意义。

第四节　臌胀怎样辨脉诊治

臌胀系因肝脾受伤,疏泄运化失常,气血交阻以致水气内停,以腹部胀大如鼓、皮色苍黄、脉络暴露为主要表现的病症。该病症相当于西医肝硬化、腹内癌症、结核等所致的腹水。本病一般起病缓慢,病程较长,有肝积、晚期蛊虫病、癌症等原发病的存在。初起脘腹作胀,腹膨大,食后尤甚,叩之呈鼓音或移动性浊音;继则腹部胀满高于胸部,重者腹壁青筋暴怒及脐孔突出,常伴乏力,纳呆,尿少,水肿,或有出血倾向等。可见面色萎黄、黄疸、肝掌、蜘蛛痣;若为癌肿、痨病所致者,常有腹痛拒按,见潮热,盗汗等表现。其脉象多表现为弦细、弦迟、弦数、细涩、沉弱、弦细等。

【脉象辨析】

1. 脉弦细 多为气滞湿阻所致。症见腹部胀大,按之不坚,胁下胀满或疼痛,纳呆少食,食后作胀,嗳气后稍减,或下肢微肿,舌质淡,苔白腻。

2. 脉弦迟 多为寒湿困脾所致。症见腹大胀满,按之如囊裹水,胸腹胀满,得热稍舒,周身困重,怯寒肢肿,小便短少,大便溏薄,舌质淡,苔白腻。

3. 脉弦数 多为湿热蕴结所致。症见腹大坚满,脘腹绷急,外坚内胀,拒按,烦热口苦,渴不欲饮,小便赤涩,大便秘结或溏薄,或有面目肌肤发黄,舌尖边红,苔黄腻或灰黑而润。

4. 脉细涩 多为肝脾血瘀所致。症见腹大坚满,按之不陷而硬,青筋怒张,胁腹刺痛拒按,面色晦暗,头颈胸臂等处可见红点赤缕,唇色紫褐,粪便色黑,肌肤甲错,口干饮水却不欲下咽,舌质紫暗或边有瘀点、瘀斑。

5. 脉沉弱 多为脾肾阳虚所致。症见腹大胀满,形如蛙腹,撑胀不甚,朝宽暮急,面色苍黄,胸闷纳呆,大便溏薄,畏寒肢冷,全身水肿,小便不利,舌质淡、舌体胖、舌边有齿痕,苔厚腻而水滑。

6. 脉弦细数 多为肝肾阴虚所致。症见腹大坚满,甚则腹部青筋暴露,形体反见日渐消瘦,面色晦滞,小便短少,口燥咽干,心烦少寐,齿鼻时或衄血,舌质红绛而少津。

【中医简易治疗】

1. 中药贴敷疗法

(1)消水粉敷脐:甘遂适量,研细末,连头葱白5支,共捣烂如泥备用。用时先以食醋涂搽脐部,再取药泥适量敷于脐部,外以纱布覆盖固定,2~4小时即自动排尿或稀水便。具有攻逐水饮的功用。适用于大小便不通。

(2)导水饼敷脐:巴豆12克,轻粉6克,硫黄3克。上药共研细末,做成药饼备用。用时先以棉布盖于脐部,后覆盖药饼,再用棉布束紧,约2小时,大小便通利即除去。具有攻下逐水的功效。适用于腹胀较甚、大小便不利而尚可耐受攻下者。

2. 中药灌肠疗法

（1）大黄 60 克，附子 30 克，牡蛎 60 克。上药加水浓煎成 150～200 毫升，行保留灌肠，每日 1～2 次，适用于寒湿困脾型臌胀。

（2）大黄 30 克，芒硝（冲）、枳实、厚朴各 20 克，牡丹皮 15 克，泽泻 5 克，蒲公英 20 克。上药加水浓煎成 150～200 毫升，行保留灌肠，每日 1～2 次。适用于湿热蕴结型臌胀。

3. 药茶疗法 陈葫芦壳、白茅根各 50 克。每日 1 剂，水煎代茶饮。适用于肝硬化腹水。

4. 单方验方

（1）青蛙 1 只，砂仁 20 克，黑丑、白丑各 10 克。青蛙去内脏，将上述中药塞入青蛙腹腔内，外包湿纸，再薄敷稀泥一层，以小火焙焦，研末水泛为丸。每次服 2 克，每日 3 次。适用于臌胀反复发作。

（2）青蛙 1 只，巴豆、砂仁各 7 个。去蛙内脏，将巴豆、砂仁装入蛙腹中，外用泥封，火烧存性，去泥研末。将药末分为 7 包，每次服 1 包，每日 1～3 次。适用于臌胀久不消退。

（3）鲜猪苦胆 1 个，豆浆 1 大碗。将豆浆加热后，搅入猪胆汁饮用。如无鲜猪胆，用干者置温水中泡开亦可用。适用于肝硬化腹水。

（4）制鳖甲 30～60 克，大蒜 15～30 克。加水煮熟，勿入盐，淡食之，每日 1 剂。适用于臌胀。

【自疗要点】

（1）肝硬化主要侵犯肝、脾、肾三脏，在本为肝肾不足、脾胃虚弱，在标为血瘀水结。治疗应根据病情的缓急用药。病急属实证，以行气、利水、祛瘀为主，调肝健脾固肾为辅；病缓属虚证，以调肝健脾固肾为主，行气、利水、祛瘀为辅。著名中医岳美中专方"芪丹鳖甲汤"（黄芪 30 克，白芍 10 克，丹参 30 克，鳖甲 30 克，茯苓 30 克等），经临床治疗观察，疗效良好。

（2）中药六味地黄丸、灵芝片有调补肝肾的作用。中草药筋骨草（苦草）每日 10 克，煎服，有较好的控制肝硬化及腹水进展的作用。

（3）严格来说，目前尚无治疗肝硬化的特殊药物，治疗重点在保护和恢复肝功能及预防并发症两方面，有些患者盲目认为多吃所谓"肝脏保护药"就一定有利于肝脏的恢复，这一观点是不正确的。我们应该明白，大部分药物必须经过肝脏代谢，服用药物太多或服用时间太长，显然会加重肝脏的负担，所以肝硬化患者必须专业医务人员的指导下用药，这样才是安全可靠的。

（4）凡患有本病者，要加强自我情志的调节，不要自寻烦恼，"既来之，则安之"，以平静的心态对待，要乐观、开朗，树立战胜疾病的信心。而亲友应该多关心患者，多疏导劝慰，心情的愉快与情绪的稳定，将有利于肝病的恢复。肝硬化早期(代偿期)，如果肝功能正常，体征不明显者，可以参加较轻松的工作，但要避免疲劳；中晚期(失代偿期)时，原则上应该全休。

（5）本病经治疗后，当肝硬化或腹水症状已经稳定，在休养期间，除定期到医院复查外，一旦出现下列情况，应及早到医院治疗，切不可轻视：极度乏力，纳差，出现黄疸，肝区疼痛加剧，呕血或黑粪，腹胀、腹水，无尿或尿少，突然行为异常、意识障碍等。

【肝硬化腹水预防调护】

（1）起居调养：肝功能代偿良好、病情稳定者可参加一般轻工作，或适当活动，如散步、做保健操等，但须注意适可而止，不必勉强。代偿不全者，按不同程度予以短期休息或半天休息。有肝功能损害、黄疸、腹水、出血等应卧床休息，以减轻肝脏负担，改善肝循环，促进肝功恢复。平时生活要有规律，积极预防感冒及胃肠道感染，节制性生活。

（2）饮食调养：要饮食有节，定时定量，一般以低脂肪、高蛋白、高维生素和易于消化的饮食为宜。可多吃些豆制品、水果、新鲜蔬菜，适当进食瘦肉、河鱼、鸡蛋、糖类等。如肝功能显著减退或有肝性脑病先兆时，应对蛋白质食物(肉类、鱼类、蛋类)进行控制。有腹水的患者则应限制水和钠盐，一般每日氯化钠摄入量应少于

下篇 辨脉诊病

1.2克,每日水的摄入不应超过1 000毫升。禁酒类、辛辣及对肝脏有害的物品(如砷、异烟肼、巴比妥类等)。

(3)精神调养:消除思想负担,树立坚强意志,保持心情舒畅,情绪稳定。很多病例证实,只要患者消除恐惧心理,积极配合治疗,就能有益于病情的改善和提高疗效。

第五节　肝癌怎样辨脉诊治

肝癌以脏腑气血亏虚为本,气、血、湿、热、瘀、毒互结为标,主病在肝,渐为癥积而成。临床上以右胁肿硬疼痛、消瘦、食欲缺乏、乏力,或有黄疸或昏迷等为主要表现的恶性肿瘤病。该病症相当于西医的原发性肝癌。该病可发生于任何年龄,多发于青年和中年,男性多于女性。起病隐匿,相当部分患者有肝积、肝大等病史。其主症为两胁疼痛,上腹部肿块,纳呆乏力,腹胀消瘦,肝区疼痛而剧烈,向肩背部放射,肿块呈进行性增大,质地坚硬而拒按,兼症以发热、腹泻、腹痛、鼻出血为多,晚期出现黄疸、腹水、昏迷表现。初期脉象多表现为弦滑或滑数,后期脉象多表现为沉细、细而数等。

【脉象辨析】

1. 脉弦　多为肝气郁结所致。症见右胁部胀痛,胸闷不舒,善太息,纳呆少食,时有腹泻,胁下肿块初起时舌苔薄腻。

2. 脉弦涩或细涩　多为气滞血瘀所致。症见右胁刺痛,入夜尤甚,胁下肿块坚硬,按之痛甚,脘腹胀满,食欲缺乏,神倦纳少,面色暗滞,唇色紫褐,口渴而不欲饮,或大便色黑,舌质紫暗或有瘀点、瘀斑。

3. 脉弦滑或弦数　多为湿热聚毒所致。症见右胁痛甚,胁下结块坚硬,身目俱黄,烦热口苦,脘腹痞胀,纳呆呕逆,小便黄赤,粪便干结,舌质红,苔黄腻。

4. 脉细而数　多为肝阴亏虚所致。症见胁肋疼痛,胁下结块坚硬,五心烦热,头晕目眩,食少腹部胀大,青筋暴露,甚则呕血,便血,舌质红而少苔。

【中医简易治疗】

(1)木鸡、核桃树皮、山豆根、菟丝子各30克。每日1剂,水煎分2次服。适用于肝癌早期。

(3)半边莲、半枝莲、黄毛耳草、薏苡仁各30克,天胡荽60克。每日1剂,浓煎分2次服。适用于肝癌早期。

(3)全蝎、蜈蚣、水蛭、僵蚕、蛞蝓、壁虎、五灵脂各等份。共研细末,每次服3克,每日2次。适用于肝癌中、晚期,疼痛剧烈。

(4)丹参15克,白芍20克,金钱草30克,鳖甲(先煎)15克,鸡内金10克,延胡索18克,郁金15克,蜈蚣(去头足)3条,白花蛇舌草30克,半枝莲25克,黄芪15克。气滞血瘀型,加柴胡10克,水蛭4克;脾虚湿困型,加泽泻15克,茯苓15克,猪苓30克;肝胆湿热、黄疸指数增高者,加茵陈30克;谷氨酸氨基转移酶升高者,加蒲公英20克,败酱草10克,虎杖10克;肝肾阴虚型,加生地黄、女贞子各10克。每日1剂,水煎分2次服。具有活血止痛,消积抗癌的功效。适用于原发性肝癌,腹部肿块,疼痛等。

【预防调护】

(1)改善饮水条件,注意饮水卫生,不食霉变食品,少吃油炸、辛辣、腌制食物,戒烟、酒。

(2)饮食多样化,多食富含维生素、微量元素及纤维素类食品,如新鲜菜、水果、冬菇及海产品等。

(3)预防并治疗病毒性肝炎。

(4)适当运动,不可过劳,少去人群聚集的公共场所。

(5)正确对待疾病,积极配合治疗,定期复查随访,一般术后1～2年每2个月复查1次,2年以上可3～4个月1次,5年以上每半年1次。但若感觉不适时,应随时就诊。

第十二章　心脑病症辨脉诊病

第一节　胸痹心痛怎样辨脉诊治

胸痹心痛是由于正气亏虚、痰浊、瘀血、气滞、寒凝而引起心脉痹阻不畅，临床以膻中穴或左胸部发作性憋闷、疼痛为主要表现的一种病症。该病症相当于西医的缺血性心脏病（不包括心肌梗死）。该病多发于40岁以上的中老年人，常由情志刺激、饮食过饱、感受寒冷、劳倦过度而诱发，亦可在安静时或夜间无明显诱因而发病，多伴有气短乏力、自汗心悸，甚至喘促等表现。其脉象多表现为沉紧、沉细迟、细弦、弦涩、细缓、滑、结、代、促等。

【脉象辨析】

1. 脉沉紧　多为素体阳虚、胸阳不振、阴寒之邪乘虚而入所致。症见猝然心痛如绞，形寒，甚则手足不温，冷汗自出，心悸气短。

2. 脉沉细迟　多为中老年人，肾气渐衰，肾阳虚衰不能鼓动五脏之阳，引起心气不足或心阳不振而发。症见心悸心痛、胸闷、气短、自汗，动则更甚，神倦怯寒，面白无华，四肢欠温或肿胀等。

3. 脉细弦　多为情志不遂时诱发，令心气郁结而致。症见心胸满闷、隐痛阵发、痛无定处、时欲太息。

4. 脉弦涩　多为瘀血痹阻所致。症见心胸疼痛剧烈，如刺如绞，痛有定处，甚则痛引肩背。

5. 脉细缓　多为心气不足所致。症见心胸阵阵隐痛，胸闷气短，动甚益甚，心中动悸，倦怠乏力，神疲懒言，易出汗。

6. 脉滑　多为痰浊闭阻所致。症见胸闷重而心痛轻微，肥胖体沉,痰多气短,口黏便溏,咳吐痰涎。

7. 脉结、代、促 多为气虚血瘀或心阴亏损,气虚血瘀所致。症见胸痛,伴气短乏力,自汗。

【中医简易治疗】

1. 中药贴敷疗法 冠心膏贴于膻中、心俞及虚里穴,每次任选2穴,各贴1片,隔24小时更换。具有活血化瘀,行气止痛的功效。适用于胸痹心痛各证型。

2. 中药气雾剂疗法

(1)寒心舒气雾剂舌下喷雾,每次喷1~2下,症状发作时用。具有温通散寒,理气止痛的功效。适用于胸痹心痛寒凝证。

(2)热心舒气雾剂舌下喷雾,每次喷1~2下,症状发作时用。具有凉血清热,活血止痛的功效。适用于胸痹心痛偏热者。

3. 单方验方

(1)失笑散3克,田七末15克,云南白药中保险子1~2粒。上药以黄酒送服。适用于心痛甚者。

(2)丹参24克,白芍15克,川芎15克,红花10克,降香6克。每日1剂,水煎分2次服。适用于各证型胸痛。

【自疗要点】

(1)缺血性心脏病,以胸闷、膻中或左胸部反复疼痛为特点,临床辨证多虚实夹杂,变化多端,但只要辨证准确,患者能遵医嘱,善于摄养,病情一般都能得到控制或缓解。

(2)尤其要注意疼痛的早期,即应使用一些舌下含服的药物,如复方丹参滴丸、益心丸、速效救心丸等,上述药物具有起效快、作用迅速的特点。如果症状持续不能改善,应尽早到医院治疗。

(3)值得注意的是:该病是内科重症,书中所介绍的方法仅作为辅助治疗。

【预防调护】

(1)注意精神调节,避免情绪波动。

(2) 饮食宜清淡,勿过食肥腻、辛辣等刺激性食物,戒烟忌酒,勿暴饮暴食。

(3) 坚持适当体育锻炼,劳逸结合,不可过度劳累。

(4) 发作时应保持心情平静,及时休息,给予镇痛药物,以防止发生意外。

(5) 注意生活起居,避免寒冷刺激。

第二节 心悸怎样辨脉诊治

心悸是指气血阴阳亏虚,或痰饮瘀血阻滞,心失所养,心脉不畅,引起心中急剧跳动,惊慌不安,不能自主为临床主要表现的心系疾病。该病症相当于西医的心律失常。其发作常由情志刺激、惊恐、紧张、劳倦过度、饮酒饱食等因素而诱发。常伴胸闷不适、易于激动、心烦急躁、少寐多汗、颤抖乏力、头昏等症状。中老年发作频繁者,可伴心胸疼痛,甚至喘促、肢冷汗出,或见晕厥表现。脉象多表现为数、疾、促、结、代、沉、迟等。

【脉象辨析】

1. 脉细略数或细弦 多为心虚胆怯所致。症见心悸不安,善惊易恐,坐卧不安,寐差多梦而易惊醒,食少纳呆,恶闻声响,舌质淡,苔薄白。

2. 脉细弱而结代 多为心脾两虚所致。症见心悸气短,头晕目眩,面色无华,神疲乏力,纳呆食少,腹胀便溏,多梦少寐,健忘,舌质淡红。

3. 脉细数或结代 多为阴虚火旺所致。症见心悸易惊,心烦失眠,五心烦热,口干口渴,夜间盗汗,思虑劳心时则症状加重,伴耳鸣、腰酸,头晕目眩,舌红少津,苔少。

4. 脉虚而促或结代 多为心阳不振所致。症见心悸不安,胸闷气短,动则尤甚,面色苍白,形寒肢冷,舌质淡,苔白。

5. 脉弦滑或沉细而滑 多为水饮凌心所致。症见心悸不安,胸闷痞满,渴不欲饮,小便短少,下肢水肿,形寒肢冷,伴见头晕目眩,恶心呕吐,流涎,舌质淡,苔滑。

6. 脉涩或结或代 多为心血瘀阻所致。症见心悸不安,胸闷不适,心痛时作,痛如针刺,唇甲青紫,舌质紫暗或有瘀点、瘀斑。

7. 脉滑而促或结代 多为痰火扰心所致。症见心悸时发时止,受惊易作,胸闷烦躁,少寐多梦,口干口苦,大便秘结,小便短赤,舌质红,苔黄腻。

【中医简易治疗】

(1)苦参、益母草各20克,炙甘草15克。每日1剂,水煎分2次服。适用于心悸而脉数或促。

(2)黄芪、苦参、汉防己、葛根各30克,每日1剂,水煎分2次服。适用于心悸兼气虚。

(3)朱砂0.5克,琥珀3克。研细末后分2次吞服,切勿煎煮。适用于各证型心悸。

(4)生酸枣仁、熟酸枣仁各10克。每日1剂,水煎分2次服。适用各证型心悸。

【自疗要点】

1. 中成药自疗 分以下3型进行。

(1)心气不足型:症见心悸头晕,胸闷气短,倦怠乏力,面色无华,舌质淡,苔白,脉结代,或沉细数。治宜补益心气,镇静安神。可服用归脾丸、生脉饮、柏子养心丸等。

(2)阴虚火旺型:症见心悸不宁,心烦少寐,头晕目眩,手足心热,腰酸耳鸣,舌质红,少苔或无苔,脉细数或结代。治宜滋阴清火,养血安神。可口服天王补心丹、宁心宝、朱砂安神丸等。

(3)心血瘀阻型:症见心悸不安,胸闷不舒,心病时作,舌质紫暗或有瘀点、瘀斑,脉涩或结代。治宜活血化瘀,理气通络。可服用冠心苏合丸、复方丹参片等。

2. 药食自疗

(1)心气不足型:茯苓末、米粉、白糖各等量。加水适量,搅调均匀,以微火在平锅里摊烙成极薄煎饼,经常食用。

(2)阴虚火旺型

①鲜牡蛎肉250克,鸡汤或精瘦肉白汤适量。加热烧开后,加入牡蛎肉略煮沸即可,调以食盐、味精,食肉喝汤。

②莲子30克,枸杞子30克,粳米100克。淘洗干净,共置于锅内,加水适量,煮熟成粥,食用。

(3)心血瘀阻型:生山楂500克,蜂蜜250克。生山楂去果柄、果柱,放入锅内,清水适量,煎煮至七成熟烂,水将耗干时加入蜂蜜,再以小火煎煮熟透,收汁,待冷,放瓶罐中储存备用,可经常大量食用。

【预防调护】

(1)心悸发作频繁时应卧床休息,保证睡眠充足。

(2)注意劳逸结合,参加适当的体育活动。

(3)防止感冒,避免情绪激动、精神紧张,饮食宜清淡,戒烟、忌酒,避免饮用咖啡或浓茶等饮料。

第三节 眩晕怎样辨脉诊治

眩晕是由于风、火、痰、瘀引起清窍失常,临床以头晕、眼花为主要症状的病症。轻者闭目可止,重者如坐车船,旋转不定,不能站立,或伴有恶心,呕吐,汗出,面色苍白等表现,严重者可突然仆倒。该病症相当于西医的高血压、低血压、低血糖、贫血、梅尼埃病、脑动脉硬化、椎-基底动脉供血不足、神经衰弱等。该病症多由情志、饮食所伤及失血、外伤、劳倦过度等所致。一般多见于中老年人,亦可发生于青年人。可反复发作,妨碍正常工作与生活,严重者可发展成中风或厥证、脱证而危及生命。其脉象多表现为弦滑、弦细、弦涩或弦细数,亦见有脉象细弱者。眩晕兼头胀而痛,心烦易怒,肢麻颤震者,应警惕中风的发生。

【脉象辨析】

1. 脉弦细数　多为风阳上扰所致。症见眩晕耳鸣,头痛且胀,遇疲劳、恼怒时加重,肢体颤震,不寐多梦,腰膝酸软,或颜面潮红,舌质红,苔黄。

2. 脉弦数　多为肝火上炎所致。症见头晕且痛,目赤口苦,胸胁胀痛,烦躁易怒,寐少多梦,舌质红,苔黄腻。

3. 脉弦滑　多为痰浊上蒙所致。症见头重如蒙,视物旋转,胸闷作恶,呕吐痰涎,舌质淡,苔白腻。

4. 脉弦细　多为肝肾阴虚所致。症见眩晕久发不已,视力减退,两目干涩,少寐健忘,心烦口干,耳鸣耳聋,神疲乏力,腰酸膝软,舌质红,苔薄。

5. 脉弦涩或细涩　多为瘀血阻窍所致。症见眩晕头痛,兼见健忘,不寐,心悸,精神不振,耳鸣耳聋,面唇紫暗,舌质紫暗,有瘀点或瘀斑。

6. 脉细弱　多为气血亏虚所致。症见头晕目眩,动则加剧,遇劳则发,面白无华,神疲乏力,心悸少寐,舌质淡,苔薄白。

【中医简易治疗】

1. 药茶疗法　肉桂、桂枝、炙甘草各 10 克,水煎分 2 次服,每日 1 剂;或用白开水泡后,代茶饮。适用于心肾阳虚证眩晕。

2. 单方验方

(1)夏枯草、罗布麻、桑寄生各 15 克。每日 1 剂,水煎分 2 次服。适用于各证型眩晕。

(2)青葙子 10 克,决明子 15 克。每日 1 剂,水煎分 2 次服。适用于各证型眩晕。

(3)党参 15 克,黄精 20 克,大枣 6 枚。每日 1 剂,水煎分 2 次服。适用于各证型眩晕。

【自疗要点】

1. 原发性高血压

(1)中成药自疗:可按以下3型进行。

①肝阳上亢型。症见头胀痛,眩晕,耳鸣,烦躁失眠,口干口苦,面红目赤,可兼两胁作胀,舌质红,苔薄黄,脉弦或弦数。治宜平肝潜阳。可选用清脑降压片、田七花精、脑立清、安宫降压丸、牛黄降压丸、天麻定眩丸、天麻钩藤冲剂、降血压糖浆、天麻眩晕宁、罗布麻叶颗粒、醒脑降压丸等。

②肝肾阴虚型。症见头痛,眩晕,腰膝酸软,心烦口干,健忘失眠,舌质红,少苔,脉细数。治宜滋补肝肾。可选用二至丸、左归丸、六味地黄丸、延寿丹、健脑补肾片、滋肾宁神丸、阿胶首乌液、补肾养血丸等。

③阴阳两虚型。症见重度眩晕,遇劳则甚,全身乏力,气短,腰膝酸软,面白无华,畏寒肢冷,或有双下肢水肿,舌质淡嫩,脉沉细无力。治宜滋阴助阳。可选用毛冬青补液、参芪二仙片、虫草蜂王浆、龟鹿二胶丸、壮腰健肾丸、双龙补膏、复方羊红膻片等。

(2)药食自疗

①肝阳上亢型

鲜芹菜500克,蜂蜜50毫升。鲜芹菜捣烂取汁,加蜂蜜调匀,代茶饮,每日3次。

连根芹菜60克,粳米60克。连根芹菜切碎,与淘洗干净的粳米同煮为粥,晚间食用。

海带30克,决明子30克。加水适量同煎,食海带,喝汤,每日1次。

海带30克,冬瓜100克,薏苡仁10克。海带、冬瓜、薏苡仁加白糖煮汤,代茶饮,每日1次,连用4~5日。

鲜山楂10枚,冰糖适量。鲜山楂捣碎,加冰糖水煎分2次饮。

决明子15克,白菊花10克,粳米100克,冰糖适量。决明子微炒后,与白菊花水煎,滤渣取汁,加粳米、冰糖,煮成稀粥,每日食用1次,5～7日为1个疗程。

粳米100克,菊花末10～15克。粳米煮粥,将熟时调入菊花末,煮沸后食用。

②肝肾阴虚型

黑木耳6克,冰糖适量。黑木耳浸泡1夜,入锅蒸1小时,拌入冰糖调匀,睡前食用。

鲜生地黄150克,粳米50克,冰糖适量。鲜生地黄洗净,捣烂,以纱布绞汁备用。粳米加冰糖以井水煮粥,熟后加入鲜地黄汁,略煮,每日2～3次温食。

绿豆、黑芝麻各500克。炒熟,研末,每次食用50克,每日2次。

茭白、芹菜各30克。水煎代茶饮。

③阴阳两虚型

粳米50克,豆浆500毫升,白糖适量。粳米先煮粥,半熟时加豆浆同煮,加白糖搅匀后早晚各温食1次,可长期食用。

莲子粉15克,糯米30克,红糖适量。置于砂锅内同煮成粥,食用。

海虾米30克,粳米100克。海虾米以温水浸泡后,与粳米用砂锅煮成粥,早晚温食。

鲜胡萝卜50克,粳米200克。胡萝卜切成小片,与粳米同煮为粥,宜长期食用。

海参30克,冰糖适量。海参以清水炖烂,加冰糖再炖片刻,每日空腹食用。

(3)按摩自疗:以患者双手拇指按摩双侧涌泉穴各100下,早晚各1次。长期按摩。

2. 低血压

(1)中成药自疗:可分以下两型进行。

①气血亏虚型。症见头晕,头痛,动则加剧,精神倦怠,乏力健

忘,或伴心悸,纳差,舌质淡,少苔,脉细。治宜补益气血。可选用十全大补丸、人参养荣丸、养血当归精、人参补膏、三参王浆、复方阿胶浆、人参当归茶等。

②肾精不足型。症见头晕,精神萎靡不振,腰膝酸软,失眠健忘,体瘦形寒怕冷,或面色暗黑,舌质淡嫩、苔薄白,脉弱尺甚。治宜补益肾精,充养脑髓。可选用河车大造丸、人参首乌精、参茸大补液、茸血五加甲参晶等。

(2)药食自疗

①气血亏虚型

白木耳(先浸泡)15克,猪瘦肉50克,大枣10枚。炖熟后食用。

猪脑1个,水煎30分钟,全部食用,每日1个,连用7日。

母鸡1500～2000克,粳米100克。母鸡宰杀,去毛杂及肠脏,洗净,浓煎鸡汁,与粳米煮成粥,早晚温热食用。

糯米100克,阿胶(捣碎)5克。先用糯米煮粥,将熟时加入阿胶,边煮边搅,待粥稠胶化为止,早晚食用。

②肾精不足型

猪精瘦肉(切成细丝)500克,枸杞子100克,熟青笋(切丝)100克,香油适量。先炒肉丝和笋丝,烹黄酒,加入调味品,再放入枸杞子翻炒,淋香油后食用。

核桃仁3个,鲜荷蒂10枚。共捣烂,水煎代茶饮。

大米50克,大枣2枚,何首乌粉25克,红糖适量。大米、大枣如常法煮粥,半熟时加入何首乌粉,煮熟后加红糖适量搅匀,分早晚食用。7～15日后可间歇2～3日食用,经常食用有效。

枸杞子叶30克,枸杞子20克,大米50克。将大米、枸杞子叶先煮粥,半熟时加入枸杞子,煮熟后加白糖搅匀,早晚食用。

(3)耳穴贴压自疗:取耳穴肾上腺、升压点、缘中(脑点)、心穴。施以耳穴贴压法,或用毫针刺激。

【预防调护】

（1）眩晕患者应保持心情舒畅,避免情绪的大起大落。

（2）饮食清淡,忌膏粱厚味。戒烟、戒酒。

（3）适当体育锻炼,特别适宜的传统项目有太极拳、八段锦等。

第四节　中风怎样辨脉诊治

中风是由于气血逆乱,产生风、火、痰、瘀,导致脑脉痹阻或血溢脑脉之外,临床上以出现突然昏仆、半身不遂、口眼㖞斜、言语謇涩或不语、偏身感觉麻木为主要临床表现的脑神经疾病。该病症相当于西医的脑血管意外,包括出血性中风与缺血性中风两类。该病起病急,常见的诱因为气候骤变,烦劳过度,情志相激,跌仆努力等,病前常有头晕,头痛,肢体麻木,力弱等先兆症状,好发年龄以40岁以上多见。其脉象多表现为弦,重按有力或弦滑、弦细,或结或代等。若脉由浮转沉、由大变细、由实转虚、由闭证转向脱证,均属危象之兆。

【脉象辨析】

1. 脉弦滑　多为风痰瘀血、痹阻脉络所致。症见半身不遂,口眼㖞斜,舌强言謇或不语,偏身麻木,头晕目眩,舌质暗淡,苔薄白或白腻。

2. 脉弦数有力　多为肝阳暴亢、风火上扰所致。症见半身不遂,偏身麻木,舌强言謇或不语,或口眼㖞斜,眩晕头痛,面红目赤,口苦咽干,心烦易怒,尿赤便干,舌质红或红绛,苔薄黄。

3. 脉弦滑或偏瘫侧脉弦滑而大　多为痰热腑实、风痰上扰所致。症见半身不遂,口眼㖞斜,言语謇涩或不语,偏身麻木,腹胀便秘,头晕目眩,咳痰或痰多,舌质暗红或暗淡,苔黄或黄腻。

4. 脉沉细、细缓或细弦　多为气虚血瘀所致。症见半身不遂,口眼㖞斜,言语謇涩或不语,偏身麻木,气短乏力,口角流涎,自汗,心悸不安,大便溏薄,手足肿胀,舌质淡,苔薄白或白腻。

5. 脉细弦或细弦数 多为阴虚风动所致。症见半身不遂,口舌㖞斜,言语謇涩或不语,偏身麻木,烦躁失眠,眩晕耳鸣,手足心热,舌质红绛或暗红,苔少或无苔。

6. 脉弦滑数 多为痰热内闭清窍所致。症见起病骤急,神昏或昏聩,半身不遂,鼻鼾痰鸣,肢体强痉拘急,项背身热,躁扰不宁,甚则手足厥冷,频繁抽搐,偶见呕血,舌质红绛,苔黄腻或干腻。

7. 脉沉滑或沉缓 多为痰湿蒙塞心神所致。症见发病神昏,半身不遂,肢体松懈,瘫软不温,甚则四肢逆冷,面白唇暗,痰涎壅盛,舌质暗淡,苔白腻。

8. 脉沉缓、沉微 多为元气败脱、神明散乱所致。症见突然神昏或昏聩,肢体瘫痪,手撒肢冷汗多,重则周身湿冷,大小便失禁,舌痿,舌质紫暗,苔白腻。

【中医简易治疗】

1. 中药贴敷疗法

(1)制马钱子50克,芫花20克,雄黄2克,川乌3克,胆南星5克,白胡椒2克,白附子3克。上药共研细末,过筛,贮瓶备用。每取药末10～15克,撒于2厘米×3厘米的胶布中央,分别贴于神阙、牵正穴上,每2日更换1次,5次为1个疗程。适用于中风,口眼㖞斜。

(2)穿山甲(代)、大川乌头、海蛤各100克。上药共捣为末,每取15～20克,另将葱白捣汁和上药做成饼状,药饼直径5厘米左右,贴敷左、右足心处,再嘱患者坐于密室内,两足置于热水盆中浸烫,并使其出汗,感觉下肢发麻即停,每周2次。适用于半身不遂。

2. 单方验方 黄芪30克,红花10克,川芎、地龙、川牛膝各15克,丹参30克,桂枝6克,山楂30克。每日1剂,水煎分2次服。具有益气活血,通脉舒络,排滞荡邪,祛瘀生新的功效。适用于中风,痹证偏于气虚血瘀者。气郁或痰湿内阻之意识、语言障碍者,加郁金12克,石菖蒲、法半夏各10克,茯苓15克;头痛甚者,去桂枝、红花,加僵蚕10克,菊花15克;眩晕明显系肝阳上亢者,去桂枝、川芎、黄芪,加珍珠母(先煎)30克,苋蔚子10克;纳呆胸闷、舌苔白腻者,加白术、茯苓、薏苡仁各20克,或藿香、佩兰各10克;呕吐者,加竹茹、姜半夏各10克;便秘、口臭者,加大黄(后下)12克;抽搐者,去桂枝,加僵蚕、钩藤各10克。

【自疗要点】

(1)中风是一种严重危害人们健康的疾病,具有发病率、病死率、致残率高的特点。

(2)中风急性期多住院治疗。

(3)进入中风恢复期和后遗症期,应进行及时、正确的功能锻炼。在患者瘫痪肢体不能自主运动时,护理人员应帮助患者做被动运动,进行肢体按摩,同时做大小关节屈伸、旋转、内收、外展等动作,以促进气血运行。当患者肢体瘫痪恢复到可以抬举时,应加强自主运动,如在床尾栓上带子,患者可以拉带子协助坐起;脚踩踏板,锻炼小腿肌;手握木棍或揉动核桃或健身球,锻炼握力和手指关节活动能力。

(4)当患者能站立时,则应尽早搀扶患者锻炼走路,要注意姿势、技巧、持久力及速度,还要注意安全。此外,对中风不语者,应耐心教导患者锻炼发声,逐步使其恢复语言功能。

【预防调护】

(1)中老年人若在某些诱因作用下,眩晕、头痛明显加重,并出现一过性偏侧肢麻、语言不利等症状,多为中风先兆,应及时检查治疗,采取综合措施控制病情,加强护理,密切观察病情变化,并注意休息调摄,防止进一步发展为中风。

(2)对于已患中风的患者,应积极消除导致再中风的危险因素,如对高血压、糖尿病、动脉硬化、高脂血症等疾病,应积极进行治疗。

(3)情志上要保持心情舒畅,生活要有一定规律,每日必须有

下篇　辨脉诊病

充足的睡眠时间及适当的活动时间,避免用脑过度。

(4)饮食结构要合理,提倡低盐低脂饮食,多进食蔬菜、水果,忌辛辣食物,保持大便通畅。

第五节　不寐怎样辨脉诊治

不寐是由于心神失养或不安而引起经常不能获得正常睡眠,并以头晕、健忘等为主要表现的脑神经疾病。该病症相当于西医的失眠、神经官能症、更年期综合征等。本病多为情志所伤、久病体虚、饮食不节、劳逸失度等引起阴阳失调,阳不入阴而发病。轻者入寐困难或睡而易醒、醒后不寐,重者彻夜难眠,常伴有头痛头昏、心悸健忘、神疲乏力、心神不宁、多梦等。其脉象多表现为脉数有力或细数,或弦而数,或滑数,细无力,弦细等。

【脉象辨析】

1. 脉数有力或细数　多为心火炽盛所致。症见心烦不寐,躁扰不宁,口干舌燥,小便短赤,口舌生疮,舌尖红、苔薄黄。

2. 脉弦而数　多为肝郁化火所致。症见急躁易怒、不寐多梦,甚至彻夜不眠,常伴头晕头胀,目赤耳鸣,口干而苦,不思饮食,便秘尿赤,舌质红,苔黄。

3. 脉滑数　多为痰热内扰所致。症见胸闷心烦不寐,泛恶,嗳气,并伴头重目眩,口苦,舌质红,苔黄腻。

4. 脉细而数　多为阴虚火旺所致。症见心悸不安,心烦不寐,腰酸足软,并伴头晕,耳鸣,健忘,遗精,口干津少,五心烦热,舌质红而少苔。

5. 脉细无力　多为心脾两虚所致。症见多梦易醒,心悸不安,健忘神疲,少食,头晕目眩,并伴四肢倦怠,面色无华,舌质淡,苔薄。

6. 脉弦而细　多为心胆气虚所致。症见心烦不寐,多梦易醒,胆怯心悸,触事易惊,常伴气短自汗,倦怠乏力,舌质淡,苔薄。

7. 脉弦或涩 多为瘀阻脑络所致。症见不寐多梦,头晕头痛,健忘,面色黧黑,或有头部外伤史,舌质紫暗或有瘀点、瘀斑。

【中医简易治疗】

单方验方

(1)琥珀 0.6 克,合欢皮、白芍各 9 克。每日 1 剂,水煎分 2 次服。适用于不寐阴血亏虚证。

(2)夜交藤 15 克,合欢花 9 克,炒酸枣仁 12 克,龙齿(先煎)、茯神、麦冬各 9 克,石斛 12 克,珍珠母(先煎)30 克,白芍、夏枯草各 9 克,朱砂 1 克,琥珀 1.5 克。每日 1 剂,水煎分 2 次服。适用于不寐阴虚火旺证。

(3)炒酸枣仁、麦冬各 10 克,远志 6 克。每日 1 剂,水煎分 2 次服。适用于不寐阴虚证。

(4)百合、淮小麦各 30 克,莲子肉、夜交藤各 15 克,大枣 10 克,甘草 6 克。上药以冷水浸泡 30 分钟,加水 500 毫升,煮沸 20 分钟,滤汁,存入暖瓶内,不计次数代茶饮。具有益气养阴,清热安神的功效。适用于神经官能症、神经衰弱。兼气郁者,加合欢花 30 克;兼瘀浊者,加竹茹 9 克,生姜 6 克;兼湿邪阻滞者,加藿香梗、荷叶梗各 10 克。

【自疗要点】

(1)中医治疗本病尤其注重心理方面的疏导,帮助患者找出发病的诱因,特别是因情志不畅或紧张,压力超负荷所致,精神治疗更有其特殊的作用,患者应积极设法消除顾虑及紧张情绪,保持良好心理状态。

(2)在用药法则上强调在辨证论治基础上,均应加用安神镇静药,方能取效。此外,服药方法也很重要,为了使血中达到一定的药物浓度,起到安神入睡的目的,一般早晨或上午不服药,只在午后休息及晚上临睡前各服药 1 次,这种服药方法常可收到良好疗效。

【预防调护】

(1)调畅情志,保持良好的心态,避免精神刺激。

(2)养成良好的生活习惯,定时休息,睡前不饮浓茶、咖啡。

(3)注意锻炼身体,积极参加医疗体育活动。

(4)睡前采取适当的按摩方法,可帮助入睡。例如,用拇指端的螺纹面,点揉另一手的神门穴,再换另一手的拇指,同样揉前手的神门穴,以稍感酸胀为宜,各重复30次;取仰卧位,微屈小腿,以两足心紧贴床面,做上、下摩擦动作,每日30次;还可取仰卧位,左右两手重叠,右手掌心在下,贴于脐上,左手掌心放在右手掌背,两手均匀用力,以顺时针方向旋转摩动;由脐部开始,逐渐扩大范围至全腹,旋摩全腹有助于全身放松。

第六节 痴呆怎样辨脉诊治

痴呆多由髓减脑消、神机失用而致,是以呆傻愚笨为主要临床表现的一种神志疾病。该病症相当于西医的老年性痴呆、脑血管性痴呆及脑叶萎缩症。其病因以情志所伤、年迈体虚为主。轻者可见神情淡漠、寡言少语、反应迟钝、善忘等症状;重则表现为终日不语,或闭门独居,或口中喃喃、言辞颠倒,或举动不经,忽笑忽哭,或不欲食,数日不知饥饿等表现。为中老年时期的多发病。一般起病隐袭,发展缓慢,渐进加重,病程一般较长。脉象多表现为沉细弱、沉细滑、细滑、细涩等。

【脉象辨析】

1. 脉沉细弱 多为髓海不足所致。症见头晕耳鸣,记忆力和计算力明显减退,懒惰思卧,齿枯发焦,腰酸骨软,步行艰难,舌瘦色淡,苔薄白。

2. 脉沉细弱双尺尤甚 多为脾肾两虚所致。症见表情呆滞,沉默寡言,记忆力减退,失认失算,口齿含糊,词不达意,并伴腰膝酸软,肌肉萎缩,食少纳呆,气短懒言,口涎外溢或四肢不温,腹痛喜按,肠鸣泄泻,舌质淡白,舌体胖大,苔白,或舌质红,苔少或无苔。

3. 脉细滑　多为痰浊蒙窍所致。症见表情呆钝,智力衰退,或哭笑无常,喃喃自语,或终日无语,呆若木鸡,并伴不思饮食,脘腹胀痛,痞满不适,口多涎沫,头重如裹,舌质淡,苔白腻。

4. 脉细涩　多为瘀血内阻所致。症见表情迟钝,言语不利,善忘,易惊恐,或思维异常,行为古怪,且伴肌肤甲错,口干而不欲饮,双目晦暗,舌质暗,或有瘀点、瘀斑。

【中医简易治疗】

(1)丹参30克,川芎、当归、黄芪各15克。每日1剂,水煎分2次服。适用于老年痴呆,证属瘀血内阻。

(2)黄芪60克,当归、制何首乌、熟地黄各15克。每日1剂,水煎分2次服。适用于老年性痴呆,证属体虚者。

(3)黄芪30克,龟甲(先煎)、川芎各15克,穿山甲(代、先煎)9克。每日1剂,水煎分2次服。适用于老年痴呆,证属肾虚血瘀。

【自疗要点】

1. 节制饮食　对于老年性痴呆,应力戒饱食,因长期饱食易促使脑动脉硬化,易引起老年性痴呆。据国外研究报道,节食可使人长寿。其次,应禁忌长期服用安眠药物,安眠药能抑制大脑功能,阻滞神经传导,可发生一系列痴呆。

2. 药食疗法　药食疗法对防治老年性痴呆也有较好的帮助。据多方面研究资料表明,饮食中缺钙,缺维生素C、维生素E及B族维生素,以及蛋白质不足,铝过量,吸烟,酗酒等均为老年性痴呆的诱因。因此,大力提倡戒烟、少喝酒,注意多吃鸡蛋、大豆、花生、核桃、猪瘦肉、牛羊肉等蛋白质丰富的食物和富含维生素C、维生素E、B族维生素的食物,可以防治老年性痴呆的发生。此外,动物脑富含脑磷脂和维生素B_1,有增强神经功能和大脑的记忆力作

下篇　辨脉诊病

用。乙酰胆碱缺乏是老年性痴呆发病的主因。卵磷脂可使乙酰胆碱增加,因此可多吃鸡蛋。卵磷脂是一种很强的乳化剂,人体从食物中摄取卵磷脂,可有效地使中性脂肪及血清胆固醇颗粒变小,并使其保持悬浮状态,血流从而畅通,营养和氧气可源源不断供给大脑,改善大脑记忆力,从而阻止老年性痴呆。防治老年性痴呆,可采取以下方法。

(1)核桃仁 30 克,粳米 200 克,大枣 10 枚。将核桃仁、粳米、大枣洗净,熬粥食用,每日 2 次。

(2)黑芝麻 30 克,粳米 100 克,蜂蜜 1 匙。将黑芝麻、粳米洗净,煮粥,加蜂蜜搅匀食用,每日早晚各 1 次。

(3)枸杞子 20 克,小米 100 克,猪瘦肉 30 克,食盐少许。将枸杞子、小米、猪瘦肉洗净,共熬成粥,食用时加食盐调味。

(4)枸杞子、炒酸枣仁、光桃仁、核桃仁、大枣各 10 克,糯米 250 克。将其混匀,蒸熟成糕,经常食用可健脑益寿。

(5)牛骨髓 50 克,面粉 500 克,红糖适量。将牛骨髓、面粉入锅,用小火炒至色黄,每次取油炒面 40~50 克,加红糖用开水冲调食用。

3. 心理疗法　老年人要保持乐观情绪,做到心胸豁达,笑口常开,这是防治痴呆的"灵丹妙药"。也可玩三色球,用球体涂色法来治疗痴呆。

4. 运动疗法　平日坚持医疗体育锻炼,如腹式深呼吸、保健操、甩手、步行、慢跑、舞剑、太极拳等,以促进血液循环,增强脑细胞的新陈代谢,延缓大脑衰老。此外,常诵诗词,下围棋或象棋,打麻将等多种活动,可防治老年性痴呆的发生。

5. 控制饮食　老年性痴呆主要是由动脉硬化引起大脑皮质萎缩所致。脑萎缩和脑神经细胞死亡一经发生,即可发生老年性痴呆。预防的措施,首先是控制脂类食物,以减少冠心病、高血脂、动脉硬化的形成。吸烟极易造成呼吸系统、消化系统、大脑功能的损害。因此,从青少年起,就要克服嗜烟、嗜酒等不良习惯,勤奋习,勤于用脑。这对老年性痴呆的预防尤为重要。

6. 重在预防,贵在早治 老年性痴呆,目前国内外尚缺乏特效药治疗之前,关键是重在预防,贵在早治。要注意养生保健,科学用脑,勿使脑力过度损耗,也不废除用脑。要保持心情愉快,避免情绪过分激动和紧张。要合理膳食,避免过食甜、咸和动物脂肪、内脏、蛋黄等。要坚持适当的体育锻炼和琴棋书画,保持大便通畅,避免使用铝制炊具等。

【预防调护】

(1)预防和及时治疗可损害脑的各种疾病,避免有害因素,如老年人应积极防治动脉粥样硬化、高血压、脑中风等疾病,防止头部跌仆撞击伤及药物、有害气体中毒等。

(2)家属、医护人员要以耐心、和蔼的态度去维护患者的自尊,与患者保持亲密的关系,争取患者的合作,鼓励患者参加一些力所能及的家庭、社会活动,以免患者产生被家庭、社会遗弃的感觉,从而建立治病的信心和勇气。

(3)对于轻症患者,要进行耐心细致的训练和教育,合理安排好生活,督促患者尽量料理自己的日常生活,开展各种文体活动,使之逐渐掌握一定的生活和工作技能,从而使其智能得到发展。

(4)对于重症,基本失去生活处理能力的患者,要注意生活方面给予照顾。防止因大、小便自遗及长期卧床而引起继发性感染、压疮形成。要防止跌倒而发生骨折,不要让患者独自外出。个别患者可突然出现兴奋躁动及冲动行为而产生伤人、毁物及自伤事故。因此,要将这类患者单独安排一间房间,并派专人照顾,防止伤害事故的发生。

(5)饮食方面的调理对于预防老年性痴呆的发生具有重要的意义。平时饮食应做到定时、量、定质;高蛋白、高维生素、高不饱和脂肪酸;低蛋白、低热量、低盐;禁烟戒酒。具体来讲,要多食鱼类、蛋类、豆腐、豆油、香油、菜油及新鲜蔬菜等,少食肥肉、猪油、牛油、奶油等,经常保持大便通畅,对于痴呆的预防均有益处。可应用一些食疗方法,预防衰老、预防脑血管疾病及痴呆的发生。

(6)精神抑郁、独居一室、兴趣缺乏、运动减少对老年性痴呆的发生有着较大的影响。因此,平常应注意多多交流,多多参加社会集体活动,经常读书、看报、听收音机、看电视节目,参加老年人体育运动及健身活动,增加一定的爱好。老年人运动不宜剧烈、大量,宜动静结合,循序渐进。同时亦可按揉足三里、涌泉、神阙、关元等穴,以达到健身益智的目的。

第七节　痫证怎样辨脉诊治

痫证系指脏腑受伤,神机受累,元神失控所致,以突然意识丧失,发作时一侧仆倒,不省人事,两目上视,口吐涎沫,四肢抽搐,或口中怪叫,移时苏醒,醒后一如常人为主要表现的一种发作性疾病。该病症相当于西医的原发性癫痫或继发性癫痫。本病多有先天因素或家族史,尤其病发于幼年者,关系更为密切。每因惊恐、劳累、情志过极、饮食不节或不洁,或头部外伤,或劳欲过度等而诱发。其脉象多表现为弦数或弦滑、沉细或沉迟、沉弦滑而数或弦滑有力或沉弱、沉细而数等。

【脉象辨析】

1. 脉弦滑有力　多为风痰闭阻所致。症见发病前多有眩晕、胸闷、乏力、多痰、心情不悦,发作时则猝然昏倒,目睛上视,口吐白沫,手足抽搐,喉间痰鸣,舌质淡红,苔白腻。

2. 脉弦滑而数　多为痰火扰神所致。症见急躁易怒、心烦不寐,咳痰不爽,口苦咽干,便秘尿黄,痫证发作过后,症情更加严重,常彻夜难眠,双目发赤,舌质红,苔黄腻。

3. 脉沉细　多为心脾两虚所致。症见反复发痫不愈,神疲乏力,面色苍白,身体消瘦,纳呆便溏,舌质淡,苔白腻。

4. 脉沉细而数或弦细而数　多为肝肾阴虚所致。症见痫证发作,神思恍惚,面色晦暗,头晕目眩,两目干涩,耳轮焦枯不泽,健忘失眠,腰膝酸软,大便干燥,舌质红,苔薄黄。

5. 脉细无力　多为心血亏虚所致。症见失眠多梦,心悸气短,头晕健忘,每遇劳累则痫证发作,面色萎黄或苍白,舌淡嫩。

6. 脉弦或涩　多为瘀阻清窍所致。症见发作时猝然昏倒,全身抽搐,或见口角、眼角、肢体抽搐,颜面口唇青紫、舌质紫暗或有瘀点、瘀斑。

【中医简易治疗】

单方验方

(1)川郁金、白矾各等份。共研细末,炼蜜为丸,每次取服12克,每日2次。适用于痫证各证型。

(2)全蝎、蜈蚣各等份。共研细末,每次取服1克,每日3次。适用于痫证大发作时。

(3)白矾250克,朱砂、磁石各30克。上药共研细末,备用。用时,每次服2克,第一个月每日服3次,第二个月每日服2次,第三个月每日服1次。适用于痫证各证型。肝病者忌用。

【自疗要点】

1. 中成药自疗　可分风痰、痰火、瘀血、脾虚、肾虚等证型进行。

(1)风痰型:症见大发作时突然仆倒,不省人事,口中尖叫,两目上视,口吐泡沫,四肢抽搐,面白或青,平素眩晕,胸闷,苔白腻厚,脉弦滑。治宜豁痰,开窍,息风。可选用白金丸、羊痫风丸、医痫丸等口服。

(2)痰火型:症见大发作或小发作频频发生,平素心烦急躁梦多,口苦咽干,大便干结,小便黄赤,舌质红,苔黄腻厚,脉弦滑数。治宜清热,化痰,开窍。可选用痫证镇心丹、镇痫片、小儿抱龙丸、牛黄清心丸等口服。

(3)瘀血型:症见平素头部刺痛不移,可有头部外伤史,舌质暗或有瘀点、瘀斑,脉沉弦或沉涩。治宜活血,化瘀,开窍。可选冠心苏合香丸、复方丹参片等口服。

(4)脾虚型:症见癫痫日久,发作也稀,平素食少便溏,面色无华,四肢乏力,舌质淡,苔白润,脉弱。治宜健脾化痰。可选用六君丸、归脾丸、健脾丸、资生丸等口服。

(5)肾虚型:症见癫痫日久体虚,平素腰酸膝软,头晕耳鸣,神疲乏力,舌质淡,舌体胖,脉沉细。治宜补肾益脑。可选用补肾益脑丸、刺五加脑灵液、紫河车粉、无比山药丸等服用。

2. 药食自疗

(1)风痰型

①紫苏子、莱菔子、冬瓜子各10克,白芥子、皂角子各6克。水煎代茶饮。

②石菖蒲10克,浙贝母10克,郁金10克。水煎代茶饮。

(2)痰火型

①竹沥膏10克,加入开水稀释,代茶饮。

②蝉蜕6克,钩藤10克。水煎代茶饮。

(3)瘀血型

①丹参30克,石菖蒲10克。水煎代茶饮。

②桃仁10克,红花6克。水煎代茶饮。

(4)脾虚型

①生山药30克,粳米30克。以慢火熬粥,食用。

②薏苡仁30克,粳米30克。以慢火熬粥,食用。

(5)肾虚型

①菟丝子10克,小米30克。以慢火熬粥,食用。

②沙苑子10克,白蒺藜10克。水煎代茶饮。

3. 耳穴贴压自疗 取耳穴神门、心、肾、枕、胃、皮质下、脑点穴。施以耳穴压豆法。

【预防调护】

(1)孕妇怀孕期间应避免惊恐、跌仆,心情舒畅。

(2)预防产伤和颅脑外伤,以及多种牵涉脑部的感染性疾病。

(3)小儿发热、抽搐要及时治疗。平时勿受惊恐等精神刺激。对患儿及亲属应予开导、增强信心,积极接受治疗。

(4)注意饮食,不可进食肥甘燥热、生痰之品,也不宜进食兴奋性食品,如可可、咖啡、巧克力、浓茶等。

(5)一旦患病及时治疗,注意按时按量服药,不要漏服。

(6)发作期令患儿侧卧,解衣松领,保持呼吸道通畅,促使痰液排出,保护唇舌不被咬伤。

第八节 癫证怎样辨脉诊治

癫证多因情志所伤,或先天遗传,以致痰气郁结、蒙蔽心窍、阴阳失调、精神失常所引起的,以精神抑郁、表情淡漠、沉默痴呆、喃喃自语、出言无序、静则多、喜少动为特征的临床常见多发的精神病。该病症相当于西医的抑郁症、精神分裂症单纯型及偏执型。该病多发于青壮年女性,平素性格内向,近期多有情志刺激,意欲不遂等诱发因素,大多有家族史,一般无意识障碍和智能缺损。其脉象多表现为弦、弦滑、濡缓而滑、沉细无力、沉而细数等。

【脉象辨析】

1. 脉弦 多为肝郁气滞所致。症见精神抑郁,情绪不宁,沉默不语,善怒易笑,时时太息,胸胁胀闷,舌质淡,苔薄白。

2. 脉弦滑 多为痰气郁结所致。症见精神抑郁,表情淡漠,沉默痴呆,出言无序,或见喃喃自语,喜怒无常,秽洁不分,不思饮食,舌质红,苔腻而白。

3. 脉沉细无力 多为心脾两虚所致。症见神志恍惚,神魂颠倒,心悸易惊,善悲欲哭,肢体困乏,饮食锐减,舌质淡,苔腻。

下篇　辨脉诊病

4. 脉沉细而数　多为气阴两虚所致。症见久治不愈,神志恍惚,多言善惊,心烦易怒,躁扰不寐,面红形瘦,口干舌燥,舌质红,少苔或无苔。

5. 脉沉迟无力　多为脾肾阳虚所致。症见沉默寡言,表情淡漠,畏寒肢冷,腹胀便溏,腰部或少腹冷痛,小便清长,夜尿增多,或性欲减退,舌质淡,苔白。

6. 脉弦涩　多为瘀阻脑络所致。症见神志痴呆,健忘不寐,或神情错乱,或头痛如刺,头晕目眩,面色紫暗,舌质暗,或有瘀点、瘀斑。

【中医简易治疗】

1. 药茶疗法　炙甘草、小麦各6克,大枣10克。水煎代茶饮。适用于调养心神,预防发作。

2. 单方验方

(1)钩藤(后下)30克,制川乌、红花各5克,曼陀罗花2克,甘草10克,冰糖适量。每日1剂,水煎分3～4次服。服用剂量由小渐大,30日为1个疗程。尤其适用于初次发作。

(2)礞石(先煎)15克,琥珀末(分冲)1.5克,朱砂末(分冲)1克,黄芩10克,酒大黄、沉香各3克。先将上药(琥珀粉、朱砂末除外)用水浸泡30分钟,再煎30分钟,每剂药煎2次,将所得药液混合,分2次冲服琥珀、朱砂末,每日1剂。具有清热通腑,豁痰安神的功用。适用于精神分裂症。

(3)炒远志、炒酸枣仁、茯神各120克,飞朱砂12克。上药共研细末,每次6～9克,每日早晚各1次,用温开水冲服。适用于精神恍惚、如痴如呆、语无伦次者。

【预防调护】

(1)本病病因未明,主要预防工作在于防止复发。现时以锂盐为有效药物,可进行维持治疗,尤其对双相者疗效显著。剂量为每日500～1000毫克,须定期检查血锂浓度。

(2)躁狂状态的护理,要注意病人摄入量及限制过度活动,以保障其自身安全与周围环境安全,抑郁状态的患者在任何情况下随时严防自杀事件发生。

第九节 狂证怎样辨脉诊治

狂证多因五志过极,或先天遗传,致使痰火壅盛、闭塞心窍、神机错乱所引起的以精神亢奋,狂躁不安,骂詈毁物,动而多怒,以致持刀杀人为特征的临床常见多发性精神病。该病症相当于西医的躁狂症、精神分裂症青春型等。多见于16～25岁的青少年,女性居多,平素性格外向,暴躁之人,近因强烈持久的精神刺激而引起,常有家族史。其脉象多表现为弦大滑数、细数、弦细或细涩、小弦或细涩等。

【脉象辨析】

1. 脉弦大滑数 多为痰火扰神所致。症见平素性急易怒,头痛失眠,两目怒视,面红目赤,烦躁不安,突然狂乱无知,骂詈号叫,不避亲疏,逾垣上屋,或毁物伤人,气力逾常,不食不眠,舌质红绛,苔多黄腻或黄燥而垢。

2. 脉细数 多为火盛伤阴所致。症见狂证日久,其势较戢,呼之能予自止,但有疲惫之象,多言善惊,时而烦躁,形体消瘦,面红而秽,舌质红,苔少或无苔。

3. 脉弦细或细涩 多为痰结血瘀所致。症见狂证日久不愈,面色暗滞而秽,躁扰不安,多言多语,恼怒不休,甚则登高而歌,弃衣而走,妄见妄闻妄思,思维奇特,头痛心悸,烦躁不安,舌质紫暗,有瘀点、瘀斑,苔少或薄黄苔干。

4. 脉小弦或细涩 多为瘀血阻窍所致。症见少寐易惊,疑虑丛生,妄见妄闻,言语支离,面色晦暗,舌质青紫或有瘀点、瘀斑,苔薄滑。

5. 脉细数 狂病久延,时作时止,多为心肾失调所致。症见妄言妄为,呼之已能自制,寝不安寐,烦闷焦躁,口干口苦,大便难下,舌尖红,无苔有剥裂。

【中医简易治疗】

(1)芫花适量,研细末,每次1克,吞服,每日1~2次。

(2)寒水石30克,礞石10克。每日1剂,水煎分2次服。

(3)黄牛角20~50克,切丝,每日1剂,水煎服。

(4)生大黄30~150克,生地黄30克,黄连5克,橘红5克,天竺黄10克,石菖蒲30克,生龙骨(先煎)、生牡蛎(先煎)各30克。每日1剂,水煎分2次服。具有清热泻火,化痰镇心的功效。适用于反应性精神病、躁狂型忧郁性精神病、精神分裂症等。

【预防调护】

(1)为预防病情复发,当症状缓解,自知力恢复后,应行1~2年的维持治疗,并加强随访。

(2)心理社会因素虽不是发病原因,但对巩固疗效有一定意义。

(3)开展家庭治疗,对患者家属和所处环境给予指导及安排,对防止疾病复发,恢复社会功能有益。

(4)要正确对待患者,不应有轻视、讥笑或侮骂态度。患者在患病期间,应以耐心、同情的态度,给予护理,照顾好患者的日常生活,并开展监护,严防意外事件的发生。

第十三章 肾、膀胱病症辨脉诊病

第一节 水肿怎样辨脉诊治

水肿是指因感受外邪、饮食失调或劳倦过度,使肺失通调、脾失转输、肾失开合、膀胱气化不利,从而导致体内水液潴留,泛滥肌肤,表现以头面、眼睑、四肢、腹背,甚至全身水肿为特征的病症。该病症常见于西医的急性肾小球肾炎、慢性肾小球肾炎、肾病综合征、充血性心力衰竭、内分泌失调及营养障碍等病。该病常有乳蛾、心悸、疮毒、紫癜及有久病体虚病史。水肿先以眼睑或下肢开始,继则波及四肢和全身。轻者仅眼睑或足胫水肿,重者全身皆肿,甚则腹大胀满,气喘不能平卧,严重者可见尿闭、恶心呕吐、口有秽味、鼻衄牙宣,甚则头痛、抽搐、神昏、谵语等危象。其脉象多表现为浮数、浮紧、滑数、沉缓、沉数、濡数、沉细、沉弱,或沉迟无力等。

【脉象辨析】

1. 脉浮数或浮紧　多为风水泛滥所致。症见眼睑水肿,继则四肢及全身皆肿,来势迅速,多伴有恶寒、发热、肢节酸楚、小便不利等全身症状,舌质红,苔薄白或薄黄。

2. 脉浮数或滑数　多为湿毒浸淫所致。症见眼睑水肿,然后遍及全身,小便不利,身发疮痍,甚则溃烂,恶风发热,舌质红,苔薄黄。

3. 脉沉缓　多为水湿浸渍所致。症见全身水肿,按之没指,小便短少,身体困重,胸闷,纳呆,泛恶,舌质淡,苔白腻。

4. 脉沉数或濡数 多为湿热壅盛所致。症见遍体水肿,皮肤绷紧光亮,胸脘痞闷,烦热口渴,小便短赤,或大便干结,舌质红,苔黄腻。

5. 脉沉缓或沉弱 多为脾阳虚衰所致。症见全身水肿,腰以下为甚,按之凹陷处不易恢复,脘腹胀闷,纳减便溏,面色无华,神疲肢冷,小便短少,舌质淡、苔白腻或白滑。

6. 脉沉细或沉迟无力 多为肾阳衰微所致。症见面浮身肿,腰以下为甚,按之凹陷一时不起,心悸,气促,腰部酸重,尿量减少,四肢厥冷,怯寒神疲,面白无华或灰滞,舌质淡胖,苔白。

【中医简易治疗】

(1) 益母草、紫苏叶各30～50克。每日1剂,水煎分2次服。适用于蛋白尿阳性的水肿。

(2) 黄芪60克,玉米须30克,菟丝子10克,大枣10枚。每日1剂,水煎分2次服。适用于蛋白尿阳性的水肿。

(3) 鲜白茅根500克,煎水,频频饮。适用于血尿。

(4) 藕节150克,清水500毫升,以小火煎煮20分钟,代茶饮。适用于明显血尿。

(5) 黑丑、白丑各65克,红糖125克,黄芪500克,大枣62克。上药共研细末,水泛为丸,每日3次,食前分3日服完。适用于脾肾阳衰水肿。

(6) 干葫芦(不去子)1个,水煎,加红糖适量搅匀,分6次服,每日3次。适用于各证型水肿甚者。

(7) 透骨草、松萝茶、麻黄各20克,大枣7枚。每日1剂,水煎分2次服。适用于风水泛滥型者。

【自疗要点】

1. 急性肾小球肾炎

(1) 治疗急性肾炎的中草药很多,其中较为有效的有花叶开唇兰、肾菜等。花叶开唇兰,又称"药王",既清热利水,又不伤正,现已人工栽培成功,价格较为低廉,非常实用。肾菜可治疗肾炎、泌尿道感染等疾病。

(2)加减麻黄连翘赤小豆汤,常用药物为麻黄、连翘、赤小豆、桑白皮、车前草、白茅根、茯苓、鱼腥草等,可用于风水相搏型肾炎。若加取野菊花、紫花地丁、紫背天葵等,亦可用于湿热内侵型肾炎。

(3)敷脐药如葱青、淡豆豉、朴硝、鲜车前草、田螺、冰片等,具有清热调气、消胀利水的功效,对肾炎所致的腹胀、小便不利等,可应急使用。

2. 慢性肾小球肾炎

(1)治疗该病应根据辨证论治,注意扶正,可服用健脾补肾的单方、验方。但也要注意勿忘驱邪,清热化湿、活血祛瘀等法可酌情使用,尤其是活血祛瘀法,现已受到重视,能明显提高疗效。活血祛瘀中药对肾血流量、微循环有明显改善作用,且有抗变态反应作用,轻者可用益母草、桃仁等味,重者可用丹桃汤:药取丹参、牛膝、赤芍、泽兰各9克,马鞭草、怀山药、益母草各15克,桃仁、蒲黄(另包)各6克。

(2)中医学认为,蛋白尿是由于脾肾统摄功能失司,精微下注膀胱所致,一般可用党参、黄芪、怀山药、熟地黄、枸杞子、金樱子等药施治。

【预防调护】

1. 急性肾小球肾炎

(1)预防感冒、扁桃体炎,彻底治疗各种皮肤疮疖,尽量避免使用对肾脏有损害的药物。

(2)水肿期间应限制钠盐及水摄入,早期少尿的患儿,应给予无盐饮食,至尿量便增多,水肿渐消,再给予低盐饮食。

(3)发病早期或水肿严重时,应卧床休息。待水肿基本消退,血氮恢复正常,可逐渐增加活动。

(4)密切观察神志、尿量、血氮、水肿、呕吐等情况,以便及时就诊。

2. 慢性肾小球肾炎

(1)积极彻底治疗急性肾炎等肾小球疾病,防止急性肾炎迁延转入慢性肾炎。

(2)防止感染,如有外伤、疮疖等应及时治疗。

(3)注意休息,避免疲劳、受凉,预防上呼吸道感染,不使用肾毒性药物。

(4)饮食宜清淡,不必过分强调高蛋白。水肿明显、心力衰竭、高血压时,要限制食盐的摄入,待上述症状改善后可放宽限制。

(5)本病要定期检查,在医生指导下用药。

第二节　淋证怎样辨脉诊治

淋证是因肾、膀胱气化失司、水道不利而致的以小便频急、淋漓不尽、尿道涩痛、小腹拘急、痛引腰腹为主要表现的一类病症。该病症可见于西医的泌尿系感染、泌尿系结石、泌尿系肿瘤及乳糜尿等。该病多见于已婚女性,每因疲劳、情绪变化、感受外邪而诱发。病久或反复发作后,常伴有低热、腰痛、小腹坠胀、疲劳等症状。其脉象多表现为滑数、弦数、细数、虚数、细弱、虚细无力、虚弱等。

【脉象辨析】

1. 脉滑数　多为膀胱湿热所致。症见小便短数,灼热刺痛,溺色黄赤,少腹拘急胀痛,或有寒热,口苦,呕恶,或有腰痛拒按,或有大便秘结等症状,舌质红或淡红,苔黄腻。

2. 脉弦数或细数　多为下焦湿热所致。症见尿中时夹砂石,小便艰涩,或排尿时突然中断,尿道窘迫疼痛,少腹拘急,或腰腹绞痛难忍,尿中带血,舌质红,苔薄黄。

3. 脉弦涩　多为下焦瘀滞所致。症见小便涩滞,淋漓不宣,少腹满痛,舌质淡,苔薄白。

4. 脉滑数或细数　多为热盛伤络所致。症见小便热涩刺痛,尿色深红，或夹有血块，疼痛满急加剧，或见心烦，舌质红，苔黄。

5. 脉虚数或细弱无力 多为湿热蕴结于下所致。症见小便浑浊如同米泔水样，置之沉淀如絮状，上有浮油如脂，或夹有凝块，或混有血液，尿道热涩疼痛，舌质红，苔黄腻。

6. 脉虚弱 多为脾肾亏虚所致。症见小便不甚赤涩，但却淋漓不已，时作时止，遇劳即发，腰酸膝软，神疲乏力，舌质淡，苔薄白。

【中医简易治疗】

(1) 土茯苓、蒲公英各30克。每日1剂，水煎分2次服。适用于膀胱湿热证。

(2) 沉香(磨汁冲)0.5克，车前子30克。每日1剂，水煎分2次服。适用于下焦瘀滞证。

(3) 五味子3克，黄芪、怀山药各15克。每日1剂，水煎分2次服。适用于脾肾气虚证。

(4) 鸡内金、芒硝各等份。共研极细末，每次6克，每日2次，用金钱草60克煎汤送下。适用于石淋。

(5) 金钱草60克，冬葵子30克。每日1剂，水煎分2次服。适用于热淋、石淋。

【自疗要点】

1. 慢性泌尿系感染

(1) 中医学认为，慢性泌尿系感染多由外邪入侵，郁而化热，侵入膀胱，热与湿结，影响膀胱气化，日久及肾而形成。对于本病的治疗，可分2期进行。

① 急性发作期。以膀胱湿热和肾阴不足最为常见。前者以清热解毒活血为主，可选用八正散、导赤散等；伴有血尿者，可用小蓟饮子等。后者以滋肾养阴为主，可选用猪苓汤等。

② 缓解期。以气阴不足或脾肾阳虚多见。前者可用六味地黄丸、知柏地黄丸、保阴煎合四君子汤治疗，后者可选用金匮肾气丸或济生肾气丸治疗。此外，在辨证基础上，适当加用2~3味清热

解毒药,对泌尿系感染细菌转阴有较好的疗效,如连翘、紫花地丁、蒲公英、野菊花、败酱草、黄芩、黄柏、栀子、黄连、苦参、半枝莲、马齿苋、白茅根、土茯苓等,用量30克左右。

(2)中医治疗泌尿系感染细菌转阴需1~3个月,因此不应更方太快,以4周为宜,疗程为3~6个月,后期应注意顾护脾胃。

2. 尿路结石

(1)中医学认为,此乃湿热下注,煎熬尿路,形成砂石所致。治疗应"涤除砂石",可选用清热利尿,通淋排石之法,常选用金钱草、海金沙、鸡内金、冬葵子、石韦、鱼脑石、枳壳、琥珀、车前草等治疗。尿中带血时,可加小蓟、生地黄、藕节,以凉血止血。

(2)对于顽固结石者,可用光桃仁、乳香、没药、川牛膝、青皮、赤芍、穿山甲(代)、皂角刺、滑石、薏苡仁、王不留行等药,以行气活血,化瘀软坚。体虚者,可少佐些补肾益气之品。

(3)对于预防结石复发,可取金钱草、海金沙各30克,车前草24克,隔1~2日煎汤,代茶饮。14剂为1个疗程,连服2~3个疗程,有显著的疗效。

【预防调护】

1. 慢性泌尿系感染

(1)平常应注意会阴部的清洁卫生,洗澡以淋浴为宜。

(2)饮食宜清淡,忌辛辣等刺激性食物。

(3)注意动静结合,进行适当运动,并保持心情舒畅。

(4)发病后应多饮水,勤排尿,使每日尿量保持在1 500毫升以上,并积极正规治疗。

(5)若有发热者,要严密观察体温变化,卧床休息,注意观察尿的量、色、质及混杂物等。

(6)尽量减少不必要的导尿、尿路器械检查等。

2. 尿路结石

(1)患者平素应多饮水,少食辛辣炙烤或肥甘滋腻的食品。

(2)适当增加活动,如跳跃、登山、跑步等,以利于结石下移排出。

(3)结石排出或消失后,不宜立即中断治疗。

(4)保持心情舒畅,忌长时间憋尿。

第三节 癃闭怎样辨脉诊治

癃闭是由于肾与膀胱气化失司而导致尿量减少,排尿困难,甚至小便闭塞不通为主要症状的一种病症。该病症可见于西医的神经性尿闭、膀胱括约肌痉挛、尿道结石、尿道肿瘤、尿道损伤、尿道狭窄、老年前列腺增生、脊髓炎等病所出现的尿潴留及肾功能不全引起的少尿、无尿症。该病多见于手术后、产后及老年男性患者,以小便难出,点滴不畅,或小便闭塞不通,尿道无涩痛,小腹胀满甚至胀痛为主要症状。病情严重者,可伴见头晕、头痛、呕吐、腹胀、喘促、水肿、烦躁不安等症状,严重者甚至出现神昏表现。其脉象多表现为滑数、弦、细涩、沉细无力,或沉细而弱等。

【脉象辨析】

1. 脉滑数 多为膀胱湿热所致。症见小便点滴不通,或量少而短赤灼热,小腹胀满,口苦口黏,或口渴而不欲饮,或大便不畅,舌质红,苔根黄腻。

2. 脉弦 多为肝郁气滞所致。症见小便突然不通,或通而不畅,胁痛,小便胀急,口苦口干,每因精神紧张或惊恐而发作,舌质红,苔薄白或白黄。

3. 脉细涩 多为瘀浊阻滞所致。症见小便滴沥不畅,或尿细如线,或阻塞不通,小腹胀满疼痛,舌质紫暗,或有瘀点、瘀斑。

4. 脉沉细无力 多为脾气下陷所致。症见小腹坠胀,排尿无力,时欲小便而不得解,或量少而不畅,精神萎靡,气短声怯,食少腹胀,大便溏薄,面色淡白,舌质淡,苔薄白。

5. 脉沉细而弱 多为肾阳衰惫所致。症见小腹坠胀,排尿无力,小便欲解而滴沥不爽,或小便不通,腰膝酸软,耳鸣失聪,面白无华,舌质淡,苔薄白。

【中医简易治疗】

1. 取嚏或探吐疗法 用消毒棉签刺激鼻中取嚏或喉中探吐;或用皂角刺末0.3~0.6克,吹鼻取嚏,适用于癃闭各证型。

2. 中药贴敷疗法 适用于尿闭不通。

(1)独头蒜头1个,栀子3个,食盐少许。共捣烂如泥,摊贴于脐部。

(2)食盐250克,炒热,布包熨脐腹,冷后炒热再贴敷。适用于尿闭不通。

(3)葱白1个,捣烂如泥状,备用。用时,入麝香少许拌匀,分成2包,先取一包置于脐部,热熨5分钟;再换另一包,以冰水熨15分钟,交替使用,以通为度。

3. 中药坐浴疗法 瓜蒌50克,煎汤坐浴约20分钟,可有出汗及轻微头昏感。适用于各证型癃闭。

4. 单方验方

(1)生大黄、荆芥穗各12克。晒干后共研细末,分2次用温开水调服,每日1剂。适用于各证型癃闭。

(2)鬼箭羽(枝杆连根叶)150克,黄酒50克。加水煮后去渣,趁热饭前顿服。适用于瘀浊阻滞型癃闭。

(3)肉桂、知母、黄柏、生地黄、淡竹叶各10克。每日1剂,水煎分2次服。适用于膀胱湿热型癃闭。

5. 中药嗅鼻疗法 雄黄3克,蟾蜍(焙干)1.5克,麝香0.02克。上药共研细末,以鼻嗅闻,每日数次。适用于膀胱湿热型癃闭。

【自疗要点】

1. 前列腺炎

(1)前列腺炎分急性和慢性两种,属中医"精浊"范畴。慢性前列腺炎的病因虽由肾虚和下焦湿热所致,但最终多形成气滞血瘀,因此气滞血瘀乃本病病机的关键所在。若长期滥用大剂量清热解毒利湿之品,或投患者所好而重昂贵的补肾之品,徒增患者负担而效果甚微。因此,我们认为应谨守病机,确立活血化瘀为基本大法而遣方用药,药取桃仁、红花、穿山甲(代)、王不留行、泽兰等为主,配以木香、柴胡、败酱草、蒲公英、熟地黄、山茱萸、杜仲等,组成基本方药,灵活加减。湿热下注者,加木通、车前子、滑石;气滞血瘀者,则重用活血化瘀之品;肾阴不足者,加生地黄、枸杞子、知母、黄柏等;肾阳亏损者,加肉桂、淫羊藿、金樱子等。

(2)本病虽名冠为炎症,但抗生素在前列腺内部很难达到有效的治疗浓度,故疗效欠佳。而中药治疗可临证辨治,因人而异,无不良反应,应为本病首选。

(3)治疗的同时宜进行心理调护,解除患者的精神负担,忌食辛辣刺激性食物,适当参加医疗体育锻炼,合理安排性生活,可提高治疗效果。

2. 前列腺增生

(1)前列腺增生所表现出来的临床主要症状是小便的改变。本病多见于老年男性患者。其年龄越大,这个问题就越明显突出,发病率也随之而增加。

(2)许多学者认为,前列腺增生的发生与下列因素有关:性生活过频、前列腺炎治疗不彻底、睾丸功能异常、长期不良的饮食习惯及机体的营养代谢障碍等。因此,养成良好的生活习惯是预防本病的关键所在。

(3)中医治疗前列腺增生讲究辨证论治,对症下药。由于本病病程长,病势急,病理方面多虚实夹杂,治疗以治标为主,兼治其本。小便不通、腹胀满而痛为内实气滞之证。年老体衰,久病多瘀,虚瘀夹杂,互为因果。治疗宜辨明虚实,正确地遣方用药,若治之得法,三焦膀胱气化恢复正常,水液得以正常运行排泄,癃闭一证自当消除。

【预防调护】

1. 前列腺炎

（1）平素应禁酒，忌过食肥甘或刺激性食物，多进食新鲜蔬菜水果。

（2）合理安排生活起居，避免频繁的性冲动，提高文化修养。

（3）患病期间应注意休息，合理安排膳食，调节生活情趣。

（4）急性前列腺炎患者，禁忌前列腺按摩，以免炎症扩散。

2. 前列腺增生症

（1）养成良好的生活习惯，做到起居有常，及时增减衣物，避免风寒侵袭。

（2）少食辛辣刺激性食物，忌饮酒、浓茶、咖啡等。

（3）多进食新鲜蔬菜、水果，保持大便通畅；忌憋尿，保持阴部清洁卫生。

（4）有前列腺增生病史的患者，要注意及时排尿，避免膀胱过度充盈。

第四节　关格怎样辨脉诊治

关格是指由于脾肾阴阳衰惫，气化不利，浊邪内蕴而致小便不通与呕吐并见的病症。多见于水肿、癃闭、淋证等病的晚期。该病症相当于西医泌尿系统疾病引起的慢性肾衰竭。该病有慢性肾脏病史，早期仅有原发病症状，部分患者病史不清，而以乏力、眩晕、纳差、恶心、心悸、咳喘、贫血、高血压而就诊。主症为面色苍白、萎黄而晦暗，眼睑水肿，全身水肿，尿量减少或无尿，或夜尿清长。常伴见食欲缺乏，恶心呕吐，口有尿臭味，脘腹胀满，甚至便血症状；或见贫血，血压升高，心悸，咳喘，呼气有尿味；或见头昏头痛，乏力，烦躁，甚至抽搐，嗜睡，或昏迷，四肢麻木，皮肤瘙痒等症状。其脉象多表现为细数或濡数、沉细或弱细、细弱、沉涩、缓、弦细数等。

【脉象辨析】

1. 脉细数或濡数 多为脾肾亏虚,湿热内蕴所致。症见小便短少,面色晦滞,腰膝酸软,倦怠乏力,不思饮食,晨起恶心,偶有呕吐,头痛夜寐不安,舌质淡红,苔薄黄腻而干燥。

2. 脉沉细或濡细 多为脾肾阳虚,寒湿内蕴所致。症见小便不通,短少,尿色不清,面色晦滞,畏寒怕冷,下肢欠温,腹泻或大便稀溏,呕吐清水,舌质淡,苔白滑。

3. 脉弦细数 多为肝肾亏虚,肝风内动所致。症见小便短少,呕恶频作,面部烘热,牙宣鼻衄,头晕头痛,目眩,手足抽搐,舌质暗红,舌面有裂纹,苔黄腻或焦黑而干。

4. 脉沉缓 多为肾病及心,邪陷心包所致。症见小便短少,甚则无尿,胸闷,心悸或心前区疼痛,神志昏蒙,循衣摸床,或神昏谵语,恶心呕吐,面白唇暗,四肢欠温,痰涎壅盛,舌质淡,苔白腻。

【中医简易治疗】

1. 中药灌肠疗法

(1)大黄、生牡蛎、六月雪各30克。上药加水适量,浓煎至120毫升,行高位保留灌肠,2~3小时后再用300~500毫升清水行清洁灌肠。每日1次,连续10日为1个疗程,休息5日后,可继续下1个疗程。具有降浊的功效。

(2)大黄,桂枝各30克。上药加水煎成200毫升,行保留灌肠,每日1次,7~10次为1个疗程。具有降氮的功效。

2. 中药敷脐疗法 栀子3个,大蒜1瓣,麝香(代)0.09克。先将麝香炒细末,置于脐中。然后取栀子、大蒜经捣烂后,做成饼状,覆盖于脐部,用布带缠牢。适用于尿闭。

3. 单方验方

(1)牛排骨适量,捣碎,炖熬成浓汤,再用带皮红花生仁30克,桂圆肉9克,核桃仁15克,大枣7枚。加水共煎后食用。适用于关格贫血。

(2)大黄(后下)15克,丹参20克,黄芪40克。每日1剂,上药水煎分2次服。适用于慢性肾衰竭。

【预防调护】

(1)积极治疗原发病,尽可能去除诱因以减慢病程进展。如尿路梗阻、肾血管疾病等,宜尽早给予有效治疗,往往可以根治或缓解临床症状。

(2)对病因不能根除的尿毒症,则应积极消除其诱发病情加剧因素,如治疗各种感染,控制高血压,纠正电解质紊乱,控制心力衰竭,避免使用对肾脏有损害的药物等。

第五节　阳痿怎样辨脉诊治

阳痿是指青壮年男子由于虚损、惊恐或湿热等原因,致使宗筋弛纵,引起阴茎痿软不举,或临房举而不坚的病症。该病症可见于西医的男子性功能障碍和某些慢性疾病表现以阳痿为主要症状者。该病多因房事太过,久病体虚,或青少年频犯手淫史,常伴见神疲乏力,腰膝酸软,畏寒肢冷,或小便不畅,滴沥不尽等症状。其脉象多表现为细、沉细、弦、弦细、濡数等。

【脉象辨析】

1. 脉细　多为心脾受损所致。症见阳事不举,精神不振,夜寐不安,胃纳不佳,面色不华,舌质淡,苔薄腻。

2. 脉沉细　多为命门火衰所致。症见阳事不举,精薄清冷,头晕耳鸣,面白无华,精神萎靡,腰膝酸软,畏寒肢冷,舌质淡,苔白。

3. 脉弦　多为肝郁不舒所致。症见阳痿不举,情绪抑郁或烦躁易怒,胸脘不适,胁肋胀闷,食少便溏,舌质淡,苔薄。

4. 脉弦细　多为恐惧伤肾所致。症见阳痿不振,举而不坚,胆怯多疑,心悸易惊,眠不安宁,舌质淡,苔薄腻。

5. 脉濡数　多为湿热下注所致。症见阴茎痿软,阴囊潮湿、臊臭,下肢酸困,小便黄赤,舌质淡红或红,苔黄腻。

【中医简易治疗】

(1)人参、淫羊藿、肉苁蓉、枸杞子各30克。上药共研细末,炼蜜为丸,每次服1粒,每日2～3次。或用白酒500毫升泡上述药物2周后,每次服5～10毫升,每日2～3次。适用阳痿阴冷,性欲减退。

(2)淫羊藿120克,白酒500毫升。将淫羊藿搓碎,加白酒浸渍15日,过滤备用。每次服10～20毫升,每日1～2次。适用于阳痿。

(3)阳起石12克,煅烧成灰,研成细末,每次1克,用淡盐水或黄酒送服。适用于阳痿。

【自疗要点】

1. 中成药自疗 可按以下6型进行。

(1)阴虚火旺型:多见于青壮年,有手淫史。症见阴茎能举,但临事即软,伴有早泄,心悸出汗,精神紧张,口渴喜饮,腰膝酸软,足跟疼痛,尿黄便干,脉细带数,舌质红,苔少,或有剥苔龟裂等。治宜滋阴降火。可选用六味地黄丸、知柏地黄丸、参麦六味丸等。

(2)命门火衰型:症见阳事不举,精薄清冷,头晕耳鸣,面白无华,畏寒喜热,精神萎靡不振,腰膝酸软,舌质淡,苔白,脉沉细,尺脉尤弱。治宜温补肾阳。可选用男宝胶囊、金匮肾气丸、三肾丸、三鞭酒、参茸三七酒、参茸大补片、参茸强肾片、蛤蚧补肾丸等。

(3)心脾两虚型:症见阳事难起,面色萎黄,不思饮食,精力疲乏,心悸少寐,大便溏薄,舌质淡,苔少,脉细弱。治宜补益心脾。可选用归脾丸、八珍丸、十全大补丸、人参归脾丸、人参养荣丸、参芪鹿茸精等。

(4)惊恐伤肾型:症见阳痿不举或举而不坚,胆怯多疑,心悸易惊,面白少气,寐不安宁,精神不振,舌质淡青、苔薄白或腻,脉弦细。治宜益肾宁神。可选用安神养心丸、健身长春膏、海马保肾丸、脾肾双补丸等。

(5)抑郁伤肝型:症见阳痿不起、精神抑郁不悦,胸胁满闷,沉默少言,食减纳呆,或见紧张、焦急、多虑,舌质淡红,苔薄白,脉弦。治宜舒肝解郁。可选用逍遥丸、舒肝丸、加味逍遥丸等。

(6)湿热下注型:症见阴茎痿软,下肢困重,阴囊潮湿,小便涩滞或尿后余沥,或兼阴囊腥臊,舌苔黄腻,脉濡数。治宜清热化湿。可选用萆薢分清丸、分清五淋丸、金沙五淋丸、五淋通片等。

2. 药食自疗

(1)阴虚火旺型

①麦冬、生地黄、知母、玄参各15克,鲜藕汁15毫升,冰糖5克。将麦冬、生地黄、知母、玄参煎浓汁,冲入鲜藕汁,加冰糖搅匀后同饮。

②水鸭1只,冬虫夏草12克。水鸭去毛及内脏,将冬虫夏草置于腹内,用大盆装盛,隔水炖熟,调味后喝汤食鸭肉。

③沙参60克,冬虫草10克,乌龟1只。乌龟去内脏,连龟甲与诸药加水煲汤,收汁浓稠后,喝汤,食龟肉。

④知母10克,枸杞子10克,鲫鱼150克。鲫鱼去内脏留鳞,煲汤,调味后喝汤,食鱼肉。

(2)命门火衰型

①海马3对,淫羊藿30克,白酒500毫升。海马、淫羊藿浸入白酒中,2周后经常性饮用,每次5~20毫升。

②锁阳15~30克,大米适量。同煮成粥食用。

③肉苁蓉15~30克,羊肾1对。煲汤调味后食用。

④新鲜虾(海虾、河虾均可)、米酒各适量。鲜虾清洗干净,沥干水分放入米酒中浸5~10分钟后取出,炒熟调味后食用。

⑤羊肉(切块)250克,大蒜(去皮)50克。加水调味炖食。

⑥羊脊骨(猪、牛脊骨均可)500克,羊肾1对。煮极烂,调味后食用。

(3)心脾两虚型

①合欢花12克,猪肝90克。合欢花水泡3小时,猪肝切片,同放于碟中,调味后上屉蒸熟,食猪肝。

②枸杞子15～30克,南枣6～8个,鸡蛋2个。同煮,待蛋熟后去壳,取蛋再煮片刻,食蛋,喝汤。

③炒酸枣仁、白莲子肉各15克,大米适量。煮粥后食用。

④黄芪、枸杞子各20克,乳鸽(去毛及内脏)1只。放于炖盅内,加水适量,隔水炖熟,喝汤,食鸽肉。

⑤党参30克,当归、桂圆肉各10克,猪心1个。猪心洗净、切块,与党参、当归、桂圆肉装盆上屉蒸熟,喝汤,食猪心。

(4)惊恐伤肾型

①磁石30克,猪肾1对。磁石以双层纱布包好,猪肾洗净、切块,加水煲汤,待汤成后,去磁石,调味后喝汤,食猪肾。

②党参、黄芪、石菖蒲各10克,龙骨5克,鸡蛋(用蛋黄)2个,冰糖适量。党参、黄芪、石菖蒲用纱布包好,煎汤2碗,加入蛋黄搅烂,倒入汤中拌匀,再煎至1碗,加冰糖调味食用。

(5)抑郁伤肝型

①干玫瑰花瓣6～10克,泡后代茶饮;或鲜橘叶10克,绿萼梅6克,煎汤,代茶饮。

②鲜香橼1～2个,切碎,放入带盖盆内,加入适量麦芽糖,隔水蒸数小时,以香橼稀烂为度,每次吃1匙,早晚各1次。

③鲫鱼1～2条,素馨花6克,食盐、植物油各适量。鲫鱼去鳞、内脏,洗净,与素馨花以碟盛装,加油、盐调味,隔水蒸熟,用以佐膳。

(6)湿热下注型

①玉米须30～40克,蚌肉50～100克。煲汤后食用。

②凤尾草30克,田螺250～400克。田螺以清水养净,斩去螺壳,煲汤后食用。

③鲜苦瓜250克,灯心草10克。水煎,代茶饮。

④薏苡仁、木瓜各10克,猪膀胱200克。将猪膀胱洗净,切块,煲汤调味,喝汤,食猪膀胱。

3. 耳穴自疗　可取耳穴外生殖器、内分泌、睾丸、皮质下、神门为主穴,根据临床分型不同,适当选用肝、心、脾、肾、膀胱等穴,采用耳穴压丸法,每2～3日换贴一侧耳穴。

4. 精神心理自疗　因绝大多数阳痿系由精神焦虑,心理平衡失调所致,俗话说得好,"心病还须心药医",治疗时应帮助患者了解自己的病因,排除忧虑,恢复自信心,采用精神支持、暗示及精神分析疗法,使欲望、道德、法律协调起来,性高级中枢不再受外界环境和内在思维的干扰,是治疗本病的关键所在。

5. 足部反射自疗　选脑下垂体、脊椎、生殖腺、肾、肾上腺足反射区,每晚睡前按摩1次,每穴区各3～5分钟,1个月为1个疗程。坚持治疗1～2疗程。

【预防调护】

(1)生活调养:本病大多由于精神紧张、忧虑、胆怯、多疑等情志因素及恣情纵欲伤精引起,故必须树立战胜疾病的信心,清心寡欲,戒除手淫,劳逸结合,多参加文体活动,务使精神愉快,轻松舒展,夫妻双方情志和谐。病情较重者,夫妇暂时分床一段时间,而感情上应相互关怀体贴。

另外,要解除不必要的焦虑,新婚夫妻,缺乏经验,男方紧张、激动,女方恐惧、羞愧,性交时配合不好,导致失败乃是常事,不该互相埋怨、指责,随着时间推移,多能满意解决;已婚男子偶然因发热、过度疲劳、情绪不佳等引起的一时性阳痿,多半是一种正常的抑制;未婚男子自称阳痿(无性欲或性欲低下)往往只是没有足够的刺激引起性欲,均不能视为病态。

(2)体育调养:体育锻炼能使气血流畅,对本病康复极有帮助,可根据体力条件,选做各种体育运动,如长跑、游泳、球类、散步、体操、拳术等。

（3）饮食调养：本病偏虚者较多，应适当增加营养，膳食以软食为主。四时适当进食滋养及温补性食物，如羊肉、狗肉、牛肉、鸡肉、鸟类、鱼类、脊骨汤、枣、莲子、核桃等，忌生冷寒凉及肥腻食物；少数湿热下注者，饮食宜清淡，忌肥甘厚味、煎炒温热。

第六节 遗精怎样辨脉诊治

遗精是由于肾虚精关不固，或君相火旺，湿热下注等扰动精室所致，不因性生活而精液频繁遗泄的病症。其中有梦而遗，称为"梦遗"；无梦而遗，甚至清醒时精液流出，称为"滑精"。该病症相当于西医的性神经衰弱、精囊炎、慢性前列腺炎等病。该病以每周2次以上遗精，并见头昏头晕、耳鸣健忘、心悸不安、失眠多梦、腰膝酸软、精神萎靡等症状；部分患者或可见尿频、尿急、尿痛，或少腹胀痛，可伴血精或脓精等症状。其脉象多表现为细数、濡数、细弱、沉细等。

【脉象辨析】

1. 脉细数 多为心肾不交所致。症见少寐多梦，梦则遗精，伴见五心烦热，头晕目眩，精神不振，倦怠乏力，心悸不宁，善怒健忘，口干口苦，小便短赤，舌质红，苔薄黄。

2. 脉濡数 多为湿热下注所致。症见遗精频作，或尿时少量精液外流，小便热赤混浊，或尿涩不爽，口苦或渴，心烦少寐，口舌生疮，大便溏臭，或见脘腹痞闷，恶心欲吐，舌质淡红或红，苔黄腻。

3. 脉细弱 多为劳伤心脾所致。症见劳则遗精，心悸不宁，失眠健忘，面色萎黄，四肢困倦，食欲缺乏，大便溏薄，舌质淡，苔薄白。

4. 脉沉细无力 多为肾气不固所致。症见时有滑精，面色少华，腰膝酸软无力，精神萎靡不振，夜尿增多，小便清长，尿后余沥，舌质淡，苔白。

5. 脉细数 多为阴虚火旺所致。症见多梦遗精，夜寐不安，阳事不易举起,心中烦热,头晕耳鸣,两颧潮红,口苦口干,舌质红,苔黄。

【中医简易治疗】

1. 中药贴敷疗法 老生姜50克,捣烂后,酒炒,趁温热时贴敷于两膝盖上,每日1次。适用于滑精各种证型。

2. 单方验方

(1)泽泻10～12克,每日1剂,水煎分早晚服。适用于相火妄动型遗精。

(2)刺猬皮60克,五倍子15克。上药共研成细末,每次10克,每日早晚各1次,以白开水吞服。适用于顽固性遗精,经使用一般药物疗效不明显者。

(3)芡实、潼蒺藜各90克,莲须30克,龙骨、牡蛎各60克。上药共研细末,用莲子末糊丸,每次10克,以白开水吞服。适用于遗精,伴形体消瘦者。

(4)金樱子、萹蓄各30克。每日1剂,水煎分2次服。适用于遗精肾虚夹湿证。

(5)核桃仁3个,五味子7粒,蜂蜜适量。睡前嚼细后咽下。适于遗精心肾不交证。

【自疗要点】

1. 中成药自疗 可分以下5型进行。

(1)心肾不交型:症见梦多遗精,失眠健忘,心悸心烦,头晕耳鸣,小便黄少,微有灼热感,舌质红,脉细数。治宜交通心肾。可选用归脾丸、人参归脾丸、封髓丹、牛黄清心丸、六味地黄丸等。

(2)阴虚火旺型:症见多梦而遗,夜寐不安,头目昏花,耳鸣心悸,神疲乏力,腰膝酸软,五心烦热,或见盗汗,舌质红,少苔少,脉细数。治宜滋阴清火,安神固精。可选用知柏地黄丸、滋阴降火丸、加减地黄丸、金锁固精丸、金樱芡实丸、三才封髓丹、还原固精丸等。

(3)肾虚不藏型:症见初则梦遗频作,继则滑精屡发,头昏目眩,耳鸣腰酸,面白少华或面色暗黑,精神萎靡不振,畏寒肢冷,舌质淡,苔白,脉沉细而弱。治宜温阳补肾,益火固精。可选用右归丸、斑龙丸、龟龄集、蛤蚧补肾丸、锁阳固精丸、壮腰健肾丸、参茸补丸、鱼鳔补肾丸、海马保肾丸等。

(4)肝火亢盛型:症见多为梦遗,阳器易举,烦躁易怒,胸胁不舒,面红目赤,口苦咽干,小便短赤,舌质红,苔黄,脉弦数。治宜清肝泻火,安宁精室。可选用龙胆泻肝丸、龙胆泻肝片、龙荟丸、加味逍遥丸等。

(5)湿热下注型:症见遗精频作,或尿后有白色液体外流,心烦少寐,口苦作渴,或胸脘闷胀痰多,小便热赤不爽,或见小腹阴部作胀,舌质红,苔黄腻,脉濡数或滑数。治宜清热化湿,泌浊宁精。可选用草薢分清丸、胃苓丸合石韦散、分清五淋丸(分清丸)、金沙五淋丸、石淋通片,或单用四妙丸。

2. 药食自疗

(1)心肾不交型

①酸枣仁、白莲子、金樱子各15克,白米适量。煮粥后食用。

②人参3克,枸杞子15克,桂圆肉10克,泥鳅250克。将泥鳅宰净,与前3味药煲汤食用。

③黄连3克,肉桂5克,甘草5克。开水冲泡,代茶饮。

(2)阴虚火旺型

①芡实100~120克,老鸭1只。将老鸭宰净,去毛杂,留肾及肠,芡实置于鸭的腹中,加水炖2小时左右,调味后食用。

②金樱子60克,母鸡1只。将母鸡去毛杂及内脏,洗净,将金樱子置于鸡的腹内,加清水适量,放瓦盅内隔水炖熟,调味后喝汤,食鸡肉。

(3)肾虚不藏型

①猪肾(去臊筋)1对,杜仲30克(或核桃仁30克)。同炖熟,调味后佐膳食用。

②核桃仁30克,五味子10克,蜂蜜200克。共捣烂,烧开后置于瓶中,常食用。

③巴戟天15克,鸡肠2~3副。鸡肠剪开,洗净,煲汤,调味后喝汤,食鸡肠。

(4)肝火亢盛型

①杭菊花10克,以开水冲泡,代茶饮。

②经霜丝瓜1条。切碎,开水泡,代茶饮。

③荷叶1张,菊花30克。煮水去药渣,以药汁煮白米成粥,常食。

④夏枯草20克,猪瘦肉30克。共煲汤食用。

⑤决明子10克,海带20克。加清水2碗煎至1碗,去渣喝汤。

(5)湿热下注型

①玉米须30~60克,蚌肉50~200克。煲汤后食用。

②鲜凤尾草30克(干者10克),田螺250克。田螺以清水养净,斩去螺壳,煲汤饮。

③鲜苦瓜150克,灯心草10克。水煎代茶饮。

④薏苡仁、莲子肉各30克,莲子心6克,猪膀胱200克。猪膀胱洗净,切块,煲汤,调味,喝汤,食猪膀胱。

3. 贴脐自疗 五倍子末适量,用冷水调成糊状,搓捏成团,每晚临睡前填于脐部,以满为度,外盖纱布,次晨揭去。

4. 耳穴自疗 取耳穴睾丸、外生殖器、内生殖器、心、肝、肾、神门穴区。每次取3~4穴,用压丸法,3日贴1侧耳穴,10次为1个疗程。

5. 足部反射自疗 取生殖腺、脑、内分泌、肝、肾、心、脾等足反射区,每晚临睡前洗净双足,每次选3~5个反射区,按摩10~15分钟。

6. 其他简易自疗

(1)每晚临睡前,用玄明粉少许,置于两手掌心搓擦,以粉末消失为度。

(2)用柔软细布做一小兜,将阴茎兜起,以带拴于腰后裤带上,行之日久,此病自免。

【预防调护】

(1)注重精神调养,排除杂念,平日应清心寡欲,陶冶性情,丰富业余爱好,避免过度的脑力劳动,适当参加体力活动,但应注意不要过度。

(2)坚持参加适度的体育活动,项目的选择与强度,应根据个人的爱好与耐受程度而定,如散步、慢跑、体操、球类、太极拳等均可选择锻炼,但以不感劳累为度。

(3)本病以虚证为多,膳食宜偏于补益,忌生冷寒凉。阴虚火旺者,补阴为主,忌用温燥之品,除一般米面、蔬菜外,可佐以淡菜、枸杞子、银耳、蜂蜜等;肾气不固者,应配合核桃、栗子、虾、黑豆、莲子之类。

(4)除须注意上述几点之外,还应注意做到以下几点。

①了解性生理卫生知识,纠正错识观念,排除不必要的思想顾虑,用科学的知识武装头脑。

②适当安排工作学习、文体活动、休息睡眠等,防止过度疲劳,更禁无所事事,沉湎于空虚幻想之中。

③既要掌握性的知识,又要树立正确的性道德,青少年尤其不要受黄色出版物或音像带的腐蚀,力戒早恋,以免带来不良后果。

④正常遗精系生理现象,无须紧张、焦虑,更不能滥用药物。

⑤清除恐惧心理,节制性生活,戒除手淫,少进烟、酒、茶、椒、葱、蒜等刺激性食物,不用烫水洗涤阴部,睡时应取屈膝侧卧位,被褥不能过厚过暖。

⑥如有包皮过长,应及早行包皮环切术。如有龟头炎、前列腺炎、精囊炎等,应及时针对原发病进行治疗。

下篇　辨脉诊病

第十四章　气血津液病症辨脉诊病

第一节　郁证怎样辨脉诊治

郁证是由于情志不舒、气机郁滞所致，以心情抑郁、情绪不宁、胸部满闷、胁肋胀痛，或易怒易哭，或咽中如有异物堵塞等症状为主要临床表现的一类病症。该病症可见于西医的神经衰弱、癔症、焦虑症，也可见于围绝经期综合征等疾病。该病多发于青中年女性，患者大多数有忧愁、焦虑、悲哀、恐惧、愤懑等情志内伤的病史。主要表现为情绪不稳定，烦躁不宁，喜怒无常，易激惹，抑郁，紧张，焦虑，多疑，感情脆弱，悲伤欲哭，注意力不集中，健忘等症状。其脉象多表现为弦、弦数、弦或涩、弦滑，久之脉细、细数或弦细数。

【脉象辨析】

1. 脉弦　多为肝气郁结所致。症见精神抑郁，情绪不宁，胸部满闷，胁肋胀痛，痛无定处，脘闷嗳气，不思饮食，大便不调，舌质淡，苔腻。

2. 脉弦数　多为气郁化火所致。症见性情急躁易怒，胸胁胀满，口苦而干，或头痛、目赤、耳鸣，或嘈杂吞酸，大便秘结，舌质红，苔黄。

3. 脉弦或涩　多为血行郁滞所致。症见精神抑郁，性情急躁，头痛，失眠，健忘，或胸胁疼痛，或身体某部有发冷或发热感，舌质紫暗，或有瘀点、瘀斑。

4. 脉弦滑　多为痰气郁结所致。症见精神抑郁，胸部闷塞，胁肋胀满,咽中如有异物堵塞,吞之不下,咳之不出,舌质淡,苔白腻。

5. 脉弦细 多为心肝阴虚所致。症见精神抑郁,时悲欲哭,情绪极不稳定,五心烦热,舌质红,苔薄黄。

6. 脉弦细或细数 多为肝肾阴虚所致。症见情绪不宁,急躁易怒,眩晕耳鸣,目干畏光,视物不明,或头痛且胀,面红目赤,舌质干红。

【中医简易治疗】

1. 单方验方

(1)酸枣仁10克,研末,吞服,每次5克,每日2次。适用于郁证各证型。

(2)百合30克,夏枯草15克,每日1剂,水煎服。适用于郁证各证型。

2. 药茶疗法 厚朴花10克,每日1剂,水煎代茶饮。适用于郁证各证型,尤其是胸闷者。

【自疗要点】 郁证一般可分肝气郁结型、血型郁滞型、痰气郁结型、心神惑乱型、阴虚火旺型进行辨证施治。

(1)肝气郁结型

①中成药自疗。可选柴胡舒肝丸、逍遥丸、越鞠丸等。若胸胁胀痛,肩背串痛,手足麻木,筋脉拘挛明显者,可选平肝舒络丸;肝郁化火者,选加味逍遥丸。

②药食自疗。香附250克,米醋、粳米各适量。将香附与米醋共入锅内煎煮,煮沸15分钟后取出香附焙干,研成细末,以米醋和丸,每次取9克,粳米煮成米汤送服,每日2次。

(2)血行郁滞型

①中成药自疗。可选血府逐瘀胶囊等。

②药食自疗。丹参120克,白酒500毫升。将丹参置于白酒内浸泡,每日振摇数次,7日后即可,每次20毫升,空腹饮用,每日2次。

(3)痰气郁结型

①中成药自疗。可选开胸顺气丸,也可选开郁顺气丸等。

②药食自疗。鲜半夏60克,薏苡仁60克,粳米500克。将鲜半夏捣烂取汁,薏苡仁、粳米共煮成粥,加入鲜半夏汁,分次食用。

③精神自疗。劝慰患者,树立战胜疾病的信心。

(4)心神惑乱型

①中成药自疗。可选安神补心丸、柏子养心丸、复方酸枣仁片等。

②药食自疗。小麦300克,大枣10枚。加水适量,共煮成粥食用。

③足部反射区自疗。取足底部反射区头部(大脑)、脑垂体、小脑及脑干、肝、胆囊、心、脾、肾、输尿管、膀胱、胃、胰、十二指肠、盲肠(阑尾)、回直瓣、升结肠、横结肠、降结肠、乙状结肠及直肠、小肠、肛门。施以指端点法、食指指间关节点法、拇指关节刮法、按法、食指关节刮法、双指关节刮法、拳刮法、拇指推法、擦法、拍法等。

(5)心脾两虚型

①中成药自疗。可选归脾丸,也可选用人参养荣丸等。

②药食自疗。党参15克,桂圆肉12克,大枣5枚,乌骨鸡肉200克。共置于炖盅内,加水适量,隔水炖熟食用。

(6)阴虚火旺型

①中成药自疗。可取天王补心丹、知柏地黄丸等。

②药食自疗。鲜山药120克,杜仲9克,天麻9克,枸杞子9克,母鸡1只。炖熟后,喝汤,食鸡肉,每日2次。

【预防调护】

(1)郁证患者应保持心情舒畅,避免忧思抑郁,防止情志内伤。

(2)积极参加社区或公益活动,注重人际交流。

(3)温馨的家庭环境有助于治疗本病。

(4)适当进行体育锻炼,如散步、慢跑、太极拳、交谊舞等。

第二节 血证怎样辨脉诊治

凡由多种原因引起火热熏灼或气虚不摄,以致血液不循常道,或上溢口鼻诸窍,或下泄前后二阴,或渗出于肌肤之外所形成的疾病,统称为血证。常见的血证可分为鼻衄、齿衄、咯血、吐血、便血、尿血、紫斑等类型。该病症可见于西医中的多种急、慢性疾病所引起的出血,包括某些系统的疾病(如呼吸、消化、泌尿系统疾病)有出血症状者及造血系统病变所引起的出血性疾病。血证的脉象表现:热盛迫血者,多见弦数或滑数;阴虚火旺者,多见细数;气虚不摄者,多见脉弱等。血证的用药治疗应从治火、治气、治血着手。治火,实火当清热泻火,多选用石膏、知母、栀子、龙胆草等;虚火当滋阴降火,多选用沙参、龟甲、鳖甲、女贞子、百合等。治气,实证当清气降气,多选用黄连、黄芩、连翘、金银花、紫苏子、旋覆花等;虚证当补气益气,多选用人参、黄芪、党参、白术等。治血,应根据各种症候的病因病机分别选用凉血止血、收敛止血或活血止血的药物。凉血止血的药物可选用地榆、茜草、侧柏叶、白茅根等;收敛止血的药物可选用白及、仙鹤草、藕节等;活血止血的药物可选用蒲黄、三七、艾叶等。

【脉象辨析】

1. 鼻衄 鼻衄称为鼻腔出血、鼻出血,是血证中最常见的一种。鼻衄多由火热迫血妄行所致,其中以肺热、胃热、肝火最为常见。另有少数患者,可由正气亏虚,血失统摄所引起。鼻衄主要见于某些传染病、发热性疾病、血液病、风湿热、高血压、维生素缺乏症、化学药品及药物中毒等所引起。脉象多表现为数、弦数或细而无力等。

(1)脉数:多为热邪犯肺或胃热炽盛所致。症见鼻燥出血,口干咽燥,或兼有身热、咳嗽少痰等症状,舌质红,苔薄,多为热邪犯

下篇 辨脉诊病

肺;症见鼻衄或兼齿衄,血色鲜红,口渴欲饮,鼻干、口干臭秽,烦躁,便秘,舌质红,苔黄,多属胃热炽盛。

(2)脉弦数:多为肝火上炎所致。症见鼻衄,头痛,目眩,耳鸣,烦躁易怒,两目红赤,口苦,舌质红,苔薄。

(3)脉细无力:多为气血亏虚所致。症见鼻衄,或兼齿衄、肌衄,神疲乏力,面白无华,头晕,耳鸣,心悸,夜寐不宁,舌质淡,苔薄白。

2. 齿衄 齿衄称为齿龈出血、牙衄、牙宣。齿衄可由齿龈局部或全身疾病所引起。内科范围内的齿衄,多由血液病、维生素缺乏症及肝硬化等疾病所引起;齿龈局部病变引起的齿衄,一般属于口腔科范围。脉象多表现为洪数或细数。

(1)脉洪数:多为胃火炽盛所致。症见牙龈血色鲜红,牙龈红肿疼痛,头痛,口臭,舌质红,苔黄。

(2)脉细数:多为阴虚火旺所致。症见齿衄,血色淡红,起病较缓,常因受热及烦劳而诱发,齿摇不坚,舌质红,少苔。

3. 咯血 血由肺及气管外溢而咳出,表现为痰中带血,或痰血相兼,或纯血鲜红,间夹泡沫,均称为咯血,也称为"嗽血"等。内科范围内的咯血,主要见于呼吸系统疾病,如支气管扩张症、急性支气管炎、慢性支气管炎、肺炎、肺结核、肺癌等。脉象多表现为数、弦数或细数。

(1)脉数:多为燥热伤肺所致。症见喉痒咳嗽,痰中带血,口干鼻燥,或有身热,舌质红,少津、苔薄黄。

(2)脉弦数:多为肝火犯肺所致。症见咳嗽阵作,痰中带血或纯血鲜红,胸胁胀痛,烦躁易怒,口苦,舌质红,苔薄黄。

(3)脉细数:多为阴虚肺热所致。症见咳嗽痰少,痰中带血或反复咯血,血色鲜红,口干咽燥,双颧发红,潮热盗汗,舌质红。

4. 吐血 血由胃而来,经呕吐而出,血色红或紫暗,常夹有食物残渣,称为吐血,也称为呕血。吐血主要见于上消化道出血,其中以消化性溃疡出血及肝硬化所致的食管、胃底静脉曲张破裂最为多见。其次见于食管炎,急、慢性胃炎,胃黏膜脱垂症等疾病,以及某些全身性疾病(如血液病、尿毒症、应激性溃疡)引起的出血。脉象多表现为滑数、弦数或细弱。

(1)脉滑数:多为胃热壅盛所致。症见脘腹胀闷,甚则作痛,吐血色红或紫暗,常夹有食物残渣,口臭,便秘,粪便色黑,舌质红,苔黄腻。

(2)脉弦数:多为肝火犯胃所致。症见吐血色红或紫暗,口苦胁痛,心烦易怒,寐少梦多,舌质红绛。

(3)脉细弱:多为气虚血溢所致。症见吐血缠绵不止,时轻时重,血色暗淡,神疲乏力,心悸气短,面色苍白,舌质淡,苔薄白。

5. 便血 便血系由于胃络、肠络受损,出现血液随粪便而下,或粪便呈柏油样为主要表现的病症。内科杂病的便血主要见于胃肠道的炎症、溃疡、肿瘤、息肉、憩室炎等。脉象多表现为濡数、细或细涩。

(1)脉濡数:多为肠道湿热所致。症见便血色红,大便不畅或稀溏,或有腹痛,口苦,舌质红,苔黄。

(2)脉细:多为气虚不摄所致。症见便血色红或紫暗,食少,身体疲倦,面色萎黄,心悸少寐,舌质淡,苔薄白。

(3)脉细涩:多为脾胃虚寒所致。症见便血紫暗,甚则黑色,腹痛,喜饮热饮,面白无华,神疲懒言,大便溏薄,舌质淡,苔薄白。

6. 尿血 尿中混有血液,甚或伴见血块的病症,称为尿血。随其出血量多少的不同,而使小便呈淡红色、鲜红色或茶褐色。尿血是一种较为常见的病症。西医所称的尿道感染、肾结核、肾小球肾炎,泌尿系肿瘤及全身性疾病,如血液病、结缔组织疾病等,都有可能出现尿血。脉象多表现为数、细数或细弱。

(1)脉数:多为下焦热盛所致。症见小便黄赤灼热,尿血鲜红,心烦口渴,面赤口疮,夜寐不安,舌质红。

下篇　辨脉诊病

(2)脉细数：多为肾虚火旺所致。症见小便短赤带血,头晕耳鸣,神疲乏力,颧红潮热,腰膝酸软,舌质红。

(3)脉细弱：多为脾不统血所致。症见久病尿血,甚或兼见齿衄、肌衄,食欲缺乏,体倦乏力,气短声低,面色无华,舌质淡,苔薄白。

(4)脉沉弱：多为肾气不固所致。症见久病尿血,血色淡红,头晕耳鸣,精神困惫,腰脊酸痛,舌质淡,苔薄。

7. 紫斑　血液溢出于肌肤之间,皮肤表现青紫斑点或斑块的病症,称为"紫斑",亦有称为"肌衄"及"葡萄疫"的。内科杂病的紫斑,主要见于西医的原发性血小板减少性紫癜及过敏性紫癜,药物、化学和物理因素等引起的继发性血小板减少性紫癜。脉象多表现为弦数、细数或细弱。

(1)脉弦数：多为血热妄行所致。症见皮肤出现青紫斑点或斑块,或伴见鼻衄、齿衄、便血、尿血,或有发热,口渴,便秘,舌质红,苔黄。

(2)脉细数：多为阴虚火旺所致。症见皮肤出现青紫斑点或斑块,时发时止,常伴鼻衄、齿衄或月经过多,两颧发红,心烦口渴,手足心热,或有潮热盗汗,舌质红,少苔。

(3)脉细弱：多为气不摄血所致。症见反复出现肌衄,久病不愈,神疲乏力,头晕目眩,面色苍白或萎黄,食欲缺乏,舌质淡,苔薄白。

【中医简易治疗】

1. 药酒疗法　贯仲炭、血余炭各15克。上药用侧柏叶浸入冷水中泡透,捣汁过滤,加水炖1小时,再加入黄酒50毫升,徐徐饮用。适用于吐血。

2. 单方验方

(1)白芍、阿胶各10克,三七(研末、吞)3克,蒲黄(另包)6克,鲜小蓟30克。每日1剂,水煎分2次服。适用于各种证型的咯血。

(2)百部、白及、三七各等量。上药共研细末,每次服1~5克,每日3次。适用于咯血。

（3）云南白药 3 克，小蓟根 60 克，蜂蜜适量。将小蓟根水煎去渣，放入云南白药和蜂蜜 1 匙，再煎片刻，待凉时服用，每日 2 次。适用于急性胃出血。

（4）三七末、海螵蛸各 3 克。上药共研细末，以白开水送服。适用于胃热型吐血。

（5）土炒白术、地榆炭各 10 克，炮姜、炙甘草各 3 克。每日 1 剂，上药水煎分 2 次服。适用于虚寒型便血。

（6）地榆炭、椿白皮各 30 克，石榴皮 15 克，乌梅 9 克，川黄连 3 克。每日 1 剂，水煎分早晚服。适用于大便后下血。

（7）小蓟草、凤尾草、墨旱莲各 30 克。上药头煎药饮服后，相隔 4～6 小时再煎服 2 煎，于食后 2 小时服下。一般 5 剂见效。适用于血尿。

（8）瞿麦穗、栀子（炒）、甘草各 9 克。加水 200 毫升，煎至 100 毫升，于食前服用，每日 1 剂。适用于小便淋闭作痛，有时尿血，下焦结热。

（9）生地黄 35 克，麦冬 20 克。上药加清水煎服，每日 3 次，每隔 4 小时 1 次。适用于鼻衄。

（10）生石膏 30 克，淡竹茹 18 克。每日 1 剂，水煎分 2 次服。适用于血小板紫癜所致的鼻衄。

【预防调护】

1. 鼻衄

（1）鼻衄患者，情绪多较紧张、恐惧，应安慰病人，使之安定，以利于治疗和康复。

（2）对实证鼻衄患者，忌食辛辣，多服清热凉血之品。虚证患者，平时多服滋阴养血之品，忌食生冷的食物。

2. 咯血

（1）饮食应以清淡甘凉为主，多食蔬菜，水果。痰量多者，应给予高蛋白，低脂肪饮食。戒烟酒，忌辛辣等刺激性较强的食物。避免暴饮暴食,以免导致痰湿内生。

(2)居住处要经常通风换气,以增加新鲜空气。在寒冷时要注意保暖,避免呼吸道受寒冷空气的直接刺激。患者要劳逸结合,应进行适当的体育锻炼,以增强呼吸道防御能力及减少感染的机会。

(3)保持心情愉快,切忌过于激动,以免情志变化导致肝气郁结化火而加重病情。

3. 吐血

(1)避免情志过激,以实现肝火不生,藏牢血液。

(2)防止暴饮暴食,忌食辛辣及不易消化之物,以保护脾胃。

(3)调摄生活起居,避免过度劳累和使用重力,以保持气血平和、筋脉柔顺。

4. 便血

(1)调摄情志,消除不良精神刺激,如暴怒、忧郁、紧张、恐惧等。

(2)避免过食辛辣炙煿及不易消化的食物,禁止饮酒过量和暴饮暴食。

(3)及早发现和治疗胃、肠、肝、胆等消化道疾病,防止各种便血因素的形成。

5. 尿血

(1)增强体质,减少外邪侵入。

(2)注意清洁卫生,防治感冒和皮肤感染。

(3)避免疲劳过度,忌烟酒,节房事,以免火热内生或精气亏损。

6. 紫斑

(1)锻炼身体,增强体质,养成良好的卫生习惯,防止感染。

(2)多食富含蛋白质而易消化的食物,少食辛辣炙煿之品,不饮烈性酒。

(3)慎用对自己过敏的食物、药物,避免使用损害造血系统的药物,避免接触有毒化学物质及电离辐射等。

第三节 汗证怎样辨脉诊治

汗证是指由于阴阳失调,腠理不固,以致汗液外泄失常的一种病症。其中,不因外界环境因素影响,而白昼时时汗出,动辄益甚的,称为"自汗";夜寐当中汗出,醒来自止者,称为"盗汗",也称为"寝汗"。该病症在西医可见于甲状腺功能亢进症、自主神经功能紊乱症、风湿热、结核病等病症所致的自汗、盗汗表现。其脉象多表现为细、细弱、细数、弦数、缓。

【脉象辨析】

1. 脉细 多为心血不足所致。症见自汗或盗汗,心悸少寐,神疲气短,面色无华,舌质淡,苔薄白。

2. 脉细弱 多为肺卫不固所致。症见汗出恶风,稍劳汗出尤甚,易于感冒,体倦乏力,面白无华,舌质淡,苔薄白。

3. 脉缓 多为营卫不和所致。症见汗出恶风,周身酸楚,时寒时热,或表现半身、某局部出汗,舌质淡,苔薄白。

4. 脉细数 多为阴虚火旺所致。症见夜寐盗汗,或有自汗,五心烦热或兼午后潮热,两颧发红,口渴,舌质红,苔少。

5. 脉弦数 多为邪热郁蒸所致。症见蒸蒸汗出,汗液易使衣服黄染,面赤烘热,烦躁口苦,小便色黄,舌质淡红、苔薄黄。

【中医简易治疗】

1. 药食疗法

(1)黑豆 100 克,大枣 20 克,黄芪 50 克。水煎熟,分 2 次食黑豆、大枣,喝汤,每日 1 剂。适用于气虚自汗。

(2)陈冻豆腐、浮小麦各 50 克。与水适量同煎,食豆腐,喝汤,每日 1 剂。适用于盗汗。

③黄芪 30 克,大枣 10 枚,粳米 100 克。将黄芪先煎取浓汁,与粳米、大枣同熬成粥,每日食 2 次。适用于自汗易感冒者。

④百合(鲜者为佳)100 克,蜂蜜 100 克。隔水共蒸 1 小时后放凉,每日早晚各 1 匙,以开水冲饮;或百合煮稀饭,食时加蜂蜜。

⑤薏苡仁 30 克,绿豆 30 克,薄荷 10 克,冰糖适量。煎汤,每日 2～3 次分饮。

2. 单方验方

(1)乌梅 10 枚,浮小麦 15 克,大枣 5 枚。每日 1 剂,水煎分 2 次服。适用于阴虚盗汗。

(2)红参须 6 克,茯苓 10 克,大枣 7 枚。每日 1 剂,水煎分 2 次服。适用于气虚盗汗,小儿尤佳。

(3)煅牡蛎(先煎)、生黄芪各 100 克,麻黄根、五味子各 50 克。上药共研细末,每次取 10～20 克,与浮小麦 15 克同煎,滤渣后热服,每日 2 次。适用于体常自汗,动则益甚,时易感冒。

【自疗要点】 汗证可按表虚不固型、营卫不和型、心血不足型、阴虚火旺型、邪热郁蒸型进行辨证施治。

(1)表虚不固型:治宜益气固表。

①中成药。可选用玉屏风散,也可选用复芪止汗颗粒。

②中药贴敷。郁李仁 6 克,五倍子 6 克,研末,用生梨汁调成糊状,敷于两侧内关穴,适用于自汗;或取五倍子、五味子等量,共研细末,加入 70% 乙醇适量,调成"双五子糊剂",将糊剂置于塑料薄膜上,贴敷于肚脐正中,24 小时更换 1 次,一般 7～8 日即可见效。具有固涩敛汗的功效。适用于各种证型的自汗和盗汗。

(2)营卫不和型:治宜调和营卫。

①中成药。可取桂枝合剂合虚汗停颗粒。

②单验方。

大枣 500 克,生姜(切片)500 克,炙甘草和炒食盐各 60 克。大枣焙干、去核;生姜切片。大枣、生姜、炙甘草、炒食盐共研细末,每日晨起 6～10 克,用开水冲调服用。

生牡蛎 20 克,小麦 50 克,大枣 5 枚,黄芪 15 克。生牡蛎入水先煎20分钟,再加入其他药物,继煎20分钟,去渣,温服。

(3)心血不足型:治宜补血养心。

①中成药。可取归脾丸、人参养荣丸等。

②药食。炒小麦30克,大枣5枚,桂圆肉10克。水煎20分钟,频饮。

(4)阴虚火旺型:治宜滋阴降火。可取麦味地黄丸,也可选用六味地黄丸、知柏地黄丸等。

(5)邪热郁蒸型:治宜清肝泄热,化湿和营。常取龙胆泻肝丸,热势不甚者,可选用四妙丸等。

【预防调护】

(1)饮食宜清淡,多食新鲜蔬菜、水果,忌食刺激性食物及肥甘厚味。

(2)注意保持情绪稳定,避免思虑烦劳过度。

(3)汗出之时易感外邪,当避风寒,以防感冒。

(4)适当进行医疗体育锻炼活动,如散步、慢跑、太极拳等,以改善体质。

(5)汗证是临床常见的一种症状,其病因复杂,应明确病因病机,辨证用药,临证应慎用辛散之品。

(6)单纯自汗、盗汗,一般预后良好,经过治疗大多可在短期内治愈或好转。伴其他疾病过程中的汗证,治疗则应着重针对原发疾病,待原发病的治愈、好转,自汗、盗汗亦随之减轻或消失。

第四节　消渴怎样辨脉诊治

消渴是指因恣食肥甘,或情志过极,房事不节,热病之后等,以致郁热内蕴,气化失常,津液精微不能正常输布而下泄,阴虚燥热所致,以口渴,多饮,多食,消瘦,尿多而甜为主要表现的脾系疾病。该病症相当于西医的糖尿病。多发于40岁以后,以形体肥胖者居

下篇 辨脉诊病

多;起病多较缓慢,病情较长。以口渴多饮,多食易饥,尿多且有甜味,形体消瘦为主要表现;初起"三多"症状可不明显,症状明显时则口渴多饮,每日尿量可达3 000～5 000毫升,食欲亢进,体重减轻,面容憔悴,神疲乏力,皮肤瘙痒,可有四肢麻木、酸痛、腰酸,性欲减退,男性阳痿,女性月经失调,或见视力减退,腹泻等症状。其脉象多表现为洪数、滑数、细数、沉细无力等。

【脉象辨析】

1. 脉洪数 多为肺热伤津所致。症见烦渴多饮,口干舌燥,尿频量多,舌边尖红,苔薄黄。

2. 脉滑数 多为胃热炽盛所致。症见多食易饥,口渴,尿多,形体消瘦,舌质淡红或红,苔黄。

3. 脉细数 多为肾阴亏虚所致。症见尿频尿多,混浊如同脂膏,或尿有甜味,腰膝酸软,疲劳乏力,头晕耳鸣,口干唇燥,皮肤干燥,全身瘙痒,舌质红,少苔。

4. 脉沉细无力 多为阴阳两虚所致。症见小便频数,混浊如膏,甚至饮一溲一,面容憔悴,耳轮干枯,腰膝酸软,四肢欠温,畏寒怕冷,男性阳痿或女性月经不调,舌质淡,苔白而干。

【中医简易治疗】

(1)西瓜皮、冬瓜皮各15克,天花粉12克。上药加水煎取,每次浓煎至半杯口服,每日2剂。适用于糖尿病口渴、尿浊。

(2)乌梅10克,天花粉12克,黄芪30克,黄精15克,黄连3克。每日1剂,水煎分2次服。适用于糖尿病病情反复,并发冠心病、高血压、皮肤瘙痒症及白内障等病症。

(3)黄连3克,天花粉15克,生地黄24克,藕汁90毫升,牛奶120毫升。先煎前3味药,煎后去渣,再将牛奶煮沸与藕汁一并冲入搅匀,顿服。适用于胃热津亏型的消渴。

(4)何首乌、棉花根、糯稻根各30克,玉竹5克。每日1剂,水煎分2次服。适用于各种证型消渴。

(5)黑豆、天花粉各等份,共研细末,泛水丸如梧桐子大,每次服50丸,以黑豆汤送服,每日2次。适用于肾虚型消渴。

(6)天花粉、人参各等份,共研细末,泛水丸如梧桐子大,每次30丸,以麦冬汤送服,每日2次。适用于气阴两虚型消渴。

【自疗要点】

(1)糖尿病早期,可应用饮食控制和适当运动改善病情,中药单方和复方制剂对降低血糖、尿糖均有一定效果,常用人参、黄芪等益气药,与生地黄、玄参、枸杞子、麦冬、石斛等补阴药配伍,可有效降低血糖;与天花粉、生地黄或乌梅配伍,有降尿糖作用。

(2)糖尿病晚期合并多种并发症时,宜在益气养阴或辨证施治基础上加用活血祛瘀药以提高疗效,因为此期多与"血不活,有瘀滞"相关。活血化瘀药对阴虚型疗效较好,与滋阴药有互补作用,我们常用六味地黄丸与复方丹参滴丸配伍运用,对稳定血糖,延缓并发症产生有积极的作用。

【预防调护】

(1)控制饮食,三餐定时、定量、定性,忌辛辣燥热之物。

(2)适当增加有氧运动,如游泳,登山、散步、打太极拳、做体操等,节制房事。

(3)保持乐观的情绪,避免五志过极,正确对待疾病。

(4)糖尿病为终身性疾病,应长期用药治疗,规则服用降糖药或注射胰岛素,避免自行随意增减药量或停药。

(5)如出现恶心,呕吐,腹痛,呼吸困难,嗜睡,呼吸深大而快,呼气有烂苹果味,为酸中毒表现,应尽早就医;若出现头晕,心悸,汗出,手抖,饥饿感等症状,为低血糖反应,应立即食糖。

第五节 肥胖怎样辨脉诊治

肥胖是由于先天禀赋因素、过食肥甘及久卧久坐、少劳等引以气虚痰湿偏盛为主,体重超过标准体重20％以上,并伴见头晕乏力、神疲懒言、少动气短等症状的一类病症。该病症相当于西医的肥胖症(包括单纯性肥胖症中体质性肥胖症及获得性肥胖症),见于任何年龄,但多见于40～50岁的中壮年,尤以女性为多。其临床症状主要为体肥,气短,神疲,倦怠,自汗,怕热或畏寒,纳多,腹胀,便溏或腹泻,肢肿,心悸,头昏,月经失调,腰腿疼痛等;舌象为舌淡胖,边有齿痕,或舌红,苔薄,或苔白腻;脉象多表现为弦滑、濡细,或沉迟、沉弦或涩等。

【脉象辨析】

1. 脉弦滑 多为胃热滞脾所致。症见多食,消谷善饥,形体肥胖,脘腹胀满,面色红润,口苦口干,心烦头昏,胃脘灼痛嘈杂,得食则缓,舌质红,苔黄腻。

2. 脉濡细 多为脾虚湿困所致。症见肥胖臃肿,神疲乏力,身体困重,胸闷脘胀,四肢轻度水肿,晨轻暮重,劳累后更为明显,饮食如常或偏少,既往多有暴饮暴食史,小便不利,便溏或便秘,舌质淡胖、舌边有齿痕,苔薄白或白腻。

3. 脉滑或濡 多为痰湿内盛所致。症见身形盛大、体胖,身体沉重,肢体困倦,胸膈痞满,痰涎壅盛,头晕目眩,呕不欲食,口干而不欲饮,嗜食肥甘醇酒,神疲嗜卧,苔白腻或白滑。

4. 脉沉迟无力 多为脾肾阳虚所致。症见形体肥胖,颜面虚浮,神疲嗜卧,气短乏力,腹胀便溏,自汗气喘,动则更甚,畏寒肢冷,下肢水肿,尿昼少夜频,舌质淡胖,苔薄白。

5. 脉沉弦或涩 多为气滞血瘀所致。症见形体丰满,面色紫红或暗红,胸闷胁胀,心烦易怒,夜不能寐或夜寐不安,大便秘结,舌质暗红或有瘀点、瘀斑,或舌下有瘀筋。

【中医简易治疗】

(1)何首乌、当归、鸡血藤各30克,茯苓20克。每日1剂,水煎分2次服。适用于肥胖症。

(2)三七3克,补骨脂12克,番泻叶(后下)、大黄(后下)各10克。每日1剂,水煎分2次服。适用于肥胖症。

(3)何首乌20克,枸杞子、山楂、黄精、决明子各15克。每日1剂,水煎分2次服,连服1个月。适用于肥胖症。

(4)虎杖根15~30克,每日1剂,水煎分2次服。适用于肥胖症。

【自疗要点】

1. 中成药自疗　可分痰湿型、湿热型、肝郁型和阳虚型进行自疗。

(1)痰湿型者:症见形肥嗜睡,身重乏力,胸闷脘痞,便溏不爽,舌胖苔滑,脉沉濡。治宜化湿消痰健脾。可选用六君丸合平胃丸(散)等。

(2)湿热型者:症见形体肥壮,易饥多食,嗜酒善饮,面目红赤,便结尿赤,舌红,苔黄腻厚,脉滑数或濡数有力。治宜清利湿热。可选用龙胆泻肝丸、防风通圣丸等。

(3)肝郁型:症见形体肥胖,心情郁闷,心烦易怒,口苦咽干,胸胁满闷,妇女则见月经不调,脉弦或沉弦。治宜疏肝解郁。可选用逍遥丸、舒肝丸、四制香附丸等。

(4)阳虚型:症见形体肥胖,面白少华,腰背酸凉,肢冷畏寒,下肢水肿,小便清长,舌质淡,舌体胖、苔白润,脉沉弱无力。治宜温补脾肾。可选用济生肾气丸、桂附理中丸、金匮肾气丸、桂附地黄丸等。

2. 药食自疗

(1)痰湿型。紫苏子、莱菔子各10克,白芥子6克,水煎代茶饮;白术10克,枳实6克,干荷叶10克,水煎代茶饮。

(2)湿热型。炒决明子30克,水煎代茶饮,大便秘结者尤为适宜;或取泽泻、玉米须、冬瓜皮各10克,水煎代茶饮。

(3)肝郁型。厚朴花、代代花、佛手花各3克,干荷叶10克。

以开水冲泡,代茶饮。香附、紫苏叶各10克,水煎代茶饮。对于阳虚型者,可取黄芪10克,防己6克,水煎代茶饮;茯苓、白术、陈皮各10克,水煎代茶饮。

3. 耳穴自疗　取耳穴胃、脾、心、肺、内分泌、神门、止饿点穴区,每次选2~3穴区,做耳穴压豆。

4. 按摩自疗　患者仰卧,依次揉按前胸、腹部、两臀部、大腿等部位,每次10~15分钟,按摩时宜配合使用减肥霜或减肥乳。按摩完毕,用手指依次按压曲池、足三里、太溪、关元等穴。每日1次,30次为1个疗程,疗程间相隔5日。

【预防调护】

(1)肥胖症应以预防为主,首先必须使患者自己了解肥胖的危害性,认识到合理治疗的重要性,必须有信心、耐心,主动地配合治疗。

(2)饮食结构宜低糖、低脂、低盐饮食,提倡多纤维饮食,适当补充蛋白质和维生素等必要的营养物质。忌暴饮暴食及零食。食量能少不多,尤以晚餐不宜多食,进食时宜细嚼慢咽。饮食宜清淡,多以素食为主,少食甜食厚味,睡前忌进食,宜戒酒类、咖啡等饮料,夏季少食甜冷饮。

(3)针对不同的病情,配合药膳治疗。

(4)生活要有规律,起居有常,切忌睡眠过多,保持精神愉快。

(5)配合运动减肥,以增加耗能,有利于脂肪的消耗代谢,如跳舞、跑步、爬山、游泳及做广播体操、健美操等。

第六节　内伤发热怎样辨脉诊治

内伤发热是指以内伤为病因,脏腑功能失调,气血阴阳亏虚为基本病机的以发热为主的一种病症。该病症可见于西医的功能性低热、肿瘤、血液病、结缔组织疾病、内分泌疾病,以及部分慢性感染性疾病所起的发热,起病缓慢,病情较长。一般有气、血、水液壅遏或血阴阳亏虚的病史。或有反复发热的病史；多为低热，或自觉发热，表现为高热者较少。不恶寒，或虽有怯冷，但得衣被则温，并常兼见头晕、神疲、自汗、盗汗等症状。其脉象多表现为弦数、弦或涩、濡数、细弱、细数、沉细无力等。

【脉象辨析】

1. 脉弦数 多为气郁发热所致。症见发热，但多为低热或潮热，热势常随情绪波动而起伏，精神抑郁，胸胁胀满，烦躁易怒，口干而苦，食欲缺乏，舌质红，苔黄。

2. 脉弦或涩 多为血瘀发热所致。症见午后或夜间发热，或自觉身体某处部位发热，口燥咽干，但不多饮，肢体或躯干有固定痛处或肿块，面色萎黄或晦暗，舌质青紫或有瘀点、瘀斑。

3. 脉濡数 多为湿郁发热所致。症见低热，午后热甚，胸闷脘痞，全身重着，不思饮食，渴不欲饮，呕恶不止，大便稀薄或黏滞不爽，舌质淡红或淡，苔白腻或黄腻。

4. 脉细弱 多为气虚发热所致。症见发热，热势或低或高，常在劳累后发作或加剧，倦怠乏力，气短懒言，自汗不止，易于感冒，食少便溏，舌质淡，苔薄白。

5. 脉细涩 多为血虚发热所致。症见发热，热势多为低热，头晕目眩，身倦乏力，心悸不宁，面白少华，唇甲色淡，舌质淡，苔薄。

6. 脉细数 多为阴虚发热所致。症见午后潮热，或夜间发热，不欲近衣，手足心热，烦躁不安，少寐多梦，夜间盗汗，口干咽燥，舌质红，舌面或有裂纹，苔少，甚或无苔。

7. 脉沉细无力 多为阳虚发热所致。症见发热而欲近衣，形寒怯冷，四肢不温，少气懒言，头晕嗜卧，腰膝酸软，纳少便溏，面白不华，舌质淡胖，舌边或有齿痕，苔白润。

【中医简易治疗】

1. 药茶疗法 鲜芦根100克，鲜竹叶60克。上药浓煎，频频代茶饮，适用于湿郁发热。

2. 药茶疗法 沙参、麦冬各30克。上药以白开水冲泡,代茶饮。适用于阴虚发热。

3. 单方验方

(1) 黄芪30克,大枣10枚,当归15克。每日1剂,水煎分2次服。适用于血虚发热。

(2) 黄芪30克,太子参20克,黄精15克,白术、云茯苓各10克,生地黄、麦冬各20克,天冬15克,墨旱莲、女贞子各18克,白花蛇舌草、半枝莲、蒲公英各30克,小蓟15克,生甘草5克。若正气虚极、外邪多乘虚而入致热毒炽盛、壮热不已、口舌生疮、咽喉肿痛者,加金银花、连翘、黄芩、板蓝根;衄血发斑者,加犀角(代)、生地黄、牡丹皮、玄参;尿血、便血者,加紫草、赤芍、三七、小蓟。每日1剂,水煎分2次服。具有益气养阴,清热解毒的功效。适用于急性白血病发热。

(3) 白花蛇舌草30~90克,山慈菇、三棱、莪术、炒白术各15~30克,僵蚕、夏枯草各30克,昆布、煅牡蛎、煅瓦楞子各30~60克,炮穿山甲(代)、黄药子各9~15克,全蝎(研末、冲服)6~12克,甘草6克。偏热者,加狗舌草、天葵子;气虚者,加黄芪、党参;血虚者,加当归、紫河车;胃阴虚者,加石斛、麦冬;肺阴虚者,加北沙参、天冬;心阴虚者,加麦冬、玉竹;肝肾阴虚者,加龟甲、鳖甲、生地黄、枸杞子;阳虚者,加附子、肉桂、补骨脂、棉花根;实热者,加生石膏、知母、黄芩、黄连。上药1剂3煎,每日分3次服,30剂为1个疗程。具有清热解毒,软坚散结,活血化瘀,健脾化痰的功效。适用于恶性淋巴瘤发热。

【自疗要点】

1. 中医分型自疗

(1) 气分热盛型:生石膏(先煎)30克,知母、黄芩各15克,青蒿9克,柴胡、生大黄(后下)各8克。每日上下午各1剂,水煎服。

(2) 热入营血型:白茅根30克,侧柏叶、茜草各15克,陈皮、乌梅各10克,大黄粉(冲服)6克。每日1剂,水煎2次分3次服。

(3)湿热型:金银花、连翘、芦根、白茅根各30克,黄芩18克,栀子15克,竹叶、藿香各12克,通草9克。每日1剂,水煎频服,连服3～5日。

(4)阴虚型:鳖甲、知母各15克,地骨皮、柴胡各10克,秦艽8克,当归、乌梅、青蒿各6克。每日1～2剂,水煎分2次服。

(5)阳虚型:黄芪15克,白术、神曲、山楂各10克,炮姜、枳壳、制半夏、肉豆蔻(后下)各6克。每日1剂,水煎分3次服。

2. 对症自疗

(1)高热兼见神昏或惊厥者:可取中成药安宫牛黄丸或至宝丹3克,或紫雪丹1～2支,每日1～2次,用温开水送服或化开鼻饲。

(2)壮热不退者:可取十宣、十二井穴及耳缘静脉,用三棱针点刺放血各2～3滴,每日1次。

(3)实证发热者:可取耳尖、神门、肾上腺、心、枕等耳穴,均双侧,施以强刺激,留针20分钟,耳尖穴行点刺放血。

【预防调护】

(1)首先要增强体质,注意寒温,避免外感。

(2)有病早治,防止因患病而致气、血、阴、虚损发热。

(3)情志舒畅,饮食清淡,劳逸适度,避免内伤发热。

第十五章 经络、肢体病症辨脉诊病

第一节 头痛怎样辨脉诊治

头痛即指由于外感与内伤,致使脉络绌急或失养,清窍不利所引起的以患者自觉头部疼痛为特征的一种常见病症,相当于西医的血管神经性头痛、偏头痛等。该病可见于任何年龄,首次发病以20~30岁为多,女性多见。起病突然,反复发作,每于疲劳、失眠、月经期间、情绪激动、天气变化等情况下而诱发。每次发作的性质过程极为相似。头痛呈发作性,多偏于一侧,偶可见及两侧,以额颞为主,每日至数周发作1次,每次持续数小时至数日,头痛剧烈,呈搏动性疼痛、胀痛、锥钻痛、裂开样痛等,发作前可有眼前闪光、畏光、眼胀、视物模糊、烦躁等症状,发作时可有恶心,呕吐,畏光,怕响声,出汗,面色苍白或潮红,失眠多梦,记忆力减退,思维不能集中及腹胀、腹泻等症状。其脉象多表现为浮紧、浮数、濡滑、沉弦有力、沉弦或沉滑、沉细或细涩等。

【脉象辨析】

1. 脉浮紧 多为风寒犯头所致。症见头痛起病较急,其痛如同破裂,连及项背,恶风畏寒,遇风尤为剧烈,口不渴,舌质淡,苔薄白。

2. 脉浮数 多为风热犯头所致。症见头痛而胀,甚则头痛如同开裂,发热或见恶寒,口渴欲饮,面红耳赤,便秘尿黄,舌质红,苔黄。

3. 脉濡滑 多为风湿犯头所致。症见头痛如裹,肢体困重,胸闷纳呆,小便不利,大便或溏,舌质淡,苔白腻。

4. 脉沉弦有力 多为肝阳上亢所致。症见头胀痛而眩,心烦易怒,胁间疼痛,夜眠不宁,口苦口干,舌质红,苔薄黄。

5. 脉沉弦或沉滑 多为痰浊上犯所致。症见头痛昏蒙,胸脘满闷,呕恶痰涎,舌体胖大,舌边有齿痕,苔白腻。

6. 脉沉细或细涩 多为瘀阻脑络所致。症见头痛经久不愈,其痛如刺,固定不移,或头部有外伤史,舌质紫暗或有瘀斑、瘀点,苔薄白。

【中医简易治疗】

(1) 当归(酒洗后晒干并熟炒)、白芍(炒黄)、煨石膏、炒牛蒡子各120克。上4味药共研细末,每次9克,加白糖3克,睡卧时以陈酒冲服,量饮取汗。适用于偏头痛。

(2) 白芷、荆芥、人参各30克,川芎15克。先将白芷洗净,与人参、川芎研粉,炼蜜为丸(都梁丸),如弹子大,以荆芥煎汤调服。适用于头风痛及虚头痛。

(3) 全蝎、蜈蚣、僵蚕各等份。共研细末,每次服2克,每日3次。适用于瘀血阻络型头痛。

【自疗要点】

(1) 对于偏头痛,用中医单方验方治疗,缓解疼痛效果一般较好。在分型施治中应注意根据不同的疼痛特点选择药物,如以搏动样疼痛为主的,中药可加用伸筋草、丝瓜络;以钻刺样疼痛为主的,可加全蝎、三七末等。

(2) 应用中药的正离子导入疗法治疗功能性头痛,效果亦颇佳。

(3) 中药熏蒸法更简单易行。可采用川芎15克,晚蚕沙30克,僵蚕20只,白芷15克,共入砂锅内,加水5碗,煎至3碗,用厚纸将砂锅糊封,视疼痛部位大小,于纸中心开一孔,患者将头痛部位对准纸孔,以热药气熏蒸,每次熏 10～15 分钟。每日 1 剂,每剂药可用 2 次,获效显著。但在进行熏蒸时,应注意避免被蒸气烫伤。

【预防调护】

(1) 对因情绪紧张、焦虑所诱发的头痛患者,要耐心地进行安慰、解释病情,尽量避免诱发头痛的心理因素。

(2) 避免受寒,忌辛辣肥腻食物,戒除烟酒。

(3) 避免不合理的生活方式,可进行太极拳、五禽戏、养生功等医疗体育锻炼,以增强体质,防止复发。

第二节 痹证怎样辨脉诊治

痹证是指因风寒湿邪入侵人体,导致气血凝滞,经络痹阻,以关节和肌肉疼痛、酸楚、麻木、重着、屈伸不利,或关节肿大变形等为主要临床表现的肢体疾病。相当于西医的风湿热、风湿性关节炎、类风湿关节炎、强直性脊柱炎、骨性关节炎、风湿性肌炎等病症。该病多有风寒湿邪外感史,或长期工作、居处于寒湿之地。常见四肢关节和(或)肌肉疼痛,酸楚,麻木,肿胀,气候变化时症状加重,部分初期可见发热,汗出,咽痛,心悸等症状。体征常见受累关节肿胀,屈伸不利,甚则关节红肿热痛、结节、红斑出现。脉象多表现为浮紧或沉紧、沉迟而弦或沉弦而紧、弦滑、滑数、细涩或沉虚而缓。

【脉象辨析】

1. 脉浮紧或沉紧 多为风胜行痹所致。症见肢体关节酸痛,游走不定,不拘上、下、左、右肢体关节,病或数时,或 1～2 日,或 3～5 日,日轻夜重,急性期者亦红亦肿,触之热感,恶风或恶寒,喜暖,颜面淡清而两颧微红,舌质红,苔白微厚。

2. 沉弦而紧或脉沉迟而弦 多为寒胜痛痹所致。症见肢体关节剧痛不移,局限一处,遇寒则痛更甚,得热则痛缓和,甚至关节屈伸不利,皮色不红,关节不肿,触之不热,舌质红润,苔白而薄腻。

3. 脉弦滑 多为湿胜着痹所致。症见肢体关节沉重酸胀,疼痛不已,重则关节肿胀,重着不移,但却不红,甚则四肢活动不便,颜面苍黄而润,舌质红,苔白厚而腻。

4. 脉滑数 多为热邪阻痹所致。症见肢体关节疼痛,痛处焮红灼热,肿胀疼痛剧烈,得冷稍舒,筋脉拘急,日轻夜重,患者多兼见发热,口渴,心烦,喜冷恶热,烦闷不安等症状,舌质红,苔黄燥。

5. 脉沉虚而缓 多为气虚血亏所致。症见四肢乏力,关节酸沉,绵绵作痛,麻木尤甚,汗出畏寒,时见心悸,食滞纳呆,颜面微青而白,形体虚弱,舌质淡红欠润滑,苔黄或薄白。

6. 脉细涩 多为肾虚寒凝所致。症见肢体关节疼痛,屈伸不利,关节肿大、僵硬、变形,甚则肌肉萎缩,筋脉拘紧,肘膝不得而伸,或尻以代踵,脊以代头而成废人,舌质暗红,苔薄。

【中医简易治疗】

1. 中药贴敷疗法 鲜透骨草 60 克,捣烂成泥,贴敷于患处,每日 1 次。适用于风湿性关节炎。

2. 单方验方

(1)苍术、黄柏各 15 克。苍术米泔水浸泡 24 小时,盐炒;黄柏去粗皮,酒浸泡 24 小时,炙焦。上药加水 1 000 毫升,煎至 500 毫升,食前服用,每日 2~3 次,每日 1 剂。适用于一切风寒湿热,足膝腰臀疼痛。

(2)虎杖根、茜草、桑寄生、蕲蛇各 15 克,制马钱子 3 克。每日 1 剂,水煎分 2 次服。适用于风湿性关节炎。

(3)千年健、钻地风各 30 克,防风 15 克。每日 1 剂,水煎分 2 次服。适用于风寒湿痹型。

(4)柳枝 30~60 克。每日 1 剂,水煎分 2 次服。适用于热邪阻痹型。

下篇　辨脉诊病

【自疗要点】

(1)风湿性关节炎,多因风寒、湿热之邪乘虚侵袭人体,引起气血运行不畅,经络阻滞而发病,还与气候条件、生活环境有密切的关系。所以,预防本病,首先应当注意防寒、防潮,还应注意保持个人生活环境的清洁干燥。

(2)急性疼痛发作期,应卧床休息,减少剧烈活动。

(3)中医治疗本病以"通"为基本法则,"通则不痛",可选择秦艽、桑枝、丝瓜络、姜黄、海桐皮、络石藤、千年健等药舒筋通络。风寒湿痹,当辛而温之,可选用羌活、独活、防风、桂枝、苍术、当归、红花、干姜、细辛;风热湿痹,当清而化之,可选用知母、黄芩、白芍、石膏、豨莶草、西河柳、忍冬藤等;虚人久痹,当调补阴阳、调和气血、补益肝肾,可选用独活寄生汤、黄芪桂枝五物汤加当归治疗。

【预防调护】

(1)疼痛急性发作时,应卧床休息,抬高患肢。宜进食富有营养的食物,以提高抵抗力。

(2)避免过度劳累、紧张、受寒及关节损伤。

(3)出汗时,不宜洗澡,以免受凉。

(4)缓解期,应适当进行关节功能的锻炼,如关节的内旋、外展、上举等。

第三节　痿证怎样辨脉诊治

痿证系指肢体筋脉弛缓,软弱无力,日久不用,引起肌肉萎缩或瘫痪的一种病症。相当于西医的感染性多发性神经根神经炎、运动神经元病、重症肌无力、肌营养不良等疾病。该病多有感受外邪与内伤积损的病因,有缓慢起病的病史,也有突然发病者。以下肢或上肢、一侧或双侧筋脉弛缓,痿软无力,甚至瘫痪日久,肌肉萎缩为主要症状。其脉象多表现为细数、细数而濡、沉细或沉弱、沉而细数或涩无力等。

【脉象辨析】

1. 脉细数 多为肺热津伤所致。症见初始发热,或热退后突然肢体软弱无力,皮肤枯燥,心烦口渴,咽干咳呛少痰,小便短赤,大便秘结,舌质红,苔黄。

2. 脉细数而濡 多为湿热浸淫所致。症见四肢痿软无力,身体困重,或微肿麻木,尤多见于下肢,或足胫热蒸,或发热,胸脘痞闷,小便赤涩,舌质红,舌体大,苔黄厚腻。

3. 脉沉细或沉弱 多为脾胃亏虚所致。症见肢体痿软无力日重,食少纳呆,腹胀便溏,面浮无华,气短气浅,神疲乏力,舌质淡,舌体胖大,苔薄白。

4. 脉沉而细数 多为肝肾亏损所致。症见起病缓慢,下肢痿软无力,腰膝酸软,不能久立,或伴眩晕、耳鸣,男性遗精、早泄,或女性月经不调,甚则步履全废,腿胫大肉渐脱,舌质红,苔少。

5. 脉涩滞无力 多为气虚血瘀所致。症见四肢软弱无力,麻木不仁,甚者萎枯不用,肢体刺痛且有定处,或见皮肤青紫,神疲气短,舌紫唇青或舌见瘀点,苔薄白。

【中医简易治疗】

(1)玄参、麦冬各30克,熟地黄60克,牛膝6克。每日1剂,水煎分2次服。适用于痿证,症见双足无力,卧床不能即起。

(2)鸡血藤、桑枝各30克,钩藤、海风藤、络石藤各15克,威灵仙、木瓜各10克。每日1剂,水煎分2次服。适用于多发性神经炎。

(3)大青叶、紫花地丁、金银花、蒲公英各50克,知母、黄柏、赤芍、紫草各15克,牡丹皮9克,黄芩12克。每日1剂,水煎分2次服。具有清热解毒的功效。适用于脊髓炎及脊髓结核,证属热性痿病。症见病起急骤,高热阵寒,腰痛如折,下肢瘫痪,甚则大小便不通或失禁,舌质红,脉数。

下篇　辨脉诊病

【自疗要点】

1. 肺热伤津型　症见起病急,热病后突然出现肢体痿软无力,皮肤干燥,咽燥呛咳,伴有心烦口渴,大便燥结,小溲黄赤,舌质红,苔黄,脉细数。治宜清肺润燥,养肺生津。

(1) 桑叶 12 克,石膏(先下)30 克,杏仁 9 克,甘草 6 克,麦冬 12 克,人参 15 克,阿胶(烊冲)9 克,炒胡麻仁 24 克,炙枇杷叶 12 克。每日 1 剂,水煎分服。

(2) 沙参 12 克,麦冬 9 克,生地黄 15 克,玉竹 12 克,冰糖 9 克。每日 1 剂,水煎分服。

(3) 亦可选用中成药自疗,待肺热津伤有所控制,后期调养时或冬令之时,可酌情选用参贝北瓜膏,若兼有咳嗽者,可选川贝枇杷膏。

(4) 海带 50 克,绿豆 100 克。将海带用水泡发,洗净,切丝,绿豆洗净,用清水浸泡 20 分钟下锅同煮,煮熟后食用。

2. 湿热浸淫型　症见四肢痿软沉重无力,身体困重,或麻木微肿,尤以下肢痿软多见,腿足或有发热感,伴有胸闷烦热,恶热喜凉,身热不扬,小便短赤热痛,大便秘结,舌苔黄腻,脉濡数。治宜清热利湿,通利经脉。

(1) 黄柏 9 克,苍术 12 克,当归 15 克,牛膝 15 克,防己 12 克,萆薢 15 克,龟甲 15 克。苍术 12 克,黄柏 9 克,牛膝 15 克,薏苡仁 30 克。每日 1 剂,水煎分服。

(2) 亦可选用中成药自疗,病情较轻者,可用二妙丸或四妙丸。

(3) 大麦(去皮)60 克,薏苡仁 60 克,土茯苓 90 克。加清水适量,同煎成粥,煮熟后去土茯苓,常食。

3. 脾气下陷型　症见肢体痿软无力,甚则肌肉萎缩,逐渐加重,食少便溏,面浮腹胀,面色无华,气短懒言,神疲乏力,伴有精神不振,语声低弱,纳谷不香,舌质淡,苔少薄白,脉细弱。治宜补脾益气,健运升清。

(1) 黄芪 30 克,党参 30 克,白术 12 克,升麻 6 克,柴胡 6 克,当归12克,陈皮6克,炙甘草6克。每日1剂,水煎分2次服。

(2)党参9克,茯苓12克,白术9克,桔梗6克,山药24克,甘草6克,白扁豆12克,莲子肉9克,砂仁(后下)6克,薏苡仁30克。每日1剂,水煎分2次服。

(3)亦可选用补中益气丸,如兼有血虚者可选用归脾丸。

(4)黄芪50克,猪脊骨、食盐各适量。水煎,加食盐调味后食用。

(5)上肢,拿肩井筋,揉捏臂臑、手三里、合谷部肌筋,点肩髃、曲池等穴,搓揉臂肌来回数遍;下肢,拿阴廉、承山、昆仑筋,揉捏伏兔、承扶、殷门部肌筋,点腰阳关、环跳、足三里、委中、犊鼻、解溪、内庭等穴,搓揉股肌来回数遍。

4. 肝肾阴虚型 症见起病缓慢,下肢瘫软无力,日久肌肉萎缩,腰膝酸软,劳累后尤甚,不能久立,目眩耳鸣,潮热盗汗;或伴两足心发热,遗精早泄,遗尿,脑转耳鸣,足跟痛,舌质红,少苔或无苔,脉细数。治宜补益肝肾,滋阴清热。

(1)熟地黄15克,龟甲20克,锁阳12克,白芍12克,黄柏6克,知母6克,陈皮9克,干姜3克,虎骨(狗骨代之量加大)10克,熟地黄24克,怀山药12克,山茱萸12克,牡丹皮9克,泽泻9克,茯苓9克。每日1剂,水煎分2次服。

(2)并可选用中成药虎潜丸,或健步丸等。若久病阴损及阳,阴阳两亏,则可选用鹿角胶丸或加味四斤丸等。

(3)烤干牛骨髓粉300克,黑芝麻300克,白糖适量。将牛骨髓粉、黑芝麻略炒香,研为细末,加白糖适量合拌。每次食用9克,每日2次。

【预防调护】

(1)谨适气候居处,避免六淫为患。

(2)保持精神乐观,避免七情过极。

(3)做到劳逸结合,避免劳倦太过。

(4)注意节慎房事,避免损耗肾精。

第四节 腰痛怎样辨脉诊治

腰痛是指腰部感受外邪,或因外伤或由肾虚而引起的气血运行失调,脉络绌急,腰府失养所致的以腰部一侧或两侧疼痛为主要症状的一种病症。相当于西医的腰肌劳损类疾病。多有腰部感受外邪、外伤、劳损等病史。以一侧或两侧腰痛为主要症状;或痛势绵绵,时作时止,遇劳则剧,得逸则缓,按之则减;或痛处固定,胀痛不适;或如锥刺,按之痛甚。其脉象多表现为沉紧或沉迟、濡数或弦数、弦涩或细数、细等。

【脉象辨析】

1. 脉沉紧或沉迟 多为寒湿腰痛所致。症见腰部冷痛重着,转侧不利,逐渐加重,每遇阴雨天或腰部感寒后加剧,痛处喜温,体倦乏力,或肢末欠温,食少腹胀,舌质淡,舌体胖大,苔白腻而润。

2. 脉濡数或弦数 多为湿热腰痛所致。症见腰髋弛痛,牵掣拘急,痛处伴有热感,每于热天或腰部着热后痛剧,遇冷痛减,口渴而不欲饮,尿色黄赤,或午后身热,微汗冒出,舌质红,苔黄腻。

3. 脉弦涩或细数 多为瘀血腰痛所致。症见痛处固定,或胀痛不适,或痛如锥刺,日轻夜重,或持续不休,活动不利,甚则不能转侧,痛处拒按,面晦唇暗,舌质隐青或有瘀点、瘀斑,病程迁延,常有外伤、劳损病史。

4. 脉细 多为肾虚腰痛所致。症见腰痛以酸软为主,喜按喜揉,腰膝无力,遇劳更甚,卧则减轻,常反复发作。偏阳虚者,则少腹拘急,手足不温,气短乏力,舌质淡,脉沉细;偏阴虚者,则不寐心烦,口燥咽干,面色潮红,手足心热,舌质红,苔少。

【中医简易治疗】

1. 药酒疗法 当归、红花、川牛膝各3克,生桃仁7粒,威灵仙 1.5 克。上药加水 200 毫升煎煮取汁,再加老黄酒 200 毫升混匀后口服。适用风湿性腰痛。

2. 单方验方

(1)白术 40～120 克,薏苡仁 30～90 克,芡实 30～60 克,川续断、桑寄生各 20 克。每日 1 剂,水煎分 2 次服。适用于非腰椎本身器质性病变所致的腰痛。

(2)杜仲(炒去丝)、木香各 120 克,官桂 30 克。上药共研细末,每次 6 克,空腹时以温酒调下。适用于寒性腰痛。

(3)茅山苍术(盐水炒)、炙黄柏各 15 克。每日 1 剂,水煎分 2～3 次服。适用腰臀腿膝疼痛不已。

(4)川芎 2.4 克,当归 4.5 克,赤芍、杜仲、香附各 3 克,红花 2.4 克。每日 1 剂,水煎空腹时服。适用于瘀血腰痛,症见日轻夜重,脉涩。

【自疗要点】

1. 外感腰痛 多因居处潮湿,汗出当风、冒雨受凉,感受暑湿等引起,多属实证。寒湿腰痛症见腰部冷痛,感寒加剧,得温痛减,肢末欠温,体倦乏力,食少腹胀,舌质淡,舌体胖,苔白腻而滑,脉沉紧或沉迟。治宜散寒除湿,温经通络。

(1)干姜 12 克,甘草 6 克,丁香 3 克,苍术 10 克,白术 10 克,橘红 6 克,茯苓 12 克。寒甚痛剧者,加附子 6 克,肉桂 3 克;湿盛者,加藿香 10 克,薏苡仁 30 克;兼有风邪、痛处不定者,加桂枝 10 克,独活 10 克,羌活 10 克;若肾气不足,感受寒湿者,选用独活寄生汤。每日 1 剂,水煎分 2 次服。

(2)独活 9 克,桑寄生 12 克,杜仲 15 克,牛膝 9 克,细辛 3 克,茯苓 15 克,防风 9 克,川芎 9 克,当归 9 克,白芍 9 克,熟地黄 12 克,甘草 6 克。每日 1 剂,水煎分 2 次服。

(3)中成药可选用祛风舒筋丸或小活络丹;并可选用温熨自疗,可取食盐炒热或坎离砂熨患处,适用于寒湿腰痛及肾虚腰痛;

或取鲜松针捣烂,炒熟,敷于患处。

(4)石菖蒲、荆芥、紫苏叶各等份,食盐适量。上药与盐拌,炒热后贴敷痛处。

(5)制川乌、制草乌、木瓜、红花各30克。加水2500毫升,煎成2000毫升,浸洗患处。

(6)刀豆壳4～5个,焙干,研末,以酒冲服;或取老桑枝60克,母鸡1只,母鸡去毛及内脏洗净,瓦煲明火煮熟,调味后食用。

2. 湿热腰痛 症见腰重而痛,痛处伴有热感,得热痛剧,遇冷痛减,口渴而不欲饮,尿色黄赤,或午后身热,微汗而出,舌质红,苔黄腻,脉濡数或弦数。治宜清热利湿,舒筋活络。

(1)黄柏12克,苍术12克,防己12克,萆薢12克,当归12克,牛膝12克,薏苡仁12克。湿重者,加茯苓15克,木瓜10克;热重者,加栀子15克,生石膏30克,知母10克;兼风者,加柴胡9克,黄芩9克,僵蚕9克。每日1剂,水煎分服。

(2)中成药可选用豨桐丸或新癀片。

3. 内伤腰痛 多因先天不足,久病体虚、年老体弱、房事不节等引起,病多属虚(肾虚)。

(1)瘀血腰痛:症见痛处固定,或胀痛不适,或痛如锥刺,日轻夜重,痛处拒按,活动不利,病程迁延,多有外伤、劳损史,面晦唇暗,舌质隐青或有瘀斑,脉多弦涩或细数。治宜活血化瘀,理气止痛。

①当归9克,川芎6克,桃仁9克,红花9克,没药6克,五灵脂6克,地龙6克,香附3克,牛膝9克。瘀重者,加乳香6克,鸡血藤30克;肾虚者,加杜仲10克,续断15克,桑寄生15克;跌仆闪挫者,加青皮9克,豨莶草15克。每日1剂,水煎分2次服。

②中成药可选用舒筋活血片,跌仆闪挫者可选用三七伤药片。

③药敷疗法可选用阿魏膏、红花油外涂,速效跌打膏外敷。

④在委中穴四周,细脉管上放血;或针刺水沟、委中、阿是穴。

(2)肾虚腰痛:症见腰痛以酸软为主,喜按喜揉,腿膝无力,遇劳更甚,卧则减轻,常反复发作。偏阳虚者,伴面白无华,手足不温,少气乏力,舌质淡,脉沉细;偏阴虚者,伴心烦失眠,口燥咽干,面色潮红,手足心热,舌红少苔,脉细数。治宜补肾壮腰。

①熟地黄24克,怀山药12克,山茱萸9克,枸杞子9克,菟丝子12克,杜仲12克,当归9克。每日1剂,水煎分2次服。

②熟地黄24克,怀山药12克,枸杞子12克;山茱萸12克,川牛膝9克,菟丝子12克,鹿角胶12克,龟甲胶12克。每日1剂,水煎分2次服。

③杜仲24克,补骨脂12克,核桃仁15克,大蒜12克。每日1剂,水煎分2次服。

④中成药可选用益肾蠲痹丸,或强力天麻杜仲胶囊。偏阳虚者,选用右归丸;偏阴虚者,选用左归丸;无明显的阴阳偏虚者,可用青娥丸。

⑤桑寄生15克,桑枝50克,薏苡仁30克,粳米30克。先将桑寄生、桑枝煎30分钟,取汁,再将薏苡仁、粳米加水和药汁煮粥后食用。

⑥羊肉250克,巴戟天20克,生姜3片,粳米150克,食盐适量。先将巴戟天煎汤代水,再将切成小块的羊肉、粳米、生姜、食盐放入锅里同煮成粥,趁热温食。

【预防调护】

(1)避免外感,一旦感受外邪,及时饮姜糖水等祛风散寒。

(2)保持良好的生活习惯,适当运动,起居有常,避免房劳纵欲,以顾护肾精,防止内伤,注意活动腰部,自我按摩,打太极拳,松弛腰部肌肉。

(3)量力而行,避免外伤,注意劳动保护,避免腰部负重,慢性腰痛除应用适当的药物治疗外,应注意保护腰部不受损伤,保暖,或加用腰托。

第五节 颤震怎样辨脉诊治

颤震又称"颤振"或"振掉",是指以头部或肢体摇动、颤抖为主要临床表现的一种病症。相当于西医所称某些锥体外系疾病所致的不随意运动,如帕金森病、舞蹈病、手足徐动症等。该病多发于中老年人,男性多于女性。起病隐袭,渐进发展加重,不能自行缓解。以头部及肢体摇动、颤抖,甚至不能持物为其共同症候特征,轻者头摇肢颤,重者头部震摇大动,肢体震颤不已,不能持物,食则令人代哺;继见肢体不灵,行动迟缓,表情淡漠,神情呆滞,口角流涎等症状。其脉象多表现为弦紧、沉弦无力或弦细而紧、沉濡无力或沉细、弦或沉濡等。

【脉象辨析】

1. 脉弦紧 多为风阳内动所致。症见眩晕头胀,面部发红,口干舌燥,情绪不稳、易怒,腰膝酸软,睡有鼾声,渐见头摇肢颤,不能自主,舌质红,苔薄黄。

2. 脉沉弦无力或弦细而紧 多为髓海不足所致。症见头晕目眩,耳鸣耳聋,记忆力差或善忘,头摇肢颤,二便不利,寤寐颠倒,重则神志呆滞,啼笑反常,言语失序,舌质淡红、舌体胖大,苔薄白。

3. 脉沉濡无力或沉细 多为气血亏虚所致。症见头晕目眩,心悸而烦,动则气短懒言,头摇肢颤,食少纳呆,全身乏力,畏寒肢冷,时常汗出,二便失常,舌质淡红、舌体胖大,苔薄白而滑。

4. 脉弦滑或沉濡 多为痰热动风所致。症见头晕目眩,头痛不已,肢体颤震抖动,手不能持物,甚至四肢不知痛痒;胸闷泛恶,甚则呕吐痰涎,咳喘,痰涎如缕似丝,吹拂不断,舌质红,舌体胖大边有齿痕,苔厚腻或白或黄。

【中医简易治疗】

(1)生地黄、桑寄生、白芍、牡蛎(先煎)各15克。每日1剂,水煎分 2 次服。适用于颤震,证属风阳内动型者。

(2)大黄 10 克,黄连 3 克,地龙 12 克,钩藤 15 克。每日 1 剂,水煎分 2 次服。适用于壮热颤震。

(3)生地黄、枸杞子、制何首乌、龟甲(先煎)各 20 克。每日 1 剂,水煎分 2 次服。适用于颤震,证属肝肾阴虚型者。

(4)白蒺藜、菊花各 15 克,僵蚕 12 克,鸡血藤 20 克。每日 1 剂,水煎分 2 次服。适用于上、下肢颤动不止。

【自疗要点】

1. 阴虚阳亢型　症见肢体或头部震颤日久,幅度大,筋脉拘紧,少动,甚或僵卧不起,形体消瘦,头晕耳鸣,多梦遗精,颧红盗汗,腰膝酸软,大便秘结,急躁易怒或忧郁痴呆,舌质红,少苔,脉细数。治宜滋补肝肾,育阴潜阳。

(1)炙甘草 9 克,生地黄 15 克,白芍 9 克,麦冬 9 克,阿胶(烊化)9 克,火麻仁 9 克,生牡蛎(先煎)30 克,鳖甲(先煎)12 克,龟甲(先煎)12 克。每日 1 剂,水煎分 2 次服。

(2)白芍 9 克,阿胶(烊化)9 克,龟甲(先煎)12 克,生地黄 15 克,火麻仁 9 克,五味子(后下)6 克,生牡蛎(先煎)30 克,麦冬 9 克,炙甘草 6 克,鸡子黄 2 枚,鳖甲(先煎)12 克。每日 1 剂,水煎分 2 次服。

(3)血虚、盗汗明显者,可用天麻钩藤颗粒;头晕耳鸣者,可选用杞菊地黄丸。若采用药食自疗,则取枸杞子 10 克,白菊花 6 克,泡开水,代茶饮。

2. 气血亏虚型　症见肢体或头部震颤日久,肢体麻木,手足挛急,神疲乏力,气短懒言,头晕目眩,口张流涎,自汗不止,面色淡白或萎黄,舌抽淡,苔薄白,脉细弱。治宜益气养血,息风止颤。

(1)党参 9 克,白术 9 克,茯苓 9 克,当归 6 克,川芎 6 克,白芍 9 克,熟地黄 12 克,炙甘草 6 克,天麻 9 克,钩藤(后下)15 克,珍珠母(先煎)30 克。每日 1 剂,水煎分 2 次服。

(2)黄芪30克,党参9克,炙甘草3克,升麻6克,葛根9克,蔓荆子9克,白芍9克,黄柏9克。每日1剂,水煎分2次服。

(3)中成药可选用十全大补丸合天麻钩藤颗粒;眩晕明显者,常合用全天麻胶囊。

(4)当归9克,黄芪15克,粳米100克。先将当归、黄芪煎水取汁,再加入水及粳米,煮成稀粥后食用。

3. 髓海不足型 症见头晕耳鸣,记忆不清,头摇肢颤,昼寐夜醒,重则神呆,啼笑无常,言语失序,舌苔薄白,脉弦细。治宜补精益髓,息风止颤。

(1)鹿角片(先煎)9克,龟甲(先煎)9克,枸杞子12克,党参15克。每日1剂,水煎分2次服。

(2)茯苓12克,茯神12克,党参12克,远志12克,石菖蒲6克,龙齿(先煎)30克。每日1剂,水煎分2次服。

(3)党参15克,白术9克,茯苓12克,朱茯神12克,石菖蒲6克,远志12克,麦冬9克,酸枣仁9克,桂圆肉9克。每日1剂,水煎分2次服。

(4)中成药常用杞菊地黄丸。髓海不足、偏于阴虚者,常用左归丸;偏于阳虚者,常用右归丸。

(5)猪腿骨500克打碎,冬瓜300克切片,熬后饮用。

4. 痰热动风型 症见肢体或头部震颤时轻时重,胸脘痞闷,喉中痰鸣,头胸前倾,行动缓慢,头晕而重,身热口渴,多汗,咳吐痰涎,小便短赤,大便秘结,舌质红,舌苔黄腻,脉滑数。治宜清热化痰,兼以息风。

(1)法半夏9克,胆南星6克,枳实9克,茯苓9克,橘红9克,炙甘草6克,生姜3克。每日1剂,水煎分2次服。

(2)山羊角(先下)15克,桑叶15克,川贝母6克,生地黄15克,钩藤(后下)15克,菊花9克,白芍15克,甘草9克,竹茹9克,茯神15克。痰黄者,加黄芩9克,夏枯草15克;胸脘痞闷重者,可酌加瓜蒌皮9克,厚朴9克。每日1剂,水煎分2次服。

(3)中成药常用礞石滚痰丸,震颤较重者,可加用羚羊角粉(代)。

(4)牛蒡子6克,鲜橙子1枚,切开,用开水冲泡,代茶饮。

5. 血瘀动风型 症见肢体或头部震颤日久,筋脉拘紧,舌强语謇,步态慌张,面色晦暗,表情呆板,舌质紫暗或见瘀斑、瘀点,苔薄白或白腻,脉弦涩。具有活血化瘀,息风通络的功效。

(1)赤芍9克,川芎9克,桃仁9克,红花9克,通天草9克,老葱15克,生姜6克,大枣6克。每日1剂,水煎分2次服。

(2)生黄芪30克,当归9克,赤芍9克,地龙6克,川芎6克,桃仁6克,红花6克。每日1剂,水煎分2次服。

(3)中成药可选用血府逐瘀口服液。

(4)桃仁500克,天麻100克,入黄酒2500毫升中浸泡,每次服20毫升,每日2次。

【预防调护】

(1)生活要有规律,注意起居有节,夏日做好防暑降温,冬日做好防冻保暖。

(2)保持稳定情绪,避免过分激动。

(3)注意饮食卫生,合理搭配膳食,忌烟戒酒。

(4)注意劳逸结合,防止过度疲劳。

(5)尽量避免使用吩噻嗪类、抗抑郁类及利舍平(利血平)等药物。

(6)多参加户外体育锻炼,如打简易太极拳等。

下篇　辨脉诊病

第十六章　妇产科病症辨脉诊病

第一节　月经先期怎样辨脉诊治

月经周期提前7日以上,或每月两潮,并连续2个月经周期以上,称为月经先期,相当于西医的月经频发。其病机主要是血热和气虚。血热则热扰冲任,血海不宁,迫血妄行,月经提前;气虚则统摄无权,冲任不固,月经先期而至。其脉象多表现为滑数、弦数、细数、缓弱等。

【脉象辨析】

1. 脉滑数　多为阳盛实热所致。症见经期提前,经血量多,血色紫红,血质黏稠;心烦口渴,小便色黄,大便秘结,身热面赤,舌质红,苔黄。

2. 脉弦数　多为肝郁血热所致。症见经期提前,经量或多或少,血色紫红,质稠有块,经前乳房、胸胁、少腹胀痛,精神抑郁,烦躁易怒,口苦咽干,舌质红,苔黄。

3. 脉细数　多为阴虚内热所致。症见经期提前,经血量少,色红质稠;两颧潮红,五心烦热,口燥咽干,舌质红,苔少。

4. 脉缓弱　多为中气不足所致。症见经期提前,经血量多,血色淡、质稀,神疲体倦,少气懒言,脘闷纳呆,食少便溏,舌质淡,苔薄。

【中医简易治疗】

1. 药食疗法　芹菜、荠菜各90克,猪油、食盐、味精各适量。将芹菜、荠菜择洗干净,切成条,备用。将清水下锅烧开后,倒入芹菜、荠菜,煮沸后捞起,拌适量猪油、食盐、味精即可食用。一般服

7～10剂有效。适用于热证型月经先期。

2. 中药贴敷疗法　益母草60克,夏枯草30克。捣烂,炒热,外熨于丹田处。适用于血瘀或血热型月经先期。

3. 单方验方

(1)鹿衔草、金樱子各30克。水煎分2次服,连续服3～4剂。适用于脾肾虚弱型少女月经先期。

(2)党参15克,当归20克,黄芪30克,甘草9克。每日1剂,水煎分2次服。适用于气虚型月经先期。

(3)生地黄12克,玄参12克,赤芍12克,失笑散(另包)12克,牡丹皮9克,鹿衔草30克,甘草6克。每日1剂,水煎分2次服。具有滋阴凉血,活血祛瘀的功效。适用于月经先期,经量过多。

【自疗要点】

1. 脾气虚弱型　症见月经周期提前,量多色淡,质稀,并伴神疲乏力,倦怠嗜卧,气短懒言,纳少便溏,舌质淡,苔薄白,脉细弱。治宜补脾益气,摄血固冲。

(1)人参(或党参24克)12克,黄芪15克,甘草3克,当归10克,陈皮6克,升麻6克,柴胡6克,白术10克。每日1剂,水煎分2次服。

(2)中成药可选用归脾丸。

2. 阴虚内热型　症见经行提前,量少,质稠,并伴见手足心热,或潮热盗汗,心烦不寐,舌质红,苔少,脉细数。治宜滋阴清热,固冲调经。

(1)生地黄20克,玄参15克,白芍15克,麦冬12克,阿胶(烊化)10克,地骨皮12克。每日1剂,水煎分2次服。

(2)中成药可选用知柏地黄丸或二至丸。前者主治肾阴不足,阴虚内热或相火妄动的病症,后者用于证属肝肾阴虚引起的病症。

3. 阳盛血热型　症见经行超前,量多,色鲜红或紫红,质黏稠,并伴面红唇赤,心烦,小便短黄,大便干结,舌质红,苔黄,脉细数或滑数。治宜清热凉血,固冲调经。

(1)牡丹皮10克,地骨皮10克,白芍12克,生地黄15克,青蒿10克,茯苓10克,黄连4.5克,黄芩9克,黄柏9克,贯众12克。每日1剂,水煎分2次服。适用于阳盛血热所致月经先期、量多。

(2)中成药自疗,肝郁化火,胸胁胀痛,烦闷躁,颊赤口干,食欲缺乏或有潮热者,用丹栀逍遥丸;阴虚血热,月经先期、量多,色紫黑,赤白带下者,用固经丸。

4. 肝瘀血热型 症见经行提前,量或多或少,排出不畅,或有血块,并伴见烦躁易怒,或乳房及小腹胀痛,舌质红,苔少,脉弦数。治宜清肝解郁。

(1)牡丹皮6克,栀子6克,柴胡6克,当归10克,白芍12克,白术10克,茯苓12克,甘草6克,薄荷(后下)3克。每日1剂,水煎分2次服。

(2)当归9克,生地黄12克,地骨皮9克,牡丹皮9克,制柴胡4.5克,制香附9克,白芍9克,黄芩9克,泽泻9克,白术9克。每日1剂,水煎分2次服。适用于月经先期,乳胀,郁闷不欢,舌质偏红,脉细弦。先期量多者,加白薇9克,墨旱莲15克,侧柏叶9克,生地榆12克;先期腹痛者,加延胡索12克,川楝子9克,青、陈皮各4.5克。

(3)中成药可选用丹栀逍遥丸。

【预防调护】

(1)注意营养调节,经期前后忌食生冷饮食及辛燥之品。

(2)注意劳逸结合,按时起睡,勿过度疲劳及思虑劳心,保持脾胃强健,冲任调和。

(3)经期,产后要注意个人卫生,做好预防工作,防止生殖道上行感染。

第二节　月经后期怎样辨脉诊治

月经周期延后7日以上,甚至3～5个月一行,称为月经后期。相当于西医的月经稀发。其发病机制有虚实不同,虚者由精血不足;实者多由血寒、气滞、痰湿引起经脉气机受阻,使血海不能按时满溢,遂致月经后期,其脉象多表现为细无力、沉迟无力、沉紧、弦、滑等。

【脉象辨析】

1. 脉细无力　多为血虚所致。症见月经周期延后,量少色淡而质稀;或小腹绵绵作痛,头昏目眩,心悸不寐,面色苍白或萎黄,舌质淡,苔薄白。

2. 脉沉迟无力　多为虚寒所致。症见月经周期延后,量少色淡而质稀,小腹隐隐作痛,喜暖喜按,腰膝酸软,性欲淡漠,小便清长,面白无华,舌质淡,苔白。

3. 脉沉紧　多为实寒所致。症见月经周期延后,量少色暗有块;经行时小腹冷痛,得热痛减,畏寒肢冷,或面色青白,舌质暗,苔白。

4. 脉弦　多为气滞所致。症见月经周期延后,量少或正常,血色紫暗有块,小腹胀痛,精神抑郁,胸胁、乳房胀痛,舌质淡,苔薄白。

5. 脉滑　多为痰湿所致。症见月经周期延后,量少色淡质稀,身形肥胖,心悸气短,胸闷呕恶,带下量多,舌质淡,舌体胖,舌边有齿痕,苔腻。

【中医简易治疗】

1. 药食疗法

(1)山楂50克,红糖30克。山楂煎汤去渣,冲入红糖搅匀后温饮,每日2次。适用于月经后期,证属血寒瘀滞型者。

(2)黄芪、党参、当归各25克,羊肉500克。黄芪、党参、当归用布包好,与羊肉同放入砂锅内加水适量,以小火煮2小时。月经期后每日食用1次,连用3～5日。适用于月经后期,证属气血两虚型者。

2. 单方验方

(1)干姜、大枣、红糖各30克,每日1剂,水煎分2次服。适用于月经后期,证属实寒型者。

(2)紫苏梗、月季花各12克,红花、何首乌、大枣各10克。上药共研细末,调拌蜂蜜适量,以白开水冲服,每日3次,连服7日。具有补肾益脾,活血调经的功用。适用于月经后期。

【自疗要点】

1. 血虚型 症见经期延后,量少,伴面色萎黄,头晕眼花,心悸失眠,唇舌淡,苔薄白,脉细弱。治宜补血调经。

(1)人参6克,炒山药12克,熟地黄12克,炒杜仲10克,枸杞子10克,当归10克,山茱萸10克,炙甘草6克。每日1剂,水煎分2次服。

(2)中成药可选用当归调经颗粒。

(3)取脾俞、胃俞、足三里、血海、阴陵泉穴施灸。

(4)选用耳穴子宫、卵巢、内分泌、肾区等穴,施以贴压法。

2. 血寒型 症见经期延后,量少,色暗,有块,伴畏寒肢冷,面色青白,苔薄白,脉沉紧。治宜温经散寒调经。

(1)川芎9克,当归10克,白芍12克,莪术6克,人参10克(或党参20克),牛膝9克,肉桂3克,牡丹皮10克,炙甘草6克;或取炒当归10克,生地黄、熟地黄各10克,川芎10克,白芍10克,桂枝3克,淡吴茱萸2.5克,鹿角霜(先煎)10克,怀牛膝10克,香附10克,熟女贞子10克,艾叶5克。小腹胀者,加乌药6克;腰酸者加续断9克,杜仲9克。每日1剂,水煎分2次服。

(2)中成药可选用艾附暖宫丸。

(3)炮姜10克,山楂20克,延胡索6克。上药共研细末,取药末6克,用黄酒调为糊状,贴敷于脐部,外用纱布覆盖,胶布固定,每日1次,7~10日为1个疗程。

(4)血寒者,用掌按法施术于神阙穴,持续按压3~5分钟,患者下腹部出现发热感,然后用掌擦法,施术于背部督脉和肾俞、命门部位,反复摩擦1~2分钟,以皮肤透热为度。

3. 气滞型 症见经期延后,量少,色暗,或有血块,小腹作胀,乳房胀痛,舌质正常或稍暗,苔薄,脉弦。治宜理气化瘀调经。

(1)乌药10克,香附12克,木香6克,当归10克,甘草6克,当归15克,川芎9克,赤芍9克,桃仁15克,红花9克,五灵脂9克,生蒲黄(包)15克,延胡索9克。每日1剂,水煎分2次服。适用于月经后期血瘀证。

(2)兼有瘀血内阻,头痛或胸痛,内热昏闷,失眠多梦者,可选用血府逐瘀胶囊;月经不调,气血不畅,行经腹痛者,可选用妇科调经片;血瘀气滞引起的月经不调,行经腹痛,量少色暗,午后发热,产后瘀血不净者,可选用复方益母草膏。

4. 肾阳虚型 症见月经延后,量少,伴形寒肢冷,腰膝冷痛,倦卧多睡,小便清长,大便溏薄,面白无华,舌质胖嫩,脉沉细。治宜温肾助阳,补益冲任。

(1)熟地黄24克,山茱萸9克,枸杞子6克,山药12克,杜仲6克,甘草6克,肉桂6克。每日1剂,水煎分2次服。

(2)月经延后,量少,色暗有血块,小腹冷痛,畏寒肢冷,血寒者,可选用当归丸、当归流浸膏、当归大枣颗粒等。

5. 肾阴虚型 症见月经延后,量少,伴咽干口燥,或五心烦热,舌光红无苔或少苔,或花剥苔,脉细数。治宜滋肾养阴,补益冲任。

(1)熟地黄9克,山茱萸6克,枸杞子6克,山药6克,茯苓5克,甘草3克,淫羊藿10克,仙茅10克,紫河车(吞)10克,山茱萸10克,女贞子20克,当归10克,香附10克。每日1剂,水煎分2

次服。适用于治疗肝肾阴亏引起的月经后期,量少,闭经等。兼气虚者,加生黄芪 12 克,党参 12 克;兼气滞者,加柴胡 6 克,青皮 6 克;兼痰湿者,加半夏 9 克,益母草 15 克。

(2)中成药选用左归丸。

6. 痰阻胞脉型 症见经期延后,经量或多或少,伴体质肥胖,或脘闷呕恶,苔厚腻,脉弦滑。治宜燥湿化痰,活血调经。

(1)制半夏 9 克,橘红 9 克,茯苓 15 克,炙甘草 5 克,川芎 9 克,当归 10 克。每日 1 剂,水煎分 2 次服。

(2)川芎 5 克,当归 10 克,炒苍术 10 克,香附 10 克,党参 10 克,白术 10 克,茯苓 10 克,制半夏 10 克,陈皮 5 克,甘草 5 克。上药水煎分 2 次服,每日 1 剂。适用于治疗痰湿壅滞所致的月经期延后。白带多,加椿白皮 15 克;经量减少,加鸡血藤 12 克,丹参 12 克;水肿者,去甘草,加鹿角胶 12 克;多囊卵巢者,加皂角刺 12 克,三棱 10 克,莪术 12 克;纳差、脘闷者,加山楂 12 克,砂仁(打)6 克。每日 1 剂,水煎分 2 次服。

(3)中成药可选用苍附导痰丸。伴瘀血内停者,可选用大黄䗪虫丸。

(4)按摩中脘、建里穴 3～5 分钟;横擦左侧背部及腰骶部,以透热为度。

【预防调护】

(1)适当锻炼身体,保持情绪稳定,精神愉快。

(2)注意摄生,防止风寒湿邪侵袭,忌食过于寒冷酸凉之物。

(3)做好计划生育工作,减少不必要的流产和手术损伤,预防生殖道感染。

(4)因全身疾病而致月经后期,应积极治疗全身性疾病;若因服用不明疗效的减肥药所致,应停服该药,并积极治疗。

第三节 月经先后不定期怎样辨脉诊治

月经周期或提前或延后7日以上,连续3个月经周期以上,称为月经先后无定期,相当于西医月经失调中的月经不规则。其主要病机多为肝肾功能失调,冲任功能紊乱,血海蓄溢失常。其脉象多表现为沉细、弦等。

【脉象辨析】

1. 脉沉细 多为肾虚所致。症见经行或先或后,量少、色淡、质稀,头晕目眩,耳鸣耳聋,腰膝酸软,小便频数,舌质淡,苔薄。

2. 脉弦 多为肝郁所致。症见经行或先或后,经量或多或少,经色暗红,有血块,或经行不畅,胸胁、乳房、少腹胀痛,精神抑郁,时欲叹息,嗳气不息,少食纳呆,舌质淡,苔薄白或薄黄。

【中医简易治疗】

1. 药茶疗法

(1)玫瑰花、月季花、杭菊花各10克,冰糖适量。共加水煎汤,代茶饮。适用于月经先后不定期,证属肝郁型者。

(2)车前草、鹅儿草、阎王刺根各12克,陈艾10克。上药加水煎,代茶饮,每日数次。适用于月经先后无定期。

2. 药食疗法 枸杞子15~30克,乌骨鸡1只,葱、姜、胡椒各适量。将乌骨鸡清理干净肠脏与毛,鸡肉切块,加水及葱、姜、白胡椒等少许调味料,与枸杞子同入砂锅内,以小火隔水炖煮至烂熟。每次适量食用,每日2次。适用于月经先后不定期,证属肾虚血亏型者。

3. 单方验方

(1)当归、熟地黄、白芍、太子参、巴戟天、菟丝子、枸杞子、淫羊藿、山茱萸、覆盆子、制何首乌、鹿角霜(先煎)各10克,山药15克,紫河车粉3克。偏气虚者,太子参易党参,加黄芪15克;血虚者,加阿胶15克;阳虚者,加附子9克,肉桂3克,补骨脂、仙茅各10克;阴虚内热者,加龟甲(先煎)15克,生地黄、牡丹皮、女贞子各10克;月经量少者,加益母草12克,鸡血藤、川芎各10克;月经量多者,加茜草炭6克,海螵蛸15克,侧柏叶10克;形寒肢冷者,加桂枝、胡芦巴各10克;腹冷者,加乌药、小茴香各10克,吴茱萸6克;纳少者,加白术、甘松各10克,白豆蔻3克;大便溏薄者,加茯苓、焦薏苡仁各15克;白带如水者,加芡实、海螵蛸各15克。上药用清水浸泡30分钟后,煎煮30分钟,滤过取汁。每剂药煎2次,将2次煎液混合,备用。按月经周期,凭基础体温服药,排卵前服用3~6剂,经期服3剂,每月共服6~9剂,每剂药早晚各温服1次,3个月为1个疗程。具有调冲促孕的功效。适用于月经失调,经期先后不准,血量时多时少及不孕。

(2)生地黄15克,地骨皮、玄参各12克,牡丹皮、白芍、黄柏、麦冬、阿胶(烊化)、墨旱莲各10克。兼血瘀者,加蒲黄10克,丹参12~15克;热象不明显者,可将墨旱莲易为益母草;兼心烦不寐者,加炒酸枣仁10克。每日1剂,水煎2次,合药汁分2次服。具有清热凉血,滋阴固经的功效。适用于月经紊乱,先后无定期,月经量多。

【自疗要点】

1. 肝郁气滞型   症见月经周期不定,经量或多或少,经前乳房或小腹胀痛,经来痛减,常伴见心烦易怒,时欲叹息,舌苔薄白或薄黄,脉弦。治宜疏肝解郁,养血调经。

(1)柴胡10克,当归12克,白芍12克,白术12克,茯苓12克,甘草6克。每日1剂,水煎分2次服。

(2)中成药可选用逍遥丸口服。

2. 肾气不足型   症见月经周期时先时后,量少,色淡暗,带下清稀,伴精神不振,腰骶酸痛,夜尿频多,舌质淡,苔少,脉细尺弱。治宜补肾调经。

(1) 人参3克,熟地黄15克,山药12克,山茱萸10克,炙远志6克,炙甘草6克,制五味子9克,菟丝子12克,补骨脂9克。每日1剂,水煎分2次服。

(2) 中成药可选用左归丸口服。

【预防调护】

(1) 行经期间,经行前后避免思虑过度,采取听音乐等方式放松心情,切忌暴怒忧郁,损伤肝脾,扰及冲任致月经失调。

(2) 行经期间,应适劳逸,按时作息。

(3) 经期注意保暖,不涉水、冒雨、游泳。

第四节 月经过多怎样辨脉诊治

月经周期正常,经行血量明显多于正常,称为月经过多,相当于西医的排卵型月经失调引起的月经过多、宫内节育器所致的月经过多。该病症常有素体虚弱,或情志不遂,或嗜食辛辣,或工作、生活环境过于燥热,或病发于宫内节育器或人工流产术后病史。其主要病机为冲任损伤、经血失于制约。其脉象多表现多为缓弱、滑数、涩等。

【脉象辨析】

1. 脉缓弱 多为气虚所致。症见月经量多,色淡,质稀,神疲肢倦,小腹空坠,气短懒言,纳少食滞,大便溏薄,面色无华,舌质淡红,苔薄白。

2. 脉滑数 多为血热所致。症见月经量多,血色深红,质黏稠,心烦面赤,口渴饮冷,尿黄便秘,舌质红,苔薄黄。

3. 脉涩 多为血瘀所致。症见月经过多,经血紫暗而有块,经行小腹疼痛拒按,舌质紫暗或有瘀点、瘀斑。

【中医简易治疗】

1. 药茶疗法 金银花、菊花、白茅根各15克。上药水煎,代茶饮。适用于血热型月经过多。

2. 药食疗法 黄芪60克,乌骨鸡250克。乌骨鸡去毛及内脏,与黄芪同放于锅内,加清水适量,先以大火煮沸,再改用小火慢煮2～3小时至烂熟,调味后食用,连用3～5日,每日1次。适用于气虚型月经过多。

3. 单方验方

(1)太子参、生地黄、贯众炭、海螵蛸各15克,炙黄芪、七叶一枝花各30克,黄芩12克。夹瘀者,加煅花蕊石15克,参三七末5克;气虚较甚者,用潞党参易太子参,加焦白术、炙升麻;阴虚较甚者,加女贞子、墨旱莲、陈阿胶;胎漏者,加苎麻根、桑寄生、菟丝子。先将上药用冷水浸泡1小时,浸透后煎煮。首煎沸后,以小火煎30分钟;二煎沸后以小火煎30分钟,2次煎液合并,每日1剂,分早晚空腹温服。具有益气清营,固冲止血的功效。适用于气阴两虚型月经过多。

(2)红藤30克,益母草25克,茜草、赤芍、白芍各15克,当归12克,川芎、五灵脂、生蒲黄、生地黄、红花各10克。每日1剂,水煎分2次服。具有活血化瘀的功效。适用于人工流产后月经过多。

【自疗要点】

1. 气虚型 症见月经量多,伴气短懒言,肢软乏力,或动则汗出,面白无华,舌质淡,脉细无力。治宜补气摄血固冲。

(1)生黄芪20～30克,白术15克,煅龙骨(先煎)30克,煅牡蛎(先煎)30克,山茱萸15克,杭白芍12克,海螵蛸12克,茜草根10克,棕榈炭6克,五倍子1.5克。或取党参30克,黄芪30克,阿胶(烊化)15克,白术9克,炒当归6克,炙远志9克,炒酸枣仁15克,棕榈炭15克,地榆30克,陈皮9克,甘草9克。每日1剂,水煎分2次服。

(2)中成药可选用三七总苷片。伴脾肺气虚者,可加用补中益气丸;气血两虚者,可加用宁坤丸;心脾两虚,食少体倦,面色萎黄,健忘失眠,心悸及各种出血者,可加用归脾丸。

2. 血热型 症见经行量多,间有小血块,伴面红口渴,尿黄便结。舌质红,苔黄,脉滑数。治宜清热凉血止血。

(1)生地黄12克,熟地黄12克,白芍12克,山药12克,续断12克,地榆12克,黄芩10克,黄柏10克,甘草6克。每日1剂,水煎分2次服。

(2)生地黄30克,黄芩9克,牡丹皮9克,地骨皮15克,地榆30克,棕榈炭30克,阿胶(烊化)15克,甘草9克。每日1剂,水煎分2次服。

(3)血热者,可选用止血片口服;阴虚血热者,可选用固经丸口服。

3. 血瘀型 症见经行量多,色紫黑,有血块,伴小腹疼痛,血块排出疼痛减轻,舌质紫暗或有瘀点、瘀斑,脉弦细或细涩。妇科检查或B超提示有子宫肌瘤、子宫腺肌病等。治宜活血化瘀,安冲止血。

(1)炒蒲黄(另包)12克,五灵脂10克。当归24克,川芎9克,桃仁9克,甘草6克,干姜炭6克,益母草15克。每日1剂,水煎分2次服。

(2)中成药可选用云南白药或三七片口服。

【预防调护】

(1)调畅情志,心境平和则经期如常。

(2)经期勿受凉饮冷,勿食辛辣刺激饮食。

(3)经期注意调摄,经行之际勿过度劳累,持重,注意卧床休息。

(4)放置节育环的妇女,应定期检查节育环的位置正常与否。经期严禁房事与坐浴。注意外阴卫生。

(5)注意月经的期、量、色、质,积极配合治疗。

第五节　经期延长怎样辨脉诊治

月经周期基本正常,行经时间超过7日以上,甚或14日,称为经期延长,相当于西医的排卵型功能失调性子宫出血病的黄体萎缩不全、盆腔炎、子宫内膜炎、上环术后引起的经期延长。该病症可有盆腔炎病史,或有饮食、情志失调史,或有上环手术史。其病机常有虚实之别,实者多因气滞血瘀、寒凝血瘀或气虚血行迟滞,以致瘀血阻滞冲任,新血不得归经;虚者多由阴虚内热,虚火妄动,扰动血海,以致血海不宁;或因气虚冲任不固,经血失于制约而使经期延长。其脉象多表现为弦涩、细数、缓弱等。

【脉象辨析】

1. 脉弦涩　多为血瘀所致。症见经血淋漓,8～10日方净,量少或量多,血色紫暗有块,小腹疼痛拒按,舌质紫暗或有瘀斑、瘀点。

2. 脉细数　多为虚热所致。症见月经持续8～10日,量少色红质稠,咽干口燥,或有颧红潮热,或见五心烦热,舌质红而少津,苔少或无。

3. 脉缓弱　多为气虚所致。症见经行过期不止,量多、色淡、质稀,倦怠乏力,气短懒言,小腹空坠,面白无华,舌质淡,苔薄。

【中医简易治疗】

(1)党参、续断、白术、山药各15克,生黄芪20克,阿胶(烊化)10克。每日1剂,水煎分2次服。适用于气虚型经期延长。

(2)龟甲、白芍、黄柏、椿根白皮各15克,香附6克。每日1剂,水煎分2次服。适用于虚热型经期延长。

(3)生蒲黄、白术各10克,桃仁15克,红花6克,三七末(另吞)3克。每日1剂,水煎分2次服。适用于瘀阻胞宫型经期延长。

(4)人参、熟地黄、山药、山茱萸、菟丝子、炙远志、五味子、补骨脂各9克,炙甘草、附子、肉桂各6克。每日1剂,水煎分2次服。具有益肾扶阳的功效。适用于肾气亏虚、冲任失调型经期延长。

(5)生蒲黄、红花各9克,三七6克,仙鹤草、阿胶(烊化)各10克,生地黄、熟地黄、黄芪各15克,白术、茯苓各12克。小腹疼痛拒按者,加五灵脂;面色萎黄者,加红参;腰痛者,加巴戟天。每日1剂,水煎分2次服,经期停服,3剂为1个疗程。如未愈,再继服1个疗程。具有益气补血,活血化瘀的功效。适用于瘀阻胞宫型经期延长。

【自疗要点】

1. 气虚型 症见经行逾期7日不止,血色淡,质清稀,常伴见疲乏倦怠,肢软无力,舌质淡,苔白,脉细弱。治宜补气固冲,止血调经。

(1)白术10克,茯神12克,黄芪12克,薏苡仁10克,人参9克(或党参12克),木香9克,当归3克,远志3克,甘草6克,生姜3片,大枣2枚。每日1剂,水煎分2次服。

(2)黄芪30克,党参15克,白术10克,云茯苓15克,当归10克,白芍15克,远志10克,炒酸枣仁15克,柴胡6克,升麻6克,地榆15克,阿胶(烊化)10克,广木香6克,炙甘草6克。每日1剂,水煎分2次服用。

(3)中成药可选用归脾丸、归脾膏、阿胶三宝膏等口服。

2. 脾肾阳虚型 症见经行延长7~10日或以上,兼小腹冷痛,神疲体倦,腰膝酸冷,舌质淡,舌体胖,脉沉细或沉缓。治宜健脾补肾,温经止血。

(1)禹余粮15克,鹿角胶(烊化)9克,紫石英12克,续断9克,赤石脂12克,熟地黄15克,川芎6克,干姜6克,黄芪20克,艾叶6克,侧柏叶12克,当归9克,党参15克,茯苓12克。每日1剂,水煎分2次服。

(2) 阿胶(烊化)12克,红花4.5克,炒白术12克,桑寄生12克,续断12克,党参12克,狗脊12克,当归9克,黄芩9克,血余炭9克,生龙骨(先煎)30克,生牡蛎(先煎)30克。腹痛者,加艾叶6克,香附9克。每日1剂,水煎分2次服。

(3) 中成药可选用右归丸口服。

3. 阴虚内热型 症见经行持续时间延长,并伴见形体消瘦,潮热心烦,咽干口燥,舌质红而干,少苔或无苔,脉细数。治宜滋阴清热,调经止血。

(1) 黄柏10克,龟甲15克,白芍12克,黄芩9克,椿根白皮15克,香附9克,生地黄15克,墨旱莲15克,熟地黄20克,续断15克,菟丝子20克,制何首乌30克,党参20克,黄芪20克,白术15克,岗稔根30克,阿胶(烊化)12克,牡蛎(先煎)30克,山茱萸15克,炙甘草10克。每日1剂,水煎分2次服。适用于治疗阴道出血已减缓,仍有点滴不尽者。

(2) 中成药可选用二至丸合固经丸口服。肝肾两亏,阴虚血少,头晕目眩,耳鸣咽干,午后潮热,腰腿酸痛,脚跟疼痛者,可选用归芍地黄丸;肺肾不足,骨蒸劳热,腰膝酸软者,可选用全龟胶囊。

4. 湿热蕴结型 症见经血淋漓,多日不净,气味臭秽,伴腰腹胀痛,带下色黄或臭秽,舌质红,苔黄腻,脉濡数。治宜清热利湿,止血调经。

(1) 苍术15克,黄柏12克,薏苡仁15克,牛膝9克,茜草15克,地榆12克,茵陈10克,金银花藤12克。每日1剂,水煎分2次服。

(2) 中成药可选用龙胆泻肝丸等口服。

5. 气滞血瘀型 症见经期延长,色暗有块,伴小腹胀痛,舌质紫暗或有瘀斑,脉沉弦或沉涩。治宜活血化瘀,止血调经。

(1) 桃仁6克,红花6克,当归12克,川芎8克,白芍10克,熟地黄15克。蒲黄炭(另包)12克,炒五灵脂(另包)12克,制大黄6

克,炮姜炭6克,茜草12克,益母草12克,仙鹤草15克,桑螵蛸12克,海螵蛸12克,三七粉(另吞)2克。每日1剂,水煎分2次服。

(2)中成药可选用失笑散口服。伴肝郁者,可选用逍遥丸或七制香附丸口服。

【预防调护】

(1)经期不宜过劳或剧烈运动,过则易伤脾气,使生化不足,统摄无权。

(2)注意节欲,月经未净禁忌性生活。

(3)月经期长者,要积极治疗,防止发展成崩漏。

(4)月经期延长,中药治疗后效果不显,应转入上级医院,采取中西医结合诊治。

第六节 崩漏怎样辨脉诊治

崩漏是指经血非时而至,或暴下不止,或淋漓不尽;前者称崩,后者称漏下。两者常交替出现且病因病机相同,故统称崩漏,相当于西医生殖内分泌失调引起的无排卵型功能失调性子宫出血。其主要病机为冲任二脉损伤,不能制约经血,子宫藏泄失常。多因脾虚、肾虚、血热、血瘀所致。其临床表现为月经周期紊乱,经期长短不一,经量多少不等,常见无规律和较长时间的阴道出血,多无下腹部疼痛症状。发病前可停经数周或数月以上;发病时可有类似正常月经的周期性出血;或呈淋漓状、点滴出血,不易自止,劳累后加剧;或出血量过多,因大出血而致四肢厥逆,脉搏微弱欲绝等气血俱脱之危候。其脉象多表现为细弱或细数、沉细、洪数或滑数及涩等。

【脉象辨析】

1. 脉细弱 多为脾虚所致。症见经来全无定期,量多如崩,或淋漓不断,血色淡而质稀,神疲乏力、气短面白、四肢不温,纳呆少食,舌质淡、舌体胖,苔薄白。

2. 脉细数 多为肾阴虚所致。症见经血非时而下,量多或淋漓不断,经色鲜红,血质稍稠,头晕耳鸣,腰膝酸软,五心烦热,舌质红,苔少。

3. 脉沉细 多为肾阳虚所致。症见经行无期,经量多或淋漓不断,血色淡、质稀薄,面色晦暗,畏寒肢冷,腰膝酸软,小便清长,大便溏稀,舌质淡暗,苔薄白。

4. 脉洪数或滑数 多为血热所致。症见经血非时突然大下,或淋漓日久难止,血色深红,质黏稠,口渴烦热,大便秘结,小便色黄,舌质红,苔黄。

5. 脉涩 多为血瘀所致。症见经血非时而下,量时多时少,时出时止,或淋漓不尽,血色紫暗有块,少腹疼痛拒按,舌质紫暗,苔薄白。

【中医简易治疗】

1. 药茶疗法 炒鸡冠花、红糖各30克,水煎代茶饮。适用于血热出血。

2. 单方验方

(1)乌梅炭、地榆炭各60克,广三七、侧柏叶各30克。上药共研细末,每次以白开水冲服10～20克,每隔0.5～2小时服1次,连服数次,至出血大减为止。适用于功能失调性子宫出血。

(2)仙鹤草、血见愁、墨旱莲各30克。每日1剂,水煎分2次服。适用于阴道出血量多。

(3)马齿苋、益母草各30克。每日1剂,水煎分3次服。适用于功能失调性子宫出血,刮宫后出血,盆腔炎所致的阴道出血。

(4)海螵蛸适量,研末后吞服,每次服1～1.5克。适用于脾虚、肾虚出血。

(5)炙黄芪、海螵蛸各20克,龟甲(先煎)、黄柏、藕节各30克,潞党参、白术、焦杜仲、续断、菟丝子、黄芩、怀山药、生地黄、熟地黄、茜草根、香附各15克,砂仁(后下)10克。气虚甚者,黄芪可加至30～50克,党参易人参(另服)7克;经量多者,酌加三七粉6克(冲服);心悸不眠者,加酸枣仁、茯神各15克;肝郁气滞者,加柴胡、青皮各10克。每日1剂,水煎分2次服。具有止血塞流,清血澄源,调理气血的功效。适用于崩漏。

【自疗要点】

1. 阴虚内热型 症见经血非时突然而下,量多势急或量少淋珠漓,伴心烦潮热,或小便黄或大便干,舌质偏红,苔少,脉细数。治宜滋阴清热,止血调经。

(1)生地黄24克,熟地黄24克,白芍12克,山药12克,续断12克,黄芩9克,黄柏9克,甘草9克。每日1剂,水煎分2次服。

(2)太子参15克,炙黄芪30克,生地黄15克,黄芩12克,贯众炭15克,海螵蛸15克,七叶一枝花30克。每日1剂,水煎分2次服。

(3)对于肝肾阴虚,眩晕耳鸣,咽干鼻燥,腰膝酸痛,月经量多者,可选用二至丸;对于阴虚潮热,骨蒸盗汗,腰膝酸软,血虚萎黄者,可选用龟甲胶颗粒口服;对于肝肾两亏,阴虚血少,头晕目眩,耳鸣咽干,午后潮热,腰腿酸痛,脚跟疼痛者,可选用归芍地黄丸口服。

2. 血热妄行型 症见经血非时突然大下或淋漓不净,伴口渴烦热,小便黄或大便干结,舌质红或淡红,苔黄或黄腻,脉洪数。治宜清热凉血,止血调经。

(1)地骨皮9克,生地黄24克,龟甲(先煎)9克,牡蛎(先煎)24克,阿胶(烊化)9克,栀子9克,地榆12克,黄芩12克,藕节12克,棕榈炭9克,甘草6克。每日1剂,水煎分2次服。

(2)生地黄30克,牡丹皮9克,地骨皮15克,黄柏9克,白芍15克,青蒿9克,茯苓15克。每日1剂,水煎分2次服。

(3)中成药可选用清热固经丸或止血片口服。

3. 肾阳虚衰型 症见经来无定期,出血量多或淋漓不净,并伴肢冷,面色晦暗,舌质淡,苔薄白,脉沉细。治宜温肾固冲,止血调经。

(1)熟地黄24克,山药12克,山茱萸9克,枸杞子12克,鹿角胶(烊化)12克,菟丝子12克,杜仲12克,制附子4克,黄芪24克,覆盆子10克,赤石脂12克。每日1剂,水煎分2次服。

(2)仙茅12克,淫羊藿15克,当归10克,知母10克,巴戟天12克,黄柏6克,枸杞子15克,五味子10克,菟丝子15克,覆盆子10克。每日1剂,水煎分2次服。

(3)对于精神疲乏,腰腿酸软,头晕目眩,肾亏精冷,性欲减退,夜多小便,健忘失眠者,可选用龟鹿补肾丸或龟鹿补肾口服液服用;对于畏寒无力,血虚眩晕,腰膝痿软,虚寒血崩者,可选用鹿茸口服液等服用。

4. 脾虚失摄型 症见经血非时而至,量多继而淋漓,伴神疲,面白无华或面浮肢肿,舌质淡,苔薄白,脉弱或沉弱。治宜补气摄血,养血调经。

(1)熟地黄30克,炒白术30克,黄芪9克,黑姜6克,人参9克,当归10克;或黄芪15克,山药20克,续断15克,白术10克,黄芩10克,山茱萸10克。每日1剂,水煎分2次服。适用于治疗崩漏日久。

(2)对于脾肺气虚者,可选用补中益气丸口服;对于心脾两虚者,可选用归脾合剂等口服。

5. 瘀阻胞脉型 症见经血非时而下,时下时止,或淋漓不净,或停经日久又突然崩中,继而淋漓不断,伴少腹胀痛,舌质紫暗,苔薄白,脉涩。治宜活血化瘀,止血调经。

(1)当归10克,川芎8克,白芍12克,熟地黄12克,五灵脂(另包)6克,炒蒲黄(另包)6克。每日1剂,水煎分2次服。

(2)中成药可选用益母草颗粒或宁坤丸等口服。

【预防调护】

(1)平时应注意避免过度精神刺激,保持心情舒畅。

(2)注意劳逸结合,不可过于劳累,出血量多时宜卧床休息,避免疲劳、剧烈运动,以免加重病情。

(3)注意饮食卫生,避免暴饮暴食,忌食辛辣助火之品。

(4)经期应注意保暖,避免淋雨、感冒。

(5)注意卫生,保持外阴清洁,勤换月经垫及内裤,经期禁行房事。

(6)平时可做适当的体育运动,运动量宜小,可以散散步或轻微地活动手脚和四肢关节,经期要停止运动。

(7)做好计划生育,少生优生,避免多次流产。

第七节 闭经怎样辨脉诊治

女性年逾16周岁,月经尚未来潮;或已行经又中断6个月以上,称为闭经。前者称"原发性闭经",后者称"继发性闭经"。西医所指的原发性闭经,主要见于子宫、卵巢的先天异常或无子宫等;继发性闭经主要见于多囊卵巢综合征、阿谢曼综合征、席汉综合征、闭经-溢乳综合征、卵巢早衰、生殖道结核及精神心理因素引起的中枢神经及丘脑下部功能失常。其病机不外虚、实两种。虚者可因禀赋素弱,或多产房劳,以致肝肾不足;或饮食劳倦损伤脾胃,化源少,营血亏,以致气血虚弱;或素体阴亏,或久病,或失血伤阴,阴虚内热,虚火灼津,以致阴虚血燥,均可导致冲任亏损,精血不足,血海空虚,无血可下。实者多由情志不畅、气滞血瘀,或外感、内伤寒凉,寒凝血瘀,或肥胖之人多痰多湿,或脾虚失运、湿聚成痰等,均可导致邪气阻隔,冲任不通,经血不得下行。临床表现为月经停闭6个月以上,或超过16周岁月经尚未来潮,可伴有腰酸腿软,或头晕心悸,或五心烦热,或腹痛拒按等。其脉象多表现为沉弦细、细而无力、细数、沉弦或弦涩、沉滑等。

【脉象辨析】

1. 脉沉弦细 多为肝肾亏虚所致。症见年逾16岁而尚未行经,或月经周期延后,经量过少,渐至经闭。兼见形体瘦弱,面色憔悴,肌肤不荣,头晕耳鸣,腰膝酸软,阴中干涩,阴毛、腋毛稀疏脱落,舌质淡红,少苔。

2. 脉细而无力　多为气血亏虚所致。症见月经周期延迟,经血量少,色淡质稀,终至经闭不行,且兼见面色萎黄,神疲肢倦,头晕目眩,心悸气短,舌质淡,苔薄白。

3. 脉细数　多为阴虚血燥所致。症见月经延后,量少、色红、质黏稠,渐至停闭不行,五心烦热,两颧发红,口唇干燥,骨蒸劳热,盗汗不止,干咳少痰或痰中带血,舌质红,少苔。

4. 脉沉弦或弦涩　多为气滞血瘀所致。症见月经数月不行,少腹胀痛拒按,胸胁乳房胀痛,精神抑郁,烦躁易怒,舌质紫暗,有瘀点、瘀斑。

5. 脉沉滑　多为痰湿阻滞所致。症见月经稀发,色淡量少,渐至闭经,形体肥胖,胸胁满闷,呕恶多痰,神疲倦怠,纳食减少,大便溏薄,带下量多,舌质淡白,舌体胖大,苔白腻。

【中医简易治疗】

1. 药食疗法　鸡血藤60克,益母草、山楂各30克,红糖12克。先将前3味药加水煎煮,再入红糖冲饮,每日3次。适用于血瘀型闭经。

2. 药酒疗法

(1)当归尾9克,没药6克,红花3克。上药用绍酒浸好,温热后饮用,每日1剂。适用于室女经闭。

(2)丝瓜络60克,枸杞子、红花各12克,桃仁8克。将上药用白酒浸泡后,每日饮用1次。适用于血瘀、血虚型闭经。

(3)制桑葚25克,红花10克,鸡血藤20克,黄酒适量。上药加黄酒水煎,每日温服2次。适用于血虚型闭经。

3. 单方验方

(1)山楂60克,鸡内金、红花各9克,红糖30克。每日1剂,水煎分2次服,每月连服7剂。适用于气滞血瘀型闭经。

(2)淫羊藿 15～30 克，杜仲 12 克，菟丝子、枸杞子、制何首乌、生酸枣仁各 15 克，当归、柏子仁、胎盘、川牛膝、红花、桃仁、肉桂各 9 克，丹参 30 克。气虚血瘀者，加台参、黄芪；寒凝血瘀者，加肉桂、附子；气滞血瘀者，加香附、乌药。每日 1 剂，水煎分 2 次服。具有益肾、活血、化瘀的功效。适用于人工流产后闭经。

【自疗要点】

1. 中成药自疗 可分以下 5 型进行。

(1)气血亏虚型：症见月经由量少渐至闭经，面色萎黄，神疲气短，头晕目眩，四肢不温，食少腹胀便溏，舌质淡，苔白腻。治宜补气养血。可取八珍丸、十全大补丸早晚各 1 丸，以温开水送服；或八宝坤顺丹，每次 6 克，早晚各 1 次，以温开水送服。

(2)阴虚血亏型：症见面色苍白，头晕头痛，耳鸣目眩，大便干结，舌质淡，无苔，甚则两颊潮红，心烦不寐，皮肤干燥，手足心热，舌苔剥脱有刺。治宜滋阴养血。可取六味地黄丸，早晚各 1 丸，以淡盐水或温开水送服。

(3)气滞血瘀型：症见面色紫暗，烦躁易怒，胸腔胀闷或两胁胀痛，小腹作胀甚或胀痛拒按，舌边色紫或有瘀点、瘀斑。治宜理气活血祛瘀。可口服女宝胶囊口服，每次 4 粒，每日 3 次；或当归浸膏丸，每次 4～6 片，每日 3 次，以温开水送下；亦可口服妇康宁片，每次 8 片，每日 2～3 次；还可取桂枝茯苓丸，每次 1 丸，以温开水送下，每日 2 次。

(4)寒湿凝滞型：症见面色青紫，小腹冷痛，四肢不温，胸闷恶心，大便不实，白带量多，稀薄，舌质淡，苔白润。治宜温经散寒，燥湿化瘀。可取金匮温经丸，每次 6～9 克，每日 2 次，口服；或取女宝胶囊，每次 4 粒，每日 3 次，以温开水送下；亦可取鹿胎膏，每次 10 克，每日 2 次，口服。

(5)痰阻冲脉型：症见肥胖、乏力嗜睡，腰酸水肿，月经开始量少，渐至闭经，舌质淡，苔白腻。治宜祛痰通络。可取苍附导痰丸，

下篇　辨脉诊病

早晚各6克,以温开水送下。

2. 耳穴贴压自疗　取耳穴子宫、内分泌、卵巢、皮质下、神门、交感等。每次选2~3穴,用王不留行贴压,小块胶布固定,每日按压2~4次。

【预防调护】

(1)月经后期、月经过少未及时治疗,逐渐发展严重而致闭经,对于已婚妇女,又可导致不孕症,因此应积极治疗,以免病情加重,使治疗相对困难。

(2)闭经是月经病中较为严重的疾病之一,需较长时间治疗方可恢复,因此患者要有信心,消除焦虑紧张等精神因素,保持心情舒畅,配合医生治疗。

(3)加强营养,调节饮食,既不可过分节食(减肥),以免造成营养不良引发闭经,又不可暴饮暴食,以免肥胖而引发闭经。

(4)注意生活起居,生活要有规律,劳逸结合,寒温适宜,经期注意保暖,禁食生冷瓜果等寒凉酸冷食物,临经勿淋雨涉水,以免阴寒内盛,凝滞气血。

(5)加强体育锻炼,以增强体质。做好避孕工作,以免经常药物流产、人工流产损伤子宫,耗气伤血,造成闭经。

第八节　痛经怎样辨脉诊治

凡在经期和经行前后,出现周期性小腹疼痛,或痛引腰骶,甚至剧痛晕厥的,称为痛经。西医将痛经分为原发性痛经和继发性痛经两类,前者又称功能性痛经,系指生殖器官无明显器质性病变者,多见于青少年女性;后者则多继发于生殖器官某些器质性病变,如盆腔子宫内膜异位症、慢性盆腔炎、子宫腺症、妇科肿瘤、宫颈口粘连狭窄等。多见于育龄期妇女。本病常有虚实之分,实者多由气滞血瘀,寒湿凝滞,湿热蕴结,以致气血运行不畅,冲任阻滞,不通则痛;虚者多由肝肾亏损,气血虚弱,精亏血少,冲任失养,不荣则痛。其临床表现为以下腹部疼痛伴随月经周期反复发作为特征。疼痛时间多在经期前后7日内或经行1～2日或整个经期。疼痛程度可影响工作及生活质量,痛甚者可致昏厥。疼痛可波及腰骶、肛门、阴道、大腿内侧;并可伴见面色苍白、冷汗淋漓、恶心呕吐,腹泻或乳房胀痛、胸胁胀满、周身倦怠、头晕头痛等症状。膜样痛经者,经血中有大块子宫内膜,排出前腹痛加重,排出后腹痛减轻,其脉象多表现为弦或弦涩有力、沉紧、滑数或濡数、细弱等。

【脉象辨析】

1. 脉弦或弦涩有力 多为气滞血瘀所致。症见经前或经期小腹胀痛拒按,经行不畅,色暗有块,块下痛减,胸胁、乳房胀痛,舌质紫暗,或有瘀点、瘀斑。

2. 脉沉紧 多为寒湿凝滞所致。症见经前或经期小腹冷痛或绞痛,得热痛减,经行量少,色暗有块,畏寒肢冷,面色青白,带下量多,舌质暗,苔白或白滑。

3. 脉滑数或濡数 多为湿热蕴结所致。症见经前或经期小腹胀痛拒按,痛连腰骶,经行量多或经期延长,经色紫红,质稠有块,平素带下量多,黄稠臭秽,小便黄赤,舌质红,苔黄腻。

4. 脉细弱

(1)多为肝肾亏损所致。症见经期或经后小腹隐痛,喜按喜揉,行经量少,血色暗淡、质稀,头晕目眩,耳鸣耳聋,或有潮热时作,腰骶酸痛,舌质淡,苔薄白或薄黄。

(2)多为气血虚弱所致。症见经期或经后,小腹隐痛,喜按喜揉,或小腹及阴部空坠痛,月经量少,色淡、质稀,神疲乏力,头晕心悸,失眠多梦,面色无华,舌质淡,苔薄。

【中医简易治疗】

1. 药食疗法

(1)红花10克,红糖30克。水煎,经来即饮,每日1次,连饮

3日。适用于虚寒型痛经。

（2）益母草30克,延胡索20克,鸡蛋2个。益母草、延胡索、鸡蛋加水500毫升同煮,待蛋熟去壳再煮片刻,食蛋,喝汤,每日1剂,于经前连食5～7日。适用于气滞血瘀型痛经。

（3）桂皮、山楂肉各10克,红糖30克。先将前2味药加水500毫升同煮,滤取药汁后加红糖,于月经来潮当日温饮,早晚各1次,连饮3日。适用于寒凝血瘀型痛经。

2. 单方验方

（1）五灵脂10克,酒制香附15克。每日1剂,水煎至300毫升,分早晚服。适用于经前腹痛。

（2）黄连(炒)、黄芩各6克,香附15克,延胡索20克,赤芍12克,甘草10克。每日1剂,水煎分2次服。适用于湿热型痛经。

（3）当归12克,醋白芍、丹参各15～30克,炒川芎、乌药各6～10克,陈皮6～12克,醋香附、醋延胡索、柴胡各10克。腹痛喜热喜按者,加干姜、吴茱萸各6克,紫苏9克;腹痛拒按伴有血块者,加五灵脂、炒蒲黄、牡丹皮各10克;腹剧痛者,加川牛膝15克,乳香10克;月经量多者,加阿胶(烊化)10克,黑地榆、乌梅炭各30克,去丹参、川芎;月经量少者,加益母草、鸡血藤各20克;带下量多而色白者,加山药30克,焦白术10克;色黄者,加龙胆草、黄柏各10克;恶心呕吐者,加姜半夏、藿香各10克;腰痛者,加黑杜仲30克,桑寄生24克,续断10克;胃纳差者,加神曲、炒麦芽、炒山楂各10克;头晕头痛者,加熟地黄20克,山茱萸、枸杞子各12克,黄精24克;倦怠乏力者,加太子参、焦白术各10克、黄芪15克。每日1剂,水煎分2次服。具有疏肝理气,和血活血的功效。适用于痛经。

【自疗要点】

（1）痛经的主要病因是气血运行不畅所致,因此平时的调理是关键,可多用药食疗法,在经前10日开始连续服用单方验方。

（2）痛经发作时可配合外用敷贴、涂抹等方法温经止痛，使气血通畅，经血自然排出，痛经自愈。

（3）若痛经剧烈伴冷汗者，需找医师诊治，万不可自服止痛片，以免引起其他病症。

【预防调护】

（1）平时要保持心情舒畅，乐观豁达，防止肝郁致痛，消除经前恐惧心理。

（2）学习生理卫生知识，正确认识和对待月经来潮。

（3）注重经期及产后的摄生保健，经前期及经期忌生冷饮食，慎起居，游泳、涉水，防止寒邪入侵，并保持外阴清洁。

（4）节制房事，搞好计划生育，防止房劳多产，损伤肝肾。

（5）月经期避免妇科检查，以免感染或发生子宫内膜异位。

（6）热性痛经忌服辛辣刺激性食物。

第九节　带下病怎样辨脉诊治

妇女带下量增多，色、质、气味发生异常，或伴见局部、全身症状的，称为带下病，相当于西医的多种生殖系统炎症及肿瘤导致道分泌物的异常，如各种阴道炎、宫颈炎、盆腔炎及妇科肿瘤等。其主要病因是湿邪为患，伤及任、带二脉，使任脉不固，带脉失约而致。临床表现为带下量多，色白或黄，或黄绿如脓，或浑浊似米泔水，或赤白相间，或杂色带；其质稀薄，或呈黏稠状，或呈泡沫状，或如豆渣样；其气无味，或腥臭，或秽臭难闻，可伴外阴瘙痒，阴部灼热疼痛等；或兼见尿频、尿痛、小腹痛、腰骶部痛等局部或全身症状。其脉象多表现为缓弱、沉弱、细数、滑数等。

【脉象辨析】

1. 脉缓弱　多为脾虚湿困所致。症见带下量多，色白或淡黄，质稀薄，或如涕如唾，无气味，面白无华，四肢不温，腹胀不适，食少纳呆,大便溏薄,四肢困倦,或肢体水肿,舌质淡,舌体胖,苔白腻。

2. 脉沉弱,两尺尤甚　多为肾阳虚所致。症见带下量多,清冷如水,绵绵不断,腰膝酸软冷痛,形寒肢冷,小腹冷感,面色晦暗,小便清长,或夜尿增多,大便溏薄,舌质淡,苔白润。

3. 脉细数　多为阴虚夹湿所致。症见带下量或多或少,色黄或赤白相兼,其质黏稠,有臭气,阴部干涩不适,有灼热或瘙痒感,腰膝酸软,头晕耳鸣,五心烦热,咽干口燥,不寐多梦,或面部烘热,舌质红,少苔或黄腻。

4. 脉滑数

(1)多为湿热下注所致。症见带下量多,色黄或呈脓性,其质黏稠,有臭味,或带下色白质黏,如豆渣状,外阴瘙痒,小腹作痛,脘闷纳呆,口苦口腻,小便短赤,舌质红,苔黄腻。

(2)多为热毒蕴结所致。症见带下量多,黄绿如脓,或赤白相兼,或五色杂下,其质黏稠,质臭秽,小腹疼痛拒按,腰骶酸痛,口苦咽干,大便干结,小便短赤,舌质红,苔黄或黄腻。

【中医简易治疗】

1. 药食疗法　荷叶30克,青皮石榴1个,鸡冠花12克,凤尾草20克。上药加水煎后,再入红糖冲服,每日3次。适用于湿热型带下病。

2. 中药坐浴疗法

(1)蛇床子、地肤子各30克,黄柏15克。上药水煎后坐浴。适于带下病,带呈黄色者。

(2)川椒10克,土槿皮15克。上药水煎后坐浴。适用于带下病,带呈白色者。

3. 单方验方

(1)苍术15克,黄柏6克,夏枯草15克,白芷8克。每日1剂,水煎分2次服用。适用于湿热型带下病。

(2)鸡冠花30克,金樱子15克,白果10枚。每日1剂,水煎分2次服。适用于带下病。

(3)土茯苓、山药、芡实、薏苡仁各15克,莲须、穞豆衣、椿白皮各10克。带色白者,加党参、白术、鸡冠花、银杏;带色黄者,加炒苍术、萆薢、黄柏、木通;水肿者,加泽泻;腰痛者,加川牛膝。每日1剂,水煎分2次服。具有健脾化湿,清热止带的功效。适用于黄、白带。

(4)当归、熟地黄、艾叶、怀牛膝、苍术、茯苓、炙远志各9克,川芎、甘草各6克,白芍12克、炒地榆15克。赤带多、阴道灼热者,减艾叶,加黄芩、椿白皮。每日1剂,水煎分2次服。具有温经、除湿、止带的功效。适用于带下病,寒湿损伤胞脉型者。

【自疗要点】

1. 脾虚湿困型 症见带下量多,质稀薄,伴神疲乏力,纳食减少,腹胀便溏,舌质淡,舌体胖,苔薄腻,脉缓弱。治宜健脾益气,升阳除湿。

(1)人参3克(或党参12克),白术9克,白芍12克,怀山药12克,苍术9克,陈皮6克,柴胡9克,黑荆芥9克,车前子(包煎)15克,生甘草3克;或取白术50克,泽泻10克,女贞子20克,海螵蛸25克。每日1剂,水煎分2次服。适用于治疗脾气虚弱引起的带下病。

(2)干山药30克,白术15克,苍术9克,党参30克,白芍9克,陈皮6克,柴胡6克,车前子(包煎)12克,炒荆芥穗3克,甘草6克。每日1剂,水煎分2次服。具有健脾除湿止带的功效。适用于带下湿邪偏重者。

(3)中成药可选用健脾丸或参苓白术丸;伴月经错后,胸胁满胀,小腹冷痛者,可选用七制香附丸;湿注带下,月经不调,头晕眼花者,可选用温经白带丸。

(4)中药外洗可取肤阴洁洗液15毫升,加温开水300毫升坐浴,每日1~2次,1周为1个疗程;或取洁尔阴洗液,用10%浓度洗液(即取本品 10 毫升加温开水至 100 毫升混匀),擦洗外阴,或坐浴,每日 1 次,7 日为 1 个疗程。

2. 肾阳失固型 症见带下量多,质清伴腰酸,夜尿增多,面色晦暗,小腹和背冷感,舌质淡,苔白,脉沉细。治宜温肾固任,收涩止带。

(1)干地黄 12 克,山药 12 克,山茱萸 9 克,泽泻 12 克,茯苓 15 克,牡丹皮 9 克,桂枝 3 克,附子 30 克。每日 1 剂,水煎分 2 次服。

(2)山药 15 克,白芍 20 克,人参 15 克,炙黄芪 20 克,鹿角(先煎)30 克,龟甲(先煎)15 克,龙骨(先煎)30 克,牡蛎(先煎)30 克,五倍子 15 克,升麻 3 克。每日 1 剂,水煎分 2 次服。

(3)子宫虚寒,月经不调,经来腹痛,腰酸带下者,可选用艾附暖宫丸口服;月经先期量多色紫黑、赤白带下者,可选用固经丸口服;阳虚畏寒,精神疲乏,气血不足,腰膝酸软者,可选用参鹿补膏口服。

(4)取带脉、隐白、气海、神阙、三阴交、脾俞穴,配以中极、关元、白环俞、次髎、肾俞、足三里等穴,采用灸疗法。

3. 阴虚夹湿型 症见带下量少或多,色黄或赤白相兼,阴部瘙痒,伴心易怒,舌质红,苔少,脉细数或弦数。治宜滋阴益肾,清热除湿。

(1)熟地黄 12 克,山茱萸 9 克,山药 12 克,牡丹皮 9 克,茯苓 15 克,泽泻 12 克,知母 9 克,黄柏 9 克。每日 1 剂,水煎分 2 次服。

(2)对于阴虚火旺者,可选用知柏地黄丸口服;对于妇女血亏,阴虚日久,月经不调,过期不止,行经腹痛,白带时下者,可选用养荣百草丸口服。

(3)洁阴灵洗剂 30 毫升,加 10 倍温开水稀释后外洗或坐浴,每日 2 次,5 日为 1 个疗程;青柏洁身洗液,加 10 倍量温开水稀释后外洗或坐浴,每日 2 次。

4. 湿热下注型 症见带下量多,色淡黄,质黏稠,有臭秽,或带下色白,外阴瘙痒,小便短黄。治宜清热利湿止带。

(1)猪苓12克,茯苓9克,车前子(包煎)20克,泽泻12克,茵陈6克,赤芍9克,牡丹皮9克,黄柏9克,栀子9克,怀牛膝6克。每日1剂,水煎分2次服。

(2)怀山药12克,芡实9克,黄柏9克,车前子(包煎)30克,白果9克;猪苓12克,云茯苓15克,泽泻10克,茵陈18克,车前子(包煎)10克,椿根白皮12克,土茯苓30克,金银花15克,炒黄柏10克,萆薢12克,苍术10克,甘草6克。每日1剂,水煎分2次服。适用于治疗湿热黄带或带下腥臭。

(3)中成药可选用抗妇炎胶囊、一清胶囊、黄连上清丸等口服。

(4)蛇床子15克,苦参15克,百部15克,白矾10克,花椒10克。上药加水2 000毫升,煮沸10分钟后去渣取汁、热熏,待药汁温和时外洗坐浴。早晚各洗1次,每次10分钟,5日为1个疗程。最多使用3个疗程,经期停用。

(5)睡前洗净双手及阴部,取妇炎灵泡腾片本品置于阴道内,每次1片,每日1次。

【预防调护】

(1)平素保持外阴清洁干燥,穿宽松透气的棉织内裤,并注意裤的勤洗、勤换、勤晒。注意经期卫生,禁用盆浴。

(2)勿冒雨涉水和久居阴湿之地,以免感受寒湿之邪。

(3)注意性生活卫生,对具有交叉感染的带下病,在治疗期间需禁止性生活,性伴侣应同时接受治疗,以免久治不愈。

(4)注意饮食卫生,避免饥饱无度,过食肥甘或辛辣生冷之品,以免损伤脾胃或滋生湿热。

第十节　妊娠恶阻怎样辨脉诊治

妊娠早期,反复出现严重恶心呕吐,头晕畏食,甚则食入即吐的,称为妊娠恶阻,相当于西医的妊娠剧吐。其发病根本是素体胃虚,发病诱因是孕后血聚胞宫以养胎,冲脉气盛,冲气上逆犯胃所致。临床表现为妊娠早期频繁呕吐或食入即吐,甚则呕吐苦水或夹血丝,精神萎靡不振,身体消瘦无力,目眶下陷,严重者可出现血压降低,体温升高,黄疸,少尿,嗜睡或昏迷等危重症状。其脉象多表现为缓滑无力、弦滑、滑、细滑数无力等。

【脉象辨析】

1. 脉缓滑无力 多为脾胃虚弱所致。症见妊娠早期,恶心呕吐清水、清涎或饮入食物,甚或食入即吐,神疲思睡,食欲缺乏,大便溏薄,舌质淡,苔白润。

2. 脉弦滑 多为肝胃不和所致。症见妊娠早期,呕吐酸水或苦水,胸胁胀痛,嗳气叹息,心烦口苦,舌质红,苔黄。

3. 脉滑 多为痰湿阻滞所致。症见妊娠早期,呕吐痰涎,胸脘满闷,口中淡腻,不思饮食,舌质淡,苔白腻。

4. 脉细滑数 多为气阴两亏所致。症见妊娠早期,呕吐剧烈,甚至呕吐咖啡色或血性分泌物,精神萎靡不振,身体消瘦无力,眼眶下陷,发热口渴,唇舌干燥,小便减少,大便秘结,舌质红而无津、苔薄黄而干或花剥苔。

【中医简易治疗】

1. 药茶疗法

(1)干姜、姜半夏各6克,党参10克。上药水煎,服用时,取生姜汁10滴溶于药液内,频频服,每日1剂。适用于妊娠剧吐。

(2)熟附子、焦白术各6克,潞党参9克,干姜、炙甘草各3克。上药水煎,频频服,每日1剂。适用于血寒恶阻型者。

2. 药食疗法 生山药、清半夏各30克,白砂糖适量。先将半夏用清水淘洗数遍至无味为度,置于清洁无药味的砂锅内,以小火煮45分钟左右,去渣取清汤约100毫升,调入已研好的山药细末,再煎3~4沸,成粥糊状,然后调入白砂糖(以患者适口为宜),稍冷频频食用,每次用量由小渐增,每日1剂。适用于妊娠剧吐。

3. 单方验方

（1）枇杷叶 15 克，伏龙肝 60 克，生姜 5 片。每日 1 剂，水煎分 2 次服。适用于妊娠 2 个月后剧吐。

（2）制半夏、茯苓各 20 克，生姜 15 克。先用约 400 毫升冷水将上药浸泡 1 小时，再加水煎 40 分钟左右，取药汁约 150 毫升，分 2 次服，每日 1 剂。适用于妊娠早、中期恶心呕吐。

【自疗要点】

1. 脾胃虚弱型 症见恶心呕吐，不思饮食，神疲思睡，舌质淡，苔薄白，脉滑无力。治宜健脾和胃，降逆止呕。

（1）人参 3 克（或党参 10 克），白术 9 克，茯苓 9 克，甘草 3 克，陈皮 9 克，姜半夏 9 克，砂仁（打）3 克，广木香 3 克，生姜 3 片。每日 1 剂，水煎分 2 次服。

（2）中成药可选用香砂六君丸、养胃舒颗粒口服。

2. 肝胃不和型 症见恶心呕吐酸水或苦水，胸胁满闷，嗳气叹息，舌质淡或淡红、苔薄黄，脉弦滑。治宜抑肝和胃，降逆止呕。

（1）紫苏叶 10 克，黄连 6 克。每日 1 剂，水煎分 2 次服。

（2）香菜 1 把，紫苏叶 3 克，藿香 3 克，陈皮 6 克，砂仁 6 克。每日 1 剂，水煎分 2 次服。适用于妊娠剧吐。

（3）中成药可选用左金丸或加味左金丸口服。

3. 痰湿阻滞型 症见恶心呕吐痰涎，胸脘满闷，不思饮食，口淡腻，舌苔白腻，脉滑无力。治宜化痰除湿，降逆止呕。可取姜半夏 10 克，茯苓 10 克，生姜 3 片。每日 1 剂，水煎分 2 次服。

4. 气阴两虚型 症见恶心呕吐，呕吐黏涎或带血物，口渴，尿少，便秘，舌红无津，苔黄。治宜益气养阴，和胃止呕。

（1）人参 15 克，麦冬 15 克，五味子 10 克，生地黄 10 克，玄参 10 克。每日 1 剂，水煎分 2 次服。

（2）中成药可选用生脉饮口服。

【预防调护】

（1）孕妇要注意休息，保证睡眠，注意口腔卫生。

（2）饮食宜清淡，避臭秽，大便保持通畅。

（3）室内要经常通风，使空气清新；要避开诱发呕吐的气味及不良因素的刺激。

（4）为帮助止呕，增进食欲，可口含话梅、盐金枣等开胃止呕的食品。

第十一节　妊娠腹痛怎样辨脉诊治

妊娠期间，小腹疼痛，反复发作，而无阴道出血的，称为妊娠腹痛，属西医先兆流产的症状之一。其主要病机为胞脉阻滞，气血运行不畅，不通则痛；或胞脉失养，不荣而痛。临床表现为妊娠后小腹疼痛，或少腹疼痛。其疼痛程度不重，绵绵作痛，或冷痛，或胀痛，可伴见胸胁胀痛。其脉象多表现为细滑、沉弱、弦滑等。

【脉象辨析】

1. 脉细滑　多为血虚所致。症见妊娠期间小腹绵绵作痛，按之痛减，头晕目眩，心悸怔忡，失眠多梦，面色萎黄，舌质淡，苔薄白。

2. 脉沉弱　多为虚寒所致。症见孕后小腹冷痛，喜温喜按，得热痛减，形寒肢冷，面白无华，食欲缺乏，大便溏薄，身倦乏力，舌质淡，苔薄白。

3. 脉弦滑　多为气滞所致。症见妊娠期间，小腹胀痛，胸胁胀满，心烦易怒，嗳气叹息，舌质红，苔薄黄。

【中医简易治疗】

1. 药食疗法

（1）大枣 10 枚，糯米 100 克。同煮成粥常食用。适用于血虚型妊娠腹痛。

(2)人参10克,艾叶12克,鸡蛋2个。同置于瓦罐内,用小火慢煎,待蛋熟后去壳继续煲30分钟,喝汤,食蛋,每日1剂。具有补气养血,暖宫安胎的功效。

(3)黄芪15克,川芎5克,糯米30克。加水1 000毫升,煎至500毫升,去渣,每日2次,温热食用。适用于气血两虚型妊娠腹痛。

2. 单方验方

(1)白芍15克,甘草3克,川芎6克,当归、香附、砂仁各10克。每日1剂,水煎分2次服,共服2~4剂。适用于妊娠小腹胀痛或隐痛。

(2)党参、杜仲各15克,生黄芪20克,当归、白芍各10克,紫苏梗6克,黄芩9克。虚寒者,加菟丝子、续断,去黄芩;血虚者,加阿胶(烊化);气郁者,加大紫苏梗用量,加砂仁(后下)。每日1剂,水煎服。具有益气安胎,缓急止痛的功效。适用于妊娠腹痛。

【预防调护】

(1)孕前即应注意经期及房事卫生,讲究摄身之道。

(2)保持心情舒畅,防止情绪波动,避免各种因素所致之气血伤耗或气滞血瘀。

(3)做好孕前体格检查,积极治疗慢性病,尤其是妇科慢性失血及炎症等病变,如月经过多、功能失调性子宫出血、慢性附件炎、盆腔炎等。

(4)努力准备好受孕的体质条件。受孕后即应调饮食、适寒温、慎劳作、畅情志、节房事,保持充足睡眠,饮食清淡而富于营养,保持高蛋白、高维生素类食物的供给,增强体质。

(5)注意外阴卫生,勤换内裤,勤晒衣被,避免外邪直中胞宫胞脉。

(6)节制房事,以防冲任受损。

(7)劳逸结合,避免久坐少动以疏通气血。

(8)保持定时登厕习惯,保持大便通畅。

(9) 慎防下腹部闪挫外伤。

(10) 畅情怡志,避免情志刺激,多食蔬菜水果及清淡易消化食物。

(11) 慎防风寒生冷,忌食辛燥油腻食物。患病后应遵照医嘱,按时服药,并配合饮食疗法。

第十二节 产后血晕怎样辨脉诊治

产妇分娩后突然头晕眼花,不能起坐,或心胸满闷,恶心呕吐,或痰涌气急,甚则神昏口噤,不省人事的,称为产后血晕,类似于西医的产后失血性休克、羊水栓塞等病症。其病机不外虚、实两端。虚者,多由阴血暴亡,心神失养而发作;实者,多因瘀血停滞,气逆攻心所致。其临床表现以产后数小时内,突然头晕目眩,不能起坐,或晕厥,不省人事为主要特点;并同时伴见面色苍白,手撒肢冷,冷汗淋漓,或心下满闷,恶心呕吐,痰涌气急,或面色青紫,唇舌紫暗。脉象多表现为微欲绝或浮大而虚、涩而有力等。

【脉象辨析】

1. 脉微欲绝或浮大而虚 多为血虚气脱所致。症见产时或产后失血过多,突然晕眩,心悸不安,烦闷不适,甚则昏不知人,面色苍白,眼闭口开,手撒肢凉,冷汗淋漓,舌质淡,无苔。

2. 脉涩有力 多为血瘀气逆所致。症见产妇分娩之后,恶露不下或量少,小腹疼痛拒按,甚则心下满闷,气粗喘促,恶心呕吐,神昏口噤,不省人事,两手握拳,牙关紧闭,面色青紫,唇舌紫暗。

【中医简易治疗】

(1) 人参 20 克,蒲黄炭 15 克。每日 1 剂,水煎分 2 次服,连服 2 日。适用于气虚大出血。

(2) 人参 20 克,制附子 15 克。每日 1 剂,水煎分 2 次服,连服 2 日。适用于阳气暴脱之厥脱证。

(3)人参10克,黄芪、当归、明天麻、阿胶(烊化)15克,龙骨(先煎)各15克,升麻、川芎、紫河车粉(冲服)、炒酸枣仁各9克,白芍5克,炒白术12克,木香、甘草各6克。汗出肢冷,脉微欲绝者,加制附片;出血不止者,加炮姜炭;有血块者,加桃仁、红花;胸闷呕恶者,加姜半夏。每日1剂,水煎分2次服用。具有益气升阳,平息内风,宁神固脱的功效。适用于产后血晕。

(4)血竭15克,肉桂9克,红花、益母草各12克,人参10克。上药水煎,共取汁300毫升,分2次服用。具有益气温经,活血止血的功效。适用于产后血晕。若患者不省人事,可予鼻饲给药;对于产后宫缩乏力的患者应配合按摩子宫以加强宫缩。

【预防调护】

本病多由产后出血发展而来,故防治产后出血是预防血晕的主要措施。

(1)对不宜继续妊娠且患有产后出血可能之并发症者,应及早终止妊娠;对双胎、羊水过多、妊娠高血压综合征等有可能发生产后出血的孕妇,或有产后出血史、剖宫史者,应择期住院待产;对胎盘早剥,应及早处理,注意避免发生凝血功能障碍。

(2)正确处理分娩三个产程,仔细观测出血量,认真检查胎盘胎膜是否完整,有无残留。如有软产道损伤,应及时缝合。

(3)产后2小时内,注意子宫收缩及阴道出血情况,膀胱是否充盈胀满,同时观察血压、脉搏及全身情况。

(4)如产后出血量多,须迅速查明出血原因,有针对性地进行治疗。

(5)在整个分娩过程中,应注意保暖,免受风寒,注意外阴部的清洁卫生。

(6)产妇保持安定情绪,避免过度情绪刺激。

(7)若见面色苍白,出冷汗欲发生血晕时,应立即处理,如给予人参汤或桂圆大枣汤、生脉饮等。

(8)严密观察产妇的神色、呼吸、脉搏及血压,掌握病情变化,随时采用急救措施。

第十三节 产后缺乳怎样辨脉诊治

产妇在哺育期内,乳汁甚少或全无的,称为缺乳,相当于西医的产后缺乳。常有产妇体质素来虚弱;或产时、产后出血过多;或产后脾胃功能不足,食欲缺乏;或产后情志不畅等病史。其主要病机是气血化源不足或肝郁气滞,乳汁运行受阻。临床表现为哺育期中,乳汁量少,甚或全无,不能满足婴儿需要。其脉象多表现为细弱、弦或弦数等。

【脉象辨析】

1. 脉细弱 多为气血虚弱所致。症见产后乳少,甚或全无,乳汁清稀,乳房柔软而无胀感,面白无华,神疲体倦,食滞纳呆,舌质淡,苔薄白。

2. 脉弦或弦数 多为肝气郁滞所致。症见产后乳汁排出不畅,乳汁浓稠,乳房胀硬或疼痛,胸胁胀闷,食欲缺乏,纳食减少,或身有微热,舌质正常或暗红、苔薄黄。

【中医简易治疗】

1. 药食疗法

(1)猪蹄 1 对,通草 9 克。加水煎煮熟后,分 2 次食猪蹄,喝汤。适用于产后乳汁缺少。

(2)炮穿山甲(代、捣烂)32 克,公猪肉丝 125 克。上料加水煮熟,1 次食完,盖被卧床,使乳房周围微微出汗。适用于乳汁不通、乳汁缺少。

(3)猪蹄 1 对,当归、黄芪各 15 克,白芷 9 克。上药与猪蹄煮熟后食用,然后俯卧。适用于气血虚弱、乳少。

(4)陈醋 100 毫升,大葱、食用油各适量。将食用油加热后,泡葱于醋中,每餐吃饭时饮 2 汤匙,连饮 2～3 次即能见效。适用于缺乳症。

(5)黄芪 30 克,党参、当归各 15 克,桔梗、路路通、青皮各 10 克,王不留行 12 克,川芎 9 克,猪蹄 1 对。上药浓煎后,与猪蹄共煲 1 小时,食猪蹄,喝汤,每日 1 剂。适用于产后缺乳。

2. 单方验方 党参、白术、当归、鸡血藤、熟地黄各 15 克,通草、桔梗各 10 克。每日 1 剂,水煎分 2 次服。适用于产后缺乳。

【自疗要点】

(1)产后乳汁缺少的根本原因是产妇的体质差,因此要着重于增加营养,多食有利于乳汁分泌的食物,所以单方验方、饮食疗法属首选的方法。

(2)如属于气血不足者,可选猪蹄花生汤;属于肝郁气滞者,可选丝瓜桃仁糖浆,并增加水分的摄取,如多喝牛奶、豆浆等。小儿下列指标说明母亲的奶水充足。

①哺乳次数。出生 1～2 个月的婴儿 24 小时哺乳 8 次以上,哺乳时可听见吞咽声。

②排泄情况。每天换湿尿布 6 块 1 块以上,有少量多次大便。

③睡眠。两次哺乳之间,婴儿神情满足并可安静入睡,常见 3 个月婴儿在吮吸中入睡,自动放弃乳头。

④体重。婴儿每周平均体重增加 150 克左右,2～3 个月的婴儿每周增加 200 克左右。

⑤神情。婴儿双眼亮,反应灵敏。

【预防调护】

(1)注意卧床休息,保证充足的睡眠,以助产妇机体功能迅速恢复,有利于乳汁分泌。

(2)适当活动,注意劳逸结合,促使气血流通,使乳汁正常分泌。

(3)加强精神护理,畅情志,避恼怒,忌忧郁,保持平和的心境,使乳汁畅行。

(4)注意保持良好的个人卫生习惯,保持乳头清洁,每次哺乳前用温开水清洗乳头,预防乳腺炎。

第十四节 不孕症怎样辨脉诊治

生育期妇女,婚后夫妇同居2年,配偶生殖功能正常,未避孕而未怀孕者,或曾受孕过,而2年未再怀孕者,称为不孕症,相当于西医的卵巢功能障碍性不孕、输卵管性不孕、免疫性不孕、子内膜异位症性不孕及原因不明性不孕等。其病机有虚、实两类。虚者因冲任、胞宫失于濡养与温煦,难以成孕;实者多因肝郁、痰湿和瘀血、胞脉受阻,不能摄精受孕。临床表现为久不怀孕,可伴见月经不调,或周期不定,或量色异常;也可伴见下腹部疼痛,腰骶部疼痛,白带异常;也可伴见明显不适。其脉象多表现为沉细或沉迟、细数、弦、滑、细弦等。

【脉象辨析】

1. 脉沉细或沉迟 多为肾阳虚所致。症见婚久不孕,月经延后,量少色淡,或闭经,白带量多,质清稀,面色晦暗,腰膝酸痛,性欲淡漠,畏寒肢冷,小便清长,大便不实,舌质淡,苔白。

2. 脉沉细或细数 多为肾阴虚所致。症见婚久未孕,月经提前,经量较少,色红,无血块,形体消瘦,头昏目眩,耳聋耳鸣,五心烦热,不寐多梦,腰腿酸软,舌质偏红,少苔。

3. 脉弦 多为肝郁所致。症见多年不孕,经期先后不定,量或多或少,经色暗淡,有小血块,经前经期乳房、小腹胀痛,精神抑郁,喜善叹息,或烦躁易怒,舌质正常或暗红,苔薄白。

4. 脉滑 多为痰湿所致。症见婚久不孕,形体肥胖,经行后期,量少,甚或闭经,带下量多,其质黏稠,面白无华,头晕头昏、心悸不安,胸闷泛恶,舌质淡,苔白腻。

5. 脉细弦 多为血瘀所致。症见婚久不孕,月经后期,量少,色紫暗,有血块,或痛经,块下痛减,平素可有少腹作痛、拒按,舌质紫暗或舌边有瘀点、瘀斑。

【中医简易治疗】

(1)白芍、香附、牡丹皮、茯苓、天花粉各10克。每日1剂,水煎分2次服。适用于不孕症。

(2)川芎、白术、半夏、香附各30克,茯苓、神曲各15克,橘红、炙甘草各6克。上药共研细末,以米汤粥和成药丸,每次服6克,每日3次。适用于肥胖型不孕症。

(3)柴胡、香附、王不留行、红花各15克,桃仁、三棱、牛膝各20克,莪术30克。每日1剂,水煎分2次服。适用于输卵管阻塞性不孕症。

(4)仙茅、淫羊藿、巴戟天、紫石英(先煎)各25克,当归、补骨脂各15克,川芎、吴茱萸各10克。每日1剂,水煎分2次服。于月经干净第三日开始服药,连服6剂;如不见效,下次月经后5日续服3剂。适用于不孕症。

(5)生晒参、炙远志各9克,熟地黄、菟丝子、五味子、炙甘草各15克,怀山药20克,山茱萸10克。每日1剂,水煎分2次服,30日为1个疗程。适用于免疫性不孕症。

(6)熟地黄、全当归、淫羊藿、阳起石(先煎)各10克,白芍、桑寄生、女贞子各15克,桑葚5克,蛇床子3克。偏阳虚者,可加鹿角霜10克,附子6克;偏阴虚者,加龟甲(先煎)、柏子仁各10克,玉竹、生地黄各15克;气虚者,加党参、黄芪各15克;血虚者,加制黄精15克,白芍10克;湿热者,加黄柏9克,椿根白皮、泽泻各10克;宫寒者,加吴茱萸6克,细辛3克,陈艾5克;痰湿者,加制苍术、陈皮、法半夏、炒山楂各10克;气滞者,加香附、怀山药、青皮、陈皮各10克,逍遥丸(包煎)15克;血瘀者,加穿山甲(代)、皂角刺各10克,失笑散(包煎)15克。隔日1剂,水煎分2次服。月经期间,或遇感冒、腹泻等症状时,暂时停服。具有滋补肝肾,温补冲任的功效。适用于不孕症。

【自疗要点】

(1)不孕症患者,宜重视心理疏导。

(2)夫妻双方应同时检查,以明确病因,及时治疗。女性不孕检查,可按先简后繁的顺序进行,首先要排除生理器官畸形。

(3)盆腔炎不孕,应中西医结合治疗盆腔炎,若输卵管不通,粘连不孕者,除配合手术外,可用中药保留灌肠法、物理微波治疗法;宫颈炎者,可局部上药或激光、冷冻治疗。

(4)免疫性不孕,应使用避孕套避孕半年,同时口服中、西药,使抗精子抗体效价降低或消失。

(5)内分泌失调、排卵功能障碍性不孕,除按上述中医临床表现进行治疗外,还可中西医结合治疗。目前多采用中药周期疗法治疗,即经期、排卵期、黄体期、经前期4个阶段,分别采用活血化瘀、补肾养肝、补肾活血、养血调经四法,结合临床症状,辨证治疗,以提高受孕率,治疗3~6个月,可获得满意疗效。

(6)不孕症患者应配合医生监测基础体温,在两次月经中间进行B超监测卵泡,以寻找最佳受孕期。

【预防调护】

(1)保持心情舒畅、心境平和是治疗不孕症的首要条件,消除紧张情绪,不能因求子心切而导致内分泌紊乱,抑制排卵而致不孕。

(2)反复人工流产、药物流产会使子宫内膜损伤及内分泌失调而引起月经过少、继发性闭经、子宫内膜异位而不孕,且手术时消毒不够严密或因用具不洁,带来继发感染,引起盆腔炎及输卵管炎症,发生粘连,亦可导致继发性不孕。

(3)注意经期卫生,经期禁房事,避免游泳、坐浴、盆浴等,以预防盆腔炎的发生。每日以温开水清洗外阴,不可随意冲洗阴道,破坏阴道的自然防御功能。

（4）经期忌食生冷食物，以免寒邪阻滞，气血运行不畅，有目的地增加营养，如肾阳虚者，常食信羊肉、猪肾等；肾阴虚者，常食鳖、墨鱼、黑木耳等；肝郁者，可用佛手花、玫瑰花、绿萼梅煎汤代茶；痰湿重者或肥胖者，忌食脂肪、油腻食物。

（5）夫妻双方均应戒酒、戒烟，以免干扰或破坏卵巢正常功能，降低精子活动力和密度，使生育能力降低。

（6）加强体育锻炼，增强体质，保持适当体重，提高免疫功能。

第十五节　癥瘕怎样辨脉诊治

妇女下腹部胞中有结块，伴有或痛或胀或满，甚或出血的，称为癥瘕，相当于西医的子宫肌瘤、卵巢囊肿、盆腔炎性包块、陈旧性宫外妊娠及子宫内膜异位症结节包块等。其主要病机是气血去运行不畅，久而结成癥瘕。气血运行不畅的原因主要有气滞、血瘀、痰湿或湿热等。其临床表现以包块为主要症状，由于包块的大小、性质、部位的不同而有各种不同的症状，可出现月经过多过少、腹部胀满或疼痛、闭经、血崩、漏下不止、带下增多、堕胎、小产、不孕等。其脉象多表现为沉弦、沉涩、沉滑或弦滑、弦滑数等。

【脉象辨析】

1. 脉沉弦　多为气滞所致。症见小腹部有包块，积块不坚，推之可移，时聚时散，痛无定处，小腹胀满，胸闷不舒，精神抑郁，月经不调，舌质暗红，苔薄润。

2. 脉沉涩　多为血瘀所致。症见小腹部有包块，积块坚硬，固定不移，疼痛拒按，面色晦暗，肌肤乏润，口干而不欲饮，月经量多，色暗，夹有血块，甚则崩中漏下，或月经延后，量少，重则闭经，舌质紫暗，或舌边有瘀点、瘀斑。

3. 脉沉滑或弦滑　多为痰湿所致。症见小腹部包块，按之不坚，或如囊肿，固定不移，时或作痛，带下量多、色白、质黏稠，形体肥胖,胸脘痞闷,泛恶欲吐,经期延后,甚则闭而不行,舌质淡,舌体胖,苔白腻。

4. 脉弦滑数 多为湿热所致。症见小腹包块,带多色黄、臭秽无比,少腹及腰骶部疼痛而胀,经期加重,小便短少、色黄,可伴见经期延长或月经过多,舌质红,苔黄腻。

【中医简易治疗】

1. 中药灌肠疗法 红藤、蒲公英、败酱草、赤芍各30克,上药水煎,浓缩至100毫升,做保留灌肠,每日1次,10～15次为1个疗程。适用于血瘀型癥瘕。

2. 中药热敷疗法 穿山甲(代)20克,当归尾、白芷、赤芍、丹参、小茴香、生艾叶各30克。上药装入纱布袋内,先用水浸泡30分钟,再隔水蒸15分钟,温热后置于小腹部,并可加置热水袋保温,每次20～30分钟,每日2次,每日1剂,10日为1个疗程。适用于血瘀型癥瘕。

3. 单方验方

(1)白花蛇舌草30克,两面针、石见穿、铁刺苓各18克,夏枯草15克,生牡蛎(先煎)30克、三棱、莪术、白术各9克,党参、木馒头各10克。上药为1剂量,14剂为1料,煎熬浓缩成浸膏,加赋形剂轧片制成500片,为3周用量。月经净后,每次口服8片,每日3次,3个为1个疗程。如经前乳胀,加逍遥丸,每次口服9克,每日2次;若至绝经期,加知柏地黄丸,口服9克,每日2次。

(2)石见穿、穿山甲(代)、土鳖虫各10克,丹参、三棱、莪术、昆布、夏枯草各15克,炙鳖甲(先煎)、白花蛇舌草各25克。腹胀者,加香附、青皮;痛者,加乳香、没药、延胡索;湿热偏甚,带黄量多者,加苍术、黄柏;体虚者,加党参、黄芪。每日1剂,水煎分2次服。具有活血化瘀,软坚散结的功效。适用于子宫肌瘤。

【自疗要点】

(1)由于气滞是子宫肌瘤的起始因素,因此调畅情志是防护子宫肌瘤的重要方法，可运用心理疗法治疗。

（2）发现少腹胀痛，阴道不规则出血，应立即就诊，尤其是在绝经前后更应进行必要的检查，以防恶变。子宫肌瘤患者不宜放置节育环，不宜口服避孕药。

（3）定时复查子宫肌瘤的大小、活动度及发展趋向。若肿块发展迅速，预后大多不良，宜尽早手术，对于黏膜下肌瘤突出宫颈及阴道者，宜手术为佳，以防大量出血及感染。子宫肌瘤大于5厘米，且伴阴道出血量多者，宜手术治疗，子宫肌瘤小于5厘米者，可建议射频消融术治疗，或中药治疗，但不可过于攻伐，应照顾气血，以免损伤气血。

【预防调护】

（1）出血多者应注意休息，勿劳累，可参加轻微活动，禁止剧烈活动，体质虚弱经常头昏、贫血较重者，应卧床休息，必要时绝对卧床。

（2）汤药宜温服，服化瘀消癥药时，应注意观察服药时有无腹痛及胃肠道不适等反应，有剧烈疼痛应及时治疗。尤其血瘀患者，服化瘀消癥药后，不可随意外出，以免阴道突然出血，发生意外。

（3）消除忧虑，稳定情绪，保持心情舒畅，以利癥瘕消除。

（4）增加营养，增强体质，适当运动，还须多进食活血化瘀、消积除癥之品，如海带、鳖、海蜇、木耳、山楂等，贫血病人多进食铁及蛋白质含量较高的食物，忌生冷、辛辣、酸涩之品，以免损脾凝血。

（5）发现肌瘤宜定期复查，一般3~6个月检查1次，包括妇科检查及B超检查。

（6）由于子宫肌瘤常有阴道出血表现，因此应注意保持外阴清洁，预防感染。

第十七章 儿科病症辨脉诊病

第一节 麻疹怎样辨脉诊治

麻疹是由感受麻毒时邪引起的急性出疹性时行疾病。临床以发热,咳嗽,流涕,目赤,胞肿,眼泪汪汪,口腔黏膜出现麻疹黏膜斑,周身布发红色斑丘疹为主要特征。

麻疹相当于西医的麻疹。发病多在冬、春两季,常为易感儿童,当地有本病发生或流行,近期麻疹接触史。典型的麻疹临床分为3期。初热期:3~4日,有发热、咳嗽、流涕等类似伤风感冒的症状,有目赤胞肿,畏光流泪等眼部局部症状,口腔黏膜出现麻疹黏膜斑;出疹期:3~4日,发热加重,按顺序透疹,先由耳后发际开始,渐及额、面、颈,自上而至躯干、四肢,最后达于手掌和足底部,疹色红润,逐渐加深,后转为暗红。疹点高出皮面,状如麻粒,麻疹黏膜斑常于皮疹出现后1~2日后消失;恢复期:3~4日,发热和全身症状迅速减轻,皮疹按疹的顺序先后消退,疹退后有糠麸细小脱屑和色素沉着。其脉象表现,顺证多为浮数、数、细数等;逆证多为数。

【脉象辨析】

1. 顺证

(1)脉浮数:多为邪犯肺卫(初热期)所致。症见发热,微恶风寒,鼻塞流涕,喷嚏,咳嗽、目赤胞肿,食欲缺乏,或大便稀溏。发热第2~3日口腔两颊黏膜红赤,出现麻疹黏膜斑(其斑微小、灰白、周围绕以红晕,开始仅见贴于白齿处颊黏膜,1日内很快增多,可累及整个颊黏膜并蔓延至唇黏膜,在皮疹出现后逐渐消失),舌质淡,薄白或微黄,指纹浮紫。

(2)脉数:多为肺胃热炽(见形期)所致。症见持续发热,起伏如潮,阵阵微汗,每潮1次,疹随外出,烦躁或嗜睡,口渴引饮,咳嗽加剧,目赤眵多。疹点先见于耳后、发际处,渐及额、面、颈部,继而躯干、四肢,最后手掌、足底部见疹,即疹子出齐。疹点初起稀疏,逐渐稠密,颜色先红后变暗红,突出皮面,触之碍手,压之褪色,小便短赤,大便多溏稀,舌质红,苔黄,指纹紫滞。

(3)脉细数:多为肺胃阴伤(恢复期)所致。症见发热渐退,咳嗽减轻,胃纳增加,精神转佳,疹点按出疹顺序逐渐回收,皮肤出现麸样脱屑,并有棕褐色素沉着,口干而少津,舌质红,少苔。

2. 逆证

(1)脉数为麻毒闭肺所致:症见高热不退,咳嗽气促,喉中痰鸣,鼻翼翕动,甚则摇肩撷肚,面唇青紫,烦躁不安,疹出不畅,疹稠紫暗,舌质红,苔黄,指纹紫滞。

(2)脉数为麻毒攻喉所致:症见身热不退,咽喉肿痛,咳如犬吠,声音嘶哑,喉间痰鸣,甚则吸气困难,胸高胁陷,烦躁不安,面唇青紫,疹点稠密紫暗,舌质红,苔黄,指纹紫滞。

(3)脉数为毒陷心肝所致:症见高热不退,烦躁谵语,神昏抽搐,喉间痰鸣,疹点密集紫暗,舌质红绛,苔黄糙,指纹紫滞。

【中医简易治疗】

1. 中药抹洗疗法 紫背浮萍、臭牡丹、芫荽各30克,西河柳10克,白酒100毫升。将前4味草药水煎,倾入脸盆内加入白酒搅匀,趁热抹洗患儿全身,但眼、口、鼻不可抹洗。适用于麻疹并发肺炎,疹子突然隐没。

2. 药茶疗法 雪梨1个,蝉蜕6克,麦冬12克。雪梨去皮、心,切碎,与蝉蜕、麦冬煲后代茶饮。适用于麻疹后声单嘶哑。

3. 单方验方

(1)金银花、连翘各10克,牛蒡子、蝉蜕各6克,冬桑叶5克。

每日1剂,水煎分2次服。适用于麻疹,证属肺热壅盛。

(2)荆芥、紫草各6克,金银花、板蓝根各10克,甘草3克。上药加冷水适量,煎沸后即可,每剂煎2次,将次煎取的药液混合,加入白糖适量搅匀,分次喂服,每日1剂,连服5剂。适用于有麻疹接触史者,有预防的作用。

(3)板蓝根7.5克,生地黄16克,金银花、青连翘、淡豆豉、生栀子各9克,荆芥穗、牛蒡子各4.5克,鲜芦根19克,桔梗、菊花各6克,桑叶(小儿用量酌减)7.5克。喉痛者,加川贝母7.5克,杏仁泥6克,马勃9克;喉烂者,加锡类散外用;腹泻不止者,加葛根4.5克;抽搐者,加钩藤13克,牡丹皮6克,并兼服安宫牛黄丸;神昏谵语者,加牛黄散;只出痧者,加滑石粉、木通各6克;出斑者,加大青叶;麻疹迟迟不透者,可用小萝卜缨和麻子同捣成泥后擦身。每日1剂,水煎分2次服。适用于麻疹。

【自疗要点】

(1)治疗麻疹,首先要抓住透疹这一关。中医学认为,麻邪如能顺利透达,就不容易内陷而发生并发症。透邪是为适应机体抵抗疾病的趋热,帮助机体顺利透发麻邪,将邪毒驱除出外,驱邪以扶正。

(2)常用的是辛凉透表法,如用金银花、连翘、蝉蜕、淡竹叶、荆芥、牛蒡子、豆豉等味;如感受寒邪,可用辛温透疹法,如用紫苏叶、浮萍、蝉蜕、川芎、连翘等味,这仅是权宜之法;若素体虚弱感受寒邪,轻者在辛凉透表的基础上加用黄芪,重者可用党参、黄芪、荆芥、防风、茯苓、柴胡、蝉蜕等味。

(3)麻疹外治透擦法可以使毛细血管通透性加强,进一步改善组织血流状况。透发疗法有增强机体免疫功能的作用。

(4)见形期以清热解毒为主,现代药理研究表明,金银花、连翘、大青叶、黄芩等除具有抗病毒作用之外,还能增强机体抗感染能力,有益于机体的代偿、适应及修复。

(5)恢复期以芦根、白茅根煎汤代茶饮为好,既可清热生津,口感又好。

(6)麻疹最常见的并发症是肺炎,如面部等处见疹,而两颧无疹,称疹门未开,即使肺部无肺炎体征,也要密切注意肺炎的发生。中西医结合治疗麻疹并发肺炎疗效甚佳,中医治法是宣肺平喘,常用方剂是麻杏石甘汤加味:蜜麻黄、杏仁、石膏、甘草、桑白皮。在初热期,宜加金银花、连翘、蝉蜕;见形期,宜加黄芩、鱼腥草、七叶一枝花;恢复期,可加苇茎、沙参、麦冬等。

【预防调护】

(1)应注重预防麻疹,对未患过麻疹的儿童要普遍接种麻疹减毒活疫苗。

(2)加强身体锻炼,增加户外活动,提高机体抗病能力。

(3)麻疹流行期间,尽量不去公共场所或小儿较集中的地方。

(4)控制传染源,隔离患儿。一般患儿应隔离至出疹后5日;若并发肺炎者,应隔离至出疹后10日。

(5)患儿应卧床休息,保持卧室空气流通,但须避免直接吹风,或强光刺激。

(6)保持口腔、鼻孔、眼睛的清洁卫生。

(7)要给予患儿足够水分和易消化、富有营养的食品,宜清淡,忌食油腻、煎炸、辛辣助火之物。

(8)注意观察病情,若出现咳嗽气促、鼻翼翕动或咳嗽声重有如犬吠声等症,应警惕并发症的发生,要及时送往医院诊治。

第二节 水痘怎样辨脉诊治

水痘是由感受时行邪毒引起的急性出疹性时行疾病。临床表现以发热,皮肤及黏膜分批出现斑丘疹、疱疹、结痂为主要特征,相当于西医的水痘。多在冬春季节发生,常为易感儿童,起病2~3

周前有水痘接触史,初起发热,流涕,咳嗽,不思饮食等症状,发热大多不高。发热1～2日,头面、发际及全身他处出现红色丘疹,以躯干较多,四肢部位较少。皮疹初为红色斑丘疹,很快变为疱疹,椭圆形,大小不一,内含透明浆液,周围红晕,壁薄易破,有瘙痒感,继而干燥结痂,然后痂盖脱落,不遗留瘢痕,起病后皮疹分批出现,此起彼落,参差不齐,同一时期,斑丘疹、疱疹、结痂常同时存在。皮疹呈向心性分布,主要位于躯干,其次为头面部,四肢远端较少。口腔、咽喉、眼结膜、外阴黏膜亦可见疱疹,且疱疹易破,形成溃疡。其脉象多表现为浮数、洪数有力等。

【脉象辨析】

1. 脉浮数 多为邪郁肺卫所致。症见轻度发热,鼻塞流涕,喷嚏,咳嗽,痘疹稀疏,疹色红润,疱浆清亮,根脚红晕显著,舌质淡,苔薄白腻,指纹浮紫。

2. 脉洪数有力 多为气营两燔所致。症见壮热不解,烦躁不安,口渴欲饮,面红唇赤,痘疹稠密,颜色紫暗,疱浆混浊,根脚红晕显著,大便干结,小便黄赤,舌质红绛,苔黄厚,指纹紫滞。

【中医简易治疗】

1. 中药洗涤疗法 苦参30克,浮萍15克,芒硝30克。前2味煎汤,芒硝冲入搅匀,待温后洗涤患处,每日2次。适用于水痘。

2. 中药搽涂疗法 煅赤石脂、煅炉甘石、煅石膏各3克。上药共研细末,外搽患处。适用于水痘化脓溃烂。

3. 单方验方

(1)海金沙根30克,野菊花根9克,栀子3克。每日1剂,水煎分2次服,连服2～3日。适用于水痘。

(2)紫花地丁、蜡梅花各9克,甘草3克,土茯苓15克。上药加水2碗,煎至1/2碗,服时不拘。适用于水痘或兼发热泪盈眶咳嗽。

(3)粉葛根、桑叶、杭菊花、黄芩各12克,蝉蜕6克,甘草3克。

上药加水1碗,煎至1/2碗,分2次服。适用于水痘初起,全身有水疱,伴发热、烦躁不宁者。

【自疗要点】

(1)绿豆、乌豆、赤小豆,俗称"三豆汤",有清热解毒利湿之功效,是治疗水痘的便捷、效验之剂。

(2)病情稍重者,可加金银花、蜡梅花等,以增强清热解毒作用。

(3)水痘破溃者,必须配合外用药如青黛散等外擦治疗。

【预防调护】

(1)水痘传染性很强,患儿一经发现应立即隔离,直至全部疱疹结痂。

(2)水痘流行期间,未患过水痘的儿童应少去公共场所。接触水痘患儿后,应留检3周。被患儿呼吸道分泌物或皮疹内容物污染的被服及用具,应利用暴晒、煮沸、紫外线照射等方法消毒。

(3)室内空气要流通,注意避风寒,防止复感外邪。

(4)患儿宜给予易消化的清淡饮食,忌油腻及姜椒辣物,多喝开水,或胡萝卜、甘蔗等煎水代茶。

(5)不要搔破皮肤,以防继发感染。若被搔破感染者,应施以外用药。

(6)患儿禁用糖皮质激素,正在应用激素的患儿应立即减量或停用。

(7)个别患儿可发生水痘脑炎,主要表现为发热、头痛、呕吐、神昏、颈有抵抗感等,要密切观察病情,及时送医院诊疗。

第三节 痄腮怎样辨脉诊治

痄腮是由感受风温时毒引起的急性时行疾病。临床表现以发热,耳下腮部漫肿疼痛为主要特征,相当于西医的流行性腮腺炎。

该病多发于冬、春季节,常为易感患儿近期有接触史或当地有本病发生或流行。初起常有发热、头痛、咽痛等,待1~2日热度增高,耳下腮部肿胀,通常先见于一侧,继而波及至另一侧,也有两侧同时肿大或始终限于一侧者。腮部以耳垂为中心的漫肿,边缘不清楚,表皮不红,触之微热并有轻压痛及弹性感。肿胀部位疼痛,咀嚼时疼痛加重。腮腺管口红肿,挤压腮体时无脓液溢出。腮腺肿大3~4日达高峰,热度最高,以后逐渐消退,若无并发症,整个病程为1~2周。其脉象表现常证多为浮数、洪数;变证多为弦数等。

【脉象辨析】

1. 常证

(1)脉浮数:多为瘟毒在表所致。症见发热,微恶风寒,或头痛、咽痛一侧或两侧耳下腮部温肿疼痛,张口不利,咀嚼不便,舌质红,苔薄白或薄黄。

(2)脉洪数:多为热毒蕴结所致。症见高热不退,烦躁口渴,咽红肿痛,或头痛、呕吐,两侧腮部显著肿胀疼痛,坚硬拒按,张口、咀嚼困难,舌质红,苔黄。

2. 变证

(1)弦数:多为邪窜睾腹所致。症见腮肿渐消,发热未退,一侧或两侧睾丸肿痛,或见少腹疼痛,舌质红,苔黄。

(2)弦数:多为邪陷心肝所致。症见在腮肿的同时,高热不退,烦躁不安,头痛项强,呕吐不断,嗜睡神昏,四肢抽搐,舌质红,苔黄。

【中医简易治疗】

1. 中药贴敷疗法

(1)活蚯蚓1条,白糖适量。将活蚯蚓与等量白糖搅拌,约30分钟后便出现似蜂蜜的浸出液,过滤后外搽患处;或加入2~3倍的凡士林,加热调成软膏,外敷患处,每日6次或更多次。适用于急性腮腺炎。

(2)七叶一枝花、金银花、菊花(将上药按1:1:1的比例称取,烘干燥后,共研细末,贮瓶备用)。用时,将药末加米醋适量,调成药饼,贴敷肿胀腮部,外以纱布覆盖、固定,每日2次。适用于流行性腮腺炎。

(3)鲜蒲公英20克,鸡蛋(用蛋清)1个,白糖适量。鲜蒲公英捣烂后加鸡蛋清,与白糖调成糊剂,外敷于患处,每日换药1次。适用于急性腮腺炎。

2. 单方验方 板蓝根、玄参各30克,薄荷6克。每日1剂,水煎分2次服。适用于腮腺炎。

【自疗要点】

(1)清热解毒药夏枯草、蒲公英、七叶一枝花、金银花是治疗本病的佼佼者,尤以夏枯草为治疗该病之要药,其散结消肿作用强。实验证明,对早期炎症反应有显著抑制作用。

(2)仙人掌外用一般2~3次即有消肿止痛之效。

【预防调护】

(1)腮腺炎流行期间,应少去公共场所,以避免传染。

(2)发现腮腺炎患儿应立即予以隔离治疗,直至腮肿消退后5日左右为止。

(3)患病期间饮食宜清淡,并以进食流质或半流质饮食为宜,禁食辛辣、肥腻、坚硬及酸性食品。

(4)重症患儿要卧床休息,居室保持空气流通,避免加重病情。

(5)注意口腔护理,保持清洁。

(6)注意观察病情,若出现头痛剧烈、喷射性呕吐等危重症,应及时送医院救治。

第四节 顿咳怎样辨脉诊治

顿咳是由感受时行邪毒引起的急性时行疾病。临床表现以阵发性痉挛性咳嗽,咳后伴有特殊的鸡鸣样吸气性吼声为主要特征,相当于西医的百日咳。多发于冬春季节,常为易感儿童近期有接触史,或当地有本病发生或流行。临床表现可分为3期。初咳期:从起病至发生痉咳为1～2周;类似于感冒咳嗽,待2～3日后其他症状逐渐消失,咳嗽日渐加重,趋向阵发,并日轻夜重。痉咳期:2～6周,阵发性痉挛性咳嗽为本期的特点;痉咳为一连串不间断的短咳,咳十几声或几十声后,深长吸气时发出鸡鸣样吼声,然后发生下一次痉咳,如此反复发作多次,直至吐出痰液为止;轻者每日数次,重者每日数十次,以夜间为甚,间歇期无特殊表现,患儿仍可嬉戏;痉咳日久,可见面目水肿、眼睛出血、咯血、衄血、舌下生疮、大小便失禁等症状;咳嗽虽重,无并发症者肺部无明显阳性体征,年幼体弱的患儿,常无典型痉咳,缺乏鸡鸣样吼声,表现为阵发性憋气、青紫,甚则窒息、惊厥。恢复期:2～3周;阵发性痉咳减轻,次数减少,鸡鸣样吸气性吼声消失,渐至正常。其脉象多表现为浮而有力、滑数、细弱、细数等。

【脉象辨析】

1. 脉浮而有力 多为邪犯肺卫所致。症见咳嗽,喷嚏,流涕清或浊,或有咽红,发热,待2～3日后,咳嗽逐渐加重,日轻夜重,痰液稀白或稠黄,舌质红,苔薄白或薄黄,指纹浮红或浮紫。

2. 脉滑数 多为痰火阻肺所致。症见阵发性痉咳,伴吸气性鸡鸣样吼声,吐出痰涎及食物而止,入夜尤甚,痰液黏稠,可伴呕吐、胁痛,舌下生疮,眼睛出血、咯血、衄血,大小便失禁等,舌质红,苔薄黄或黄腻,指纹紫滞。

3. 脉细弱或细数 多为气阴耗伤所致。症见痉咳缓解,鸡鸣样吼声消失,或见咳声无力,痰白清稀,神倦乏力,气短懒言,食欲缺乏,纳呆食滞,自汗或盗汗,大便不实,舌质淡,苔薄白。

【中医简易治疗】

1. 药食疗法 白前、制百部各9克,白梨1个,白糖适量。白梨用水洗净,连皮切碎,与前2味药加水同煎,可加入白糖,去渣喝汤,每日2~3次,连用5~6日。适用于小儿顿咳。

2. 药茶疗法

(1)鲜芦根、鲜白茅根各30克,冬瓜仁15克。每日1剂,水煎当茶水饮,可连饮数日。适用于小儿顿咳。

(2)仙掌子肉12克,糖冬瓜20克,玉米须10克。加清水900毫升,以小火浓煎成400毫升,代茶饮。适用于小儿百日咳。

3. 单方验方 款冬花、前胡、白前、百部、车前子、紫菀、白及各50克。上药共研细末,备用。1~3个月婴儿,每次0.3克;1周岁以内婴儿,每次1克;4岁以内幼儿,每次2~3克;4~8岁小儿,每次5~6克。每日3~4次,以白开水冲服(或煎服)。适用于风寒型百日咳。

【自疗要点】

1. 中成药自疗 可分3期进行。

(1)初咳期:症见初起似外感,有逐渐加剧之势,常有流涕,痰白稀,多泡沫,苔薄白,脉浮有力,指纹淡红。治宜宣肺化痰。可用复方川贝片、杏仁止咳糖浆、川贝枇杷露等。

(2)痉咳期:症见咳嗽频频阵作,咳后有回吼声,反复不已,入夜尤甚,痰多而黏,呕吐后阵咳暂停,神烦面赤,苔微厚,脉数有力。治宜清热泻肺,止咳化痰。可用羊胆丸、清肺抑火片、橘红丸、婴儿保肺散等。

(3)恢复期:症见阵发性咳嗽渐减,形体虚弱,咳声低而无力。气虚型,治宜益肺健脾,可用四君子丸、人参健脾丸等。阴虚型,治宜滋阴润肺,可用二冬膏、养阴清肺丸、百合金丸等。

2. 药食自疗

(1)初咳期

①生姜50克,麦芽糖100克。加水2碗,煎煮30分钟,取汁热饮。

②杏仁20粒,白粳米50克,白糖少许。粳米煮粥时加入杏

仁,煮熟后入白糖调味即可食用。

(2)痉咳期

①丝瓜花 10 克,蜂蜜适量。代茶冲饮。

②秋梨、白藕各 100 克。将秋梨去皮、核,藕去节,一起切碎,用纱布挤汁饮用。

③川贝母 5 克,粳米 60 克,白糖适量。熬粥食用。

(3)恢复期

①百合 10 克,杏仁 6 克,赤小豆 60 克,白糖少许。共煮粥食用。

②饴糖 1 汤匙,豆浆 1 碗。将滚沸的浓豆浆放入饴糖,搅匀即成,分餐饮用。

③芡实、薏苡仁、白扁豆、莲子肉、山药、大枣、桂圆肉、百合各 6 克,粳米 150 克,白糖适量。上 8 味共入砂锅中加水适量煎煮 40 分钟,入粳米,煮烂成粥后调入白糖即可食用。

3. 耳穴压丸自疗　可选用耳穴支气管、肾上腺、肺、交感、枕等,用王不留行贴压。

【预防调护】

(1)住室宜安静、温暖,日光充足,空气新鲜流通,避免一切不良刺激。年长儿童到户外适当活动,可减少发作,保持患儿精神愉快。患儿注意充分休息,尤其要保证夜间的睡眠。幼小婴儿尽量不惹其哭闹,较大的患儿,发作前应加以安慰,消除其恐惧心理。发作时可助患儿坐起,并轻轻拍打背部,随时将口、鼻分泌物和眼泪擦拭干净。

(2)阵咳发作常致胃口不佳,应选择营养高、易消化、较黏稠的食物,取少量多次的方法,如吐出,则应随时重喂。吐后即时做口腔清洁。

(3)患儿是主要传染源,自发病起隔离 40 日,或自痉咳起隔离 4 周。

(4)预防接种可接种百、白、破三联疫苗。药物预防取鱼腥草10克,水煎,每日3次口服;或取棕树叶10克,水煎,分3次口服;该病流行期间,口服大蒜,或用大蒜液滴鼻,均有预防效果。

第五节　惊风怎样辨脉诊治

惊风是小儿时期常见的一种以抽搐伴神昏为特征的症候,又称"惊厥",俗称"抽风"。惊风相当于西医的小儿惊厥。该病任何季节都会发生,一般以1~5岁的小儿最为多见,年龄越小,发病率越高。其临床表现可归纳为八候,即搐、搦、颤、掣、反、引、窜、视。根据惊风的病性不同,一般将惊风分为急惊风与慢惊风两大类。

(一)急惊风

急惊风来势急骤,多以高热伴抽风为临床特征。其原因以感受风邪温热疫疠为主。临床表现为发热,呕吐,烦躁,摇头弄舌,时发惊啼,或昏迷嗜睡等先兆症状,但为时短暂,或不易察觉。发病时的主要特点,常有身体壮热,痰涎壅盛,四肢拘急,筋脉牵掣,项背强直,目睛上视,牙关紧急,唇口焦干,抽搐昏迷,常痰、热、惊、风四证并见。其脉象多表现为浮数、数、滑数、脉乱不齐等。

【脉象辨析】

1. 脉浮数　多为感受风邪所致。症见发热,咳嗽,流涕,咽赤,烦躁,惊惕,痉厥,舌质红,苔薄黄,指纹青紫,显于风关。

2. 脉数

(1)温邪内闭所致:症见高热不退,烦躁口渴,突然肢体抽搐,两目上蹿,神志昏迷,面色发青,甚则肢冷脉伏,舌质红,苔黄腻。

(2)气营两燔所致:症见病来急骤,高热,抽风,昏迷不醒,颈项强直,剧烈头痛,狂躁不安,皮肤发疹、发斑,或见深度昏迷,壮热无汗,呼吸不利,喉间痰多,大小便俱闭,舌质红,苔薄黄。

3. 脉滑数 多为湿热疫毒所致。症见高热持续,频繁抽搐,神志昏迷,谵妄烦躁,腹痛拒按,呕吐不止,大便黏腻或夹有脓血,舌质红,苔黄腻。

4. 脉乱不齐 多为暴受惊恐所致。症见发病较急,暴受惊恐后突然抽搐,神志不清,惊惕不安,面色乍青、乍赤、乍白,四肢厥冷,舌质淡,苔薄白。

【中医简易治疗】

1. 中药贴敷疗法 鲜地龙适量,捣烂如泥状,加蜂蜜少许搅匀后,摊于纱布上,盖贴于囟门处,每日换药1次,以解痉定惊。

2. 中药鼻饲法 茵陈6克,茯苓、泽泻、白术、桂枝、炒栀子、黄芩各3克,甘草、青黛(冲)各1克,牛黄(调服)0.05克。上药除青黛、牛黄外,水煎,予以鼻饲法给药。具有利湿退黄,活血通窍的功效。适用于新生儿胎黄动风型惊厥。

3. 中药鼻饲、滴管或灌肠疗法 当归、桃仁、红花、生地黄、赤芍、钩藤(后下)、羚羊角(代、先煎)、白茅根各3~5克。高热者,加石膏、大青叶、牡丹皮;黄疸者,加茵陈、栀子、黄芩;痰壅屏息者,加竹沥、苇根、橘红;昏迷者,加石菖蒲、决明子、麝香敷脐。上药水煎后,行鼻饲、滴管、灌肠给药均可。具有清热活血,平肝息风的功效。适用于瘀血阻络型新生儿惊厥。

4. 单方验方 蝉蜕6克,钩藤(后下)、杭白芍8克,甘草3克,珍珠母(先煎)、炒酸枣仁各10克,栀子4克,黄连、防风、青黛(冲)各3克。上药除青黛外,水煎20分钟,每剂煎2次,将2次药汁混合后,分早、中、晚各服1次。第一周每日1剂,连服7剂;第2~4周隔日1剂,连服3周,共调理4周。可预防发热惊厥,反复发作。

(二)慢惊风

慢惊风多由大病、久病而致。有呕吐、腹泻、急惊风、解颅、佝偻病等病史。多起病缓慢,病程较长,临床表现为面色苍白,嗜睡无神,意识蒙眬,抽搐无力,时作时止,或两手颤动,肢体拘挛。其脉象多表现为沉弱、沉微、细弦数等。

【脉象辨析】

1. 脉沉弱

(1)脾虚肝亢所致:症见形神疲惫,面色萎黄,嗜睡露睛,四肢欠温,阵阵抽搐,大便清稀水样或带绿色,时有腹鸣,舌质淡,苔白腻。

(2)肾精亏损所致:症见由解颅、佝偻病等病导致,伴肢体抽搐,斜视凝视,一时性失言,失聪或局部颤动,抽搐过后,恢复正常,舌质淡,舌体嫩。

2. 脉沉微 多为脾肾阳虚所致。症见精神萎弱,面白无华,额汗津津,四肢逆冷,嗜睡昏沉,手足蠕动,大便澄清,舌质淡,苔白。

3. 脉细弦数 多为阴虚风动所致。症见身热,消瘦,手足心热,肢体拘挛或强直,时或抽搐,虚烦疲惫,大便干结,舌质绛而少津,苔光剥。

【中医简易治疗】

(1)蕲蛇适量,研细末,每次1.5克,吞服,每日2次。适用于土虚木亢型慢惊风。

(2)地龙、僵蚕、乌梢蛇、当归、木瓜、鸡血藤各15克。每日1剂,水煎分2次服用。适用于慢惊风,症见肢体强直,瘫痪。

(3)人参、白术、半夏、菊花、生姜、钩藤(后下)、甘草、蜈蚣、僵蚕、全蝎、竹沥(冲入)各2~4克。咳喘者,加炒葶苈子、瓜蒌壳、炙麻绒、杏仁;发热者,加黄连、乌梅、白芍;脾肾阳虚者,加附片、肉桂;抽搐者,加龙骨(先煎)、牡蛎(先煎)。每日1剂,水煎分2次服。具有温运脾阳,抑木扶土的功效。适用于新生儿惊厥属脾胃虚弱型者。

【自疗要点】

1. 中成药自疗 可分以下3型进行。

(1)外感惊风型:症见发热头痛,咳嗽,流涕,咽红,烦躁甚则谵妄,呕恶,神昏,惊厥,舌苔薄黄或黄糙,脉浮数或洪数。治宜疏风清热,解毒凉血,开窍镇惊。可用牛黄镇惊丸、保幼化风丸、小儿急惊粉,万应锭等。

(2)痰热惊风型:症见高热谵妄,纳呆,呕吐,腹胀,腹痛,便闭,呆,痰鸣,大便腥臭,惊厥,苔黄腻,脉滑数。治宜清热化痰,解毒息风,辟秽开窍。可用小儿清热丸、化风丹、牛黄镇惊风、牛黄抱龙丸等。

(3)惊恐惊风型:症见形体较弱,不发热或发热不高,四肢欠温,夜卧不宁,时或抽搐,大便色青,舌苔薄,脉沉。治宜镇惊安神。可用远志丸、琥珀抱龙丸、朱珀保婴丸。

2. 药食自疗

(1)外感惊风

①薄荷5克,芦根25克。加水适量煮沸,去渣,滤液,代茶饮。

②生姜4克,连须葱白6克,米醋12毫升,粳米75克。放入砂锅内,加水煮沸成粥食用。

③紫苏叶10克,白粳米50克。煮沸成粥,趁热食用。

④金银花15~30克,蜂蜜30克。金银花煎汁(加水)约2杯,与蜂蜜冲匀后,代茶饮。

(2)痰热惊风

①鲜芦根30克,粳米50克。鲜芦根以小火煎取汁1 000毫升,放入粳米煮成粥后食用。

②生石膏120克,细粳米50克。生石膏以小火煎取汁1 000毫升,入粳米煮成粥后食用。

③鲜竹沥水100克,粳米50克。同入铝锅内,加水适量,以大火烧沸,用小火熬成粥后食用。

(3)惊恐惊风

①酸枣仁15克,茯苓10克,小麦30克,甘草6克,大枣10

枚。将上述各味加清水煮汤,沥去残渣,代茶饮。

②炒酸枣仁 10 克,柏子仁 10 克,大枣 5 枚,红糖适量,粳米 50 克。先将酸枣仁、柏子仁、大枣共煎取汁,入粳米同煮成粥后,调入红糖即可食用。

③黄芪 20～30 克,粳米 100 克。黄芪煎汁,同粳米加适量清水以小火煮粥食用。

3. 按摩自疗　治宜开窍镇惊。

(1)基本手法

①掐人中、拿合谷、掐端正、掐十宣,各穴轮换操作,以清醒为度。

②拿肩井、拿委中、拿承山,各穴轮换操作,以搐止为度。

③清肺经,推揉膻中、天突、中脘各穴 30～50 次。

④按揉足三里,点按丰隆穴各 1～3 分钟。

(2)急惊风型:在基本手法上再加用以下手法:拿风池 30～50 次;推天柱骨(即用拇指或食、中指沿脊柱自上而下直推,或用边口圆润汤匙边蘸水边自上而下刮动)100～300 次;清天河水(用食指和中指指面自腕推向肘)、退六腑各 100 次。

【预防调护】

(1)注意居室清洁,温湿度适宜,空气流通。患儿发作时应平卧,头偏向一侧,用纱布包裹压舌板置于上、下臼齿之间,防止舌咬伤,并及时清除呼吸道分泌物,以保持呼吸道通畅。抽搐较重的患儿,面色发绀者,应立即给氧,以减少缺氧对脑细胞造成的损害。超过 39℃以上者,应立即给予降温处理。注射退热药物或行物理降温,头置冰袋或冷湿敷,用冰水或 30%～50%乙醇溶液擦浴。发作后的患儿应卧床休息,积极行病因治疗。

(2)高热惊厥的患儿,惊厥时应禁食。发作后应先给流质饮食、母乳喂养,强调高蛋白、高营养,以防止引起食积、消化不良和体质虚弱而再次引起惊厥的发生。注意少食多餐。

下篇 辨脉诊病

(3)注意婴、幼儿保暖,防止受凉感冒。
(4)注意饮食卫生,防止引起菌痢。
(5)不宜带孩子到公共场合去,以防止感染传染性疾病。

第六节 畏食怎样辨脉诊治

畏食又称为厌食,是指小儿较长时期见食不贪,食欲缺乏,甚至拒食的一种病症。以1~6岁的儿童多见,其发病原因主要由于饮食喂养不当,导致脾胃不和,受纳运化失健。患儿一般除食欲缺乏外,其他情况良好。但若长期不愈,可日渐消瘦而形成疳证。其脉象多表现为滑、缓无力、细数等。

【脉象辨析】

1. 脉滑 多为脾胃不和所致。症见食欲缺乏,甚则厌恶进食,多食或强迫进食可见脘腹饱胀,形体略瘦,面色欠华,精神良好,舌质红,苔薄白或白腻,指纹红紫。

2. 脉缓无力 多为脾胃气虚所致。症见食少纳呆,懒言乏力,面色萎黄,大便不实,夹有不消化食物残渣,舌质淡,苔薄白。

3. 脉细数 多为脾胃阴虚所致。症见食欲缺乏,少食纳呆,口舌干燥,喜食冷饮,面色萎黄而无光泽,皮肤干燥,便秘或大便干结,小便黄赤,舌红而少津,苔少或花剥。

【中医简易治疗】

(1)黄芪、炙鸡内金、焦白术、五谷虫各6克,炒山药10克。上药共研细末,以糖开水调服,每日1剂,每日3次。适用于小儿畏食。

(2)白扁豆、怀山药、白术、鸡内金各10克,砂仁5克,山楂、炒麦芽各7.5克。上药烘干后,共研细末,装入空心胶囊内,每次2粒,每日服2次。适用于小儿畏食。

(3)炒白术、云茯苓、佛手片各10克,广陈皮6克,春砂仁3

克,焦三仙各8克。每日1剂,水煎2次分4次温服。适用于小儿畏食证。

(4)藿香、半夏、厚朴、山楂、神曲各6克,茯苓10克,鸡矢藤15克,砂仁(后下)6克,甘草3克。腹胀者,加广木香3克、炒莱菔子6克;食积甚者,加炒谷芽、炒麦芽、炒鸡内金各6克;脾阳不足、腹泻稀水者,加干姜3克,莲子肉6克;夜寐躁扰者,加蝉蜕6克、夜交藤15克;虫积者,加榧子、使君子仁各6克。先将上药用清水浸泡20~30分钟,再煎30分钟,每剂药煎2~3次,最后将全部药汁置火上煮沸后下砂仁煮5分钟即可,每日1剂。具有和胃消滞的功效。适用于小儿畏食。

【自疗要点】

(1)中医治疗畏食症,以调和脾胃为中心,我们习用苍术、白术、怀山药、茯苓、扁豆、麦芽、鸡内金、焦三仙等中药。推崇苍术与白术同用,前者运脾,后者补脾,可用于脾胃不和、脾气虚弱型畏食。

(2)现代实验研究表明,调理脾胃的中药能增强小肠的吸收功能,还能增加肠道对锌等微量元素的吸收。

(3)捏脊疗法能调整阴阳,理气血,通经络,培元气,有强身健体作用。新近研究表明,其可提高小肠吸收功能,确系一种既经济又有效的方法。

【预防调护】

(1)预防畏食,首先要掌握正确的喂养方法,饮食要定时、定量,纠正不良的饮食习惯,饭前不让小孩吃零食,少吃肥甘、油腻食物。

(2)要提倡母乳喂养,婴幼儿要合理添加辅食。保持均衡的膳食结构,要按照儿童的年龄给予品种多样、富含多种营养成分、容易消化的食物。

(3)应积极防治慢性病,小儿患有哮喘、泄泻等疾病时,要渐次增加恢复期饮食的质量和数量,对于食欲缺乏的患儿要及时给予调胃、开胃之品。

(4)注意精神护理,让小儿保持良好的情绪,以增进食欲。小孩儿顿不爱吃饭,不要哄、骂、压,也不要强迫进食,以免让小孩认为吃饭是一种沉重的精神负担。此外,学校宜减负,以减轻学生的心理压力。

(5)畏食患儿必要时可检测血微量元素锌。

第七节　积滞怎样辨脉诊治

积滞是由于乳食喂养不当,乳食停聚于脘部,积而不化,气滞不行而形成的一种脾胃病症。临床表现以不思乳食,脘腹胀满,嗳腐吞酸,甚至吐泻酸臭乳食或便秘为主要特征。可伴烦躁不安,夜间啼哭,小便色如米泔水或黄浊等症状,相当于西医的消化功能紊乱。其脉象多表现为弦滑、细而滑等。

【脉象辨析】

1. 脉弦滑　多为乳食内积所致。症见伤乳者呕吐乳片,口中有乳酸味,不欲吮乳,腹满胀痛,大便酸臭,或便秘,伤食者则呕吐酸馊食物残渣,腹部胀痛拒按,烦躁哭叫,食欲缺乏或拒食,小便短少色黄或黄浊,或可伴发热,舌质红,苔腻,指纹紫滞。

2. 脉细而滑　多为脾胃虚弱所致。症见面色萎黄,形体消瘦,体倦乏力,夜寐不安,不思乳食,腹满而喜伏卧,大便溏稀,唇舌淡红,苔白腻,指纹淡红。

【中医简易治疗】

(1)车前子6克,泽泻、茯苓、怀山药各5克,甘草3克。每日1剂,水煎分2次服。适用于婴幼儿单纯性消化不良。

(2)姜半夏、黄芩、党参各6克,黄连、陈皮、甘草各3克,大枣9克。1.5岁以下者,剂量减半。每日1剂,水煎分2次服,3日为1个疗程。适用于小儿消化功能紊乱。

（3）炙鳖甲、炒穿山甲（代）、炒鸡内金、麸炒槟榔各15克,砂仁6克,番泻叶2克。上药共研细末,备用。每周岁1次0.3~0.6克,每日2次,以温开水冲后,用小火煮沸,去渣服用。适于积滞,症见久病消化不良,择食,形体消瘦。

（4）制厚朴200克,茯苓、建神曲、炒谷芽、炒麦芽、槟榔各100克,广木香50克,鸡内金60克。兼风寒者,加紫苏叶、姜半夏;兼风热者,加金银花、连翘;兼暑湿者,加藿香、佩兰;兼发热者,加地骨皮;兼口臭者,加生石膏。上药按质分炒（广木香后下）,共研细末,瓶装备用。每日服用3次。1岁以内,每次2克;1~3岁,每次3克;4~7岁,每次5克;7岁以上,每次6~10克。具有消积化滞的功效。适用于积滞。

【自疗要点】

1. 食滞脾胃型 症见伤乳者则呕吐乳片,口中有乳酸味,不欲吮乳,腹满胀痛,大便酸臭,或便秘;伤食者则呕吐酸馊食物残渣,腹部胀痛拒按,烦躁多啼,饮食不振,小便短黄或如米泔,或伴低热,舌红苔腻,指纹紫滞,脉弦滑。治宜消乳化食。

（1）保和丸用于伤食所致积滞证,枳实导滞丸用于积滞较重而化热者,香砂六君丸用于脾虚不运的积滞证,理中丸用于脾胃虚寒的积滞证。

（2）外治可取桃仁、杏仁、栀子各等份,研末,加冰片、樟脑少许混匀,每次15~20克,以鸡蛋清调拌成糊状,干湿适宜,敷于双侧内关穴,用纱布包扎,不宜太紧,待24小时解去,每3日可用1次。适用于积滞较轻者。

（3）玄明粉3克,胡椒粉0.5克。共研细末,置于脐中,外盖油布,胶布固定,每日换药1次,病愈大半则停用。适用于积滞较重者。

（4）神曲、麦芽、山楂各30克,槟榔、生大黄各9克,芒硝20克。上药共研细末,用时以香油调上药敷于中脘、神阙穴,先热敷5分钟,后继续保持24小时,隔日1次,3次为1个疗程。适用于食积腹胀痛者。

(5)鸡内金 30 克,白糖适量。研细末,每服 1~2 克,每日 2 次。

(6)对乳食内积者,推板门,清大肠,揉板门,揉按中脘,揉脐,按揉足三里各 50 次,推七节 50 次,配合捏脊。

2. 食积不化,湿热中阻型 症见脘腹胀痛,胸胁苦闷,面黄恶食,扪手足心及腹部有灼热感,或午后发热,或时寒时热,面部时而潮红,心烦易怒,夜不安寐,夜睡易醒,好翻动蹬被,自汗盗汗,口苦口干,大便臭秽,或时溏时结,或皮肤出现疱疹瘙痒,舌红苔黄腻,指纹紫滞或脉滑数。治宜通导化滞,分消湿热。

(1)中成药与食滞脾胃型相同。

(2)外治自疗与食滞脾胃型相同。

(3)对乳食内积者,推板门,清大肠,揉板门,揉按中脘,揉脐,按揉足三里各 50 次,下推七节 50 次,配合捏脊。

3. 脾虚夹积型 症见面色萎黄,形体瘦弱,困倦无力,夜寐不安,不思乳食,腹满喜伏卧,大便稀糊,唇色淡红,苔白腻,指纹淡红或脉细而滑。治疗原则 健脾化积。

(1)中成药与食滞脾胃型相同。

(2)外治自疗与食滞脾胃型相同。

(3)莲子肉、山药、芡实、神曲、炒麦芽、炒白扁豆、焦山楂各 15 克,粳米 200 克,白糖适量。前 7 味药煮 30 分钟,去渣,再放入粳米熬煮成粥,食用时加白糖即可。

(4)可补脾土,运水入土,下推七节,揉板门,揉中脘,揉外劳宫,揉足三里各 50 次,配合捏脊。

【预防调护】

(1)提倡母乳喂养,乳食宜定时、定量,不宜过饥、过饱,食物的选择易于消化和富有营养。

(2)随年龄及生长发育的需要,逐渐添加各种辅助食品,但要注意由一种到多种,由少到多,由稀到稠,务必使婴、幼儿逐步适应。

（3）饮食、起居有时，不吃零食，纠正偏食，少进肥甘及黏腻食物，更勿乱服滋补之品。

（4）发现有积滞者，应及时查明原因，暂时控制饮食，给予药物调理，积滞好转后，饮食要逐步恢复。

第八节 疳证怎样辨脉诊治

疳证是由于喂养不当，或其他疾病的影响，致使脾胃功能受损，气液耗伤而逐渐形成的一种慢性病症。临床表现以形体消瘦，饮食异常，面黄发枯，精神萎靡或烦躁不安为特征，相当于西医的营养不良。以5岁以下小儿多见，体重低于正常值15％～40％，面色不华，毛发稀疏枯黄。严重者，形体干枯，体重可低于正常值40％以上。饮食异常，大便干稀不调，或有肚腹膨胀等明显脾胃功能失调的表现；并兼见精神不振，或好发脾气，烦躁易怒，或喜揉眉擦眼，或吮指磨牙等。其脉象多表现为细、细数、沉细等。

【脉象辨析】

1. 脉细　多为疳气所致。症见形体消瘦，面色萎黄少华，毛发稀疏，食欲缺乏或消谷善饥，精神欠佳，易发脾气，大便或溏或秘，舌质淡，苔薄白或微黄。

2. 脉细数　多为疳积所致。症见形体消瘦明显，肚腹膨胀，甚则青筋暴露，面色萎黄无华，毛发稀疏如穗，精神不振或易烦躁激动，睡眠不宁，或伴动作异常，食欲缺乏或多食多便，舌质淡，苔薄腻。

3. 脉沉细　多为干疳所致。症见极度消瘦，皮肤干瘪起皱，面呈老人貌，大肉尽脱，皮包骨头，精神萎靡不振，目光毫无色彩，啼哭无力声嘶，毛发干枯，腹凹如舟，杳不思食，大便溏薄或清稀，时有低热，口唇干燥，舌质红嫩，少苔。

【中医简易治疗】

1. 药茶疗法　鲜山楂20克，鲜白萝卜30克，鲜橘皮6克。

上药水煎,加冰糖少量搅匀,代茶饮。适用于积滞伤脾型小儿疳证。

2. 单方验方

(1)牵牛子、槟榔各30克,雄黄10克。上药共研细末,每次3~6克,以白开水送下,每日2次。适用于疳积、便干。

(2)炙龟甲、炙鳖甲、穿山甲(代)各12克,鸡内金6克。将前2味药用醋浸泡1小时后,置于炭火中烧黄,研成细末;穿山甲(代)土炒后,研细末;鸡内金生用,研细末。再共研后过筛,装在有色玻璃瓶内备用。每次服2~3克,每日2次,1剂为1个疗程。适用于小儿疳积。

(3)制白术、炒鸡内金各15克,猪脾脏30克。猪脾脏焙干,与上药共研细末,每次饭后汤水调服1.5~3克。适用于小儿疳积。

【自疗要点】

(1)本病往往合并消化不良、营养不良性贫血、各种微量元素及维生素缺乏。治疗首要科学喂养,强调合理的膳食搭配,配合中药消积导滞、益气健脾,可以改善患儿的畏食、偏食等症状,促进胃肠道对营养物质的消化、吸收和利用。

(2)多种中药(如苍术、黄芪、薏苡仁、砂仁、莪术等)都含有锌、铜、锰、铁等多种人体必需的微量元素,而且调理脾胃的中药通过其促进消化系统的吸收作用,还能促进食物中微量元素的吸收和利用,增强其体内代谢。

(3)针刺四缝穴是传统治疗疳证的外治法,该法可使患儿胃排空时间缩短,胃液酸度与酶活性均提高,可促进食欲,改善消化和吸收功能,纠正贫血,增强机体免疫功能。

【预防调护】

(1)提倡正确的喂养方法,添加辅食要遵循先稀后干、先少后多、先素后荤的原则。饮食宜定时、定量,注意纠正挑食、偏食等不良饮食习惯。

(2)经常到户外活动,多晒太阳,呼吸新鲜空气,增强体质。患有慢性疾病的要积极治疗。

(3)患儿要定期测量体重及身高,并适当控制饮食量,待食欲好转后逐渐增加。

第九节 佝偻病怎样辨脉诊治

佝偻病是指因先天不足或后天调养失当所致,以小儿发育迟缓,骨软变形为主要临床表现的劳病类疾病。该病症相当于西医的维生素D缺乏性佝偻病。该病主要见于婴幼儿,尤其是2岁以下的婴幼儿。主要临床表现有烦躁、夜啼、多汗、肌肉松弛、方颅、囟门迟闭、鸡胸、肋外翻、下肢弯曲等。其脉象多表现为细软无力、细弦、细无力等。

【脉象辨析】

1. 脉细软无力 多为肺脾气虚所致。症见形体虚浮,肌肉松弛,面色少华,食滞纳呆,大便不调,多汗,睡眠不宁,囟门开大,头发稀疏而见枕秃,易反复感冒,舌质淡,苔薄白,指纹紫。

2. 脉细弦 多为脾虚肝旺所致。症见面色少华,多汗,头发稀疏而枕秃,神情萎靡不振,食滞纳呆,坐立行走无力,夜惊啼哭,甚至抽搐,舌质淡,苔薄白,指纹紫。

3. 脉细无力 多为脾肾亏损所致。症见面色苍白无华,头汗淋漓不断,肢软乏力,神情淡漠呆滞,出牙、坐立、行走皆迟缓,囟门不闭,头方大,鸡胸,龟背,或见漏斗胸,肋外翻,下肢弯曲,舌淡苔白,指纹紫暗。

【中医简易治疗】

(1)炙龟甲、骨碎补、潞党参各9克。每日1剂,水煎分2次服。适用于佝偻病。

(2)醋炒鱼骨50克,胎盘末7克,炒鸡蛋壳18克,白糖25克。共研细末,每次服0.5克,每日3次,宜久服。适用于佝偻病。

(3)炒苍术9克,煅海螺壳、煅龙骨各30克、北五味子3克。上药共研细末,每次服1.5克,每日3次,宜久服。适用于佝偻病。

(4)煅龙骨、煅牡蛎各50克,制苍术15克,北五味子5克。上药共研细末,每次0.5克,加白糖适量或温开水冲服,每日3次,连服15~90日。适用于佝偻病。

【自疗要点】

1. 肺脾气虚型 症见形体虚胖,肌肉松软,纳谷不香,大便不实,发稀枕秃等脾虚症候;或多汗,容易反复感冒等肺虚之象;脾虚及肝可见夜惊、烦躁等非特异性神经精神症状;脾虚及肾伴有轻度骨骼改变。舌质淡苔薄白,脉软无力。治宜健脾益气,补肺固表。

(1)中成药,可选用龙牡壮骨颗粒,以肺虚为主者也可选用玉屏风颗粒。

(2)鸡蛋壳研末,炒至微黄,每次0.5克,每日2~3次,冲服;苍术每次6~9克,煎汤,代茶饮。适用于该病苔白厚腻者。

(3)取八卦、四横纹、清胃、天河水推拿疗法,次数视病情而定。

2. 脾虚肝旺型 症可见头部多汗,纳呆食少,发稀枕秃等脾虚之象;夜啼不宁,易惊多惕,甚则抽搐等肝旺证;脾虚及肾伴有囟门迟闭,牙延迟,坐立行走无力,舌淡苔薄,脉细弦。治宜健脾助运,平肝息风。

(1)中成药可选用逍遥丸口服。

(2)可推上三关90次,补肝经、肾经各150次,运内八卦50次,揉三阴交90次,揉四神聪90次。每日1次,共1个月。

3. 肾精亏损型 活动期及恢复期可见中度骨骼改变体征,如头颅方大,肋软骨沟,肋串珠,鸡胸,漏斗胸,手镯,足镯,O形或X形腿,出牙、坐立、行走迟缓,舌质淡,苔少,脉细无力。治宜补肾填精,佐以健脾。

(1)中成药可选用六味地黄丸、龟鹿二仙膏或左归丸;肾精亏虚伴气血不足者,也可选用强骨生血口服液、天劲口服液。

（2）推拿可取二马、补脾、平肝、天河水，连续2周后配合口服药物。

【预防调护】

（1）加强孕期保健，孕妇要有适当的户外活动，怀孕28周后可适当投用维生素 D_3 和钙剂。

（2）加强婴儿调护，提倡母乳喂养，及时添加辅食，多晒太阳，增强体质，早期补充维生素 D_3。

（3）注意补充牛奶、鱼、虾皮、骨头等含钙量较高的食物，不养成挑食偏食的习惯。

（4）提倡儿童定期到医院进行体格检查，以期早期发现佝偻病，及早治疗。

（5）患儿不要久坐久站，不系过紧的裤带，提倡穿背带裤，防止或减轻骨骼畸形。

（6）每日适当进行户外活动，直接接受日光照射，同时防止受凉。

第十节　小儿遗尿怎样辨脉诊治

小儿5周岁以后睡中小便自遗、醒后方觉得不随意排尿，称为遗尿。其病因多为下元虚寒、肺脾气虚、肝经湿热，从而导致膀胱失约所致。临床主要表现为睡眠较深，不易唤醒，每夜或隔数日发生尿床，甚则一夜尿床数次。其脉象多表现为沉无力、沉细无力、弦数等。

【脉象辨析】

1. 脉沉无力　多为下元虚寒所致。症见睡中遗尿，醒后方觉，每晚尿床1次以上，小便清长，神疲乏力，面色苍白，肢凉怕冷，下肢乏力，腰酸腿软，倦卧而睡，舌质较淡，苔薄白。

2. 脉沉细无力　多为肺脾气虚所致。症见睡中遗尿，白天尿频，常患感冒，咳嗽屡作，气短自汗，面白少华，四肢乏力，食欲缺乏,大便溏薄,舌质淡,苔薄白。

3. 脉弦数 多为肝经湿热所致。症见睡眠时小便自遗,尿黄量少,性情急躁易怒,夜梦纷纭无序,或夜间龂齿,手足心热,面赤唇红,口渴饮水,甚或目睛红赤,舌质红,苔黄。

【中医简易治疗】

1. 药食疗法 党参、芡实各5克,怀山药、炒白扁豆各15克,猪瘦肉适量。同煲熟后食用,每日1剂,连用数日。适用于小儿遗尿。

2. 中药贴敷疗法 北五味子25克,肉桂5克,硫黄15克。上药共研细末,加米醋适量调匀,于每晚睡前1小时用75%乙醇先消毒、清洗脐部,然后取调好的药糊,敷贴于患儿脐部中央,外以纱布覆盖,胶布固定。次日去除贴药,一般贴敷3次为1个疗程。适用于小儿遗尿,证属肺脾肾气虚。

3. 单方验方

(1)炙麻黄、北五味子、益智仁各10克。用清水适量浸泡上药30分钟,再煎煮30分钟,每剂煎2次,将次煎出的药液混合搅匀后分2次温服,每日1剂。适用于小儿遗尿。

(2)炒益智仁12克,炙麻黄、石菖蒲各9克,桑螵蛸15克。上药水煎分2次服。6～9岁,每日1/2～2/3剂;9～14岁,每日2/3～1剂。适用于小儿遗尿。

【自疗要点】

(1)本病以肾虚肝亢型多见,其发病机制为阴阳失调,用生地黄、熟地黄、牡丹皮、茯苓、泽泻、山茱萸、阴地蕨、叶下珠、炙远志、龟甲(先煎)、合欢皮、石菖蒲、白芍等药物。

(2)耳穴压豆自疗是较为有效的外治法之一,可促进患儿大脑皮质的觉醒兴奋,调整皮质抑制和兴奋功能的平衡,从而改善皮质功能活动。

【预防调护】

(1)避免早产、难产、窒息。注意防止脑外伤、中毒及中枢感染。

(2)保证患儿有规律性的生活,培养良好的生活习惯。

(3)对患儿的学习进行耐心训练与帮助,不责骂或体罚。稍有进步,给予表扬、鼓励。

(4)保证患儿营养,补充蛋白质、水果及新鲜蔬菜。

(5)孕妇在妊娠期间应保持心情愉快,饮食清淡富有营养;避免七情刺激,戒烟酒、慎服药;定期做产前检查,及时纠正胎位,减少新生儿大脑受损的机会。

第十一节　小儿蛔虫病怎样辨脉诊治

蛔虫病是由蛔虫寄生于人体小肠内引起的疾病,是小儿常见的肠道寄生虫病。临床表现以脐周疼痛,时作时止,大便下虫或粪便有蛔卵为特征。该病症相当于西医的蛔虫病。本病的发生是由于吞入蛔虫虫卵,在小肠内发育成虫,虫踞于肠内,劫取精微,扰乱气机而形成蛔虫证;甚则钻孔、结团,形成蛔厥、虫瘕之重证。其脉象多表现为滑、弦、滑数、弦数等。

【脉象辨析】

1. 脉滑或弦　多为蛔虫证所致。症见轻者偶有绕脐腹痛,食欲缺乏,重者脐腹部疼痛,时作时止,恶心、呕吐,或吐清涎,或吐蛔虫,食欲缺乏,或畏食,或嗜食泥土、茶叶、木炭等异物。精神烦躁,睡眠欠安,爱挖鼻孔、咬衣角等不正常动作,虫积日久,可见面色萎黄,精神萎靡不振,大便不调,腹胀不适,青筋暴露,四肢瘦弱,形成蛔疳,舌尖红赤,舌面常见花斑,苔薄腻或花剥。

2. 脉滑数或弦数

(1)多为蛔厥证所致。症见蛔虫病的一般症状,突然出现腹部剧烈疼痛,以胃脘及右胁下痛为主,时作时止,严重者可持续较久,痛时弯腰屈背,辗转不安,大汗淋出,恶心呕吐,吐出胆汁或蛔虫,或有发热,畏寒,甚至出现黄疸,舌质淡红,苔黄腻。

(2)多为虫瘕证所致。症见蛔虫病的症状,突然出现阵发性剧烈腹痛、腹胀、频繁呕吐,或吐出蛔虫,大便不通,腹部包块大小不等,部位不定,呈条索状或团状,按之可活动,重者腹部发硬,常有压痛,或伴肠鸣,舌质淡或淡红,苔白或黄腻。

【中医简易治疗】

(1)大葱(切碎)30克,植物油15克。锅置火上,加油,用急火炒(不加水与食盐),每日清晨小儿空腹1次服完,连服3日,服后2小时再予进食。适用于小儿蛔虫病。

(2)乌梅30克,川椒、槟榔各18克。水煎成200毫升,顿服,每日1~2剂。适用于胆道蛔虫病。

(3)茵陈、乌梅、苦楝皮各30克,槟榔15克。每日1剂,水煎分2次服。适用于胆道蛔虫病。

(4)茵陈20克,乌梅12克,细辛3克,生大黄(后下)6克。每日1剂,水煎取汁分2~3次服。该方药量为7~10岁小儿用药剂量,可根据年龄酌以增减。适用于小儿胆道蛔虫病所致的蛔厥急症。

【自疗要点】

1. 中成药自疗

(1)虫积型:症见腹痛,食欲减退,腹胀恶心,大便不化等。治宜驱虫消积导滞。采用中成药可服用磨积散、肥儿丸、乌梅安蛔丸、化虫丸等。

(2)虫疳型:症见长期食欲缺乏,时时腹泻,面黄白无华,毛发枯槁,形体消瘦,精神不振,手足心热,烦躁不安,甚则心悸气短,肢体水肿,舌淡少苔,脉细弱。治宜补气养血,健脾益胃,佐以杀虫。可口服补血杀虫敏丸、人参启脾丸、人参健脾丸等。可采用使君子仁驱蛔虫,以小火炒黄后嚼服,每日每岁2~3粒,早晨空腹服用,连用2~3日。

2. 单验方

(1)槟榔10克,炒莱菔子10克,陈皮10克,白糖适量。槟榔、莱菔子水煎 30 分钟,去渣,加入白糖,搅匀即可服用。

(2)青梅 30 克洗净,放入瓷杯中,加入黄酒 100 毫升,将瓷杯放入蒸笼,蒸 20 分钟即可服用。

3. 药食自疗

(1)鸡内金 6 克,陈皮 3 克,砂仁 1.5 克,净粳米 30 克,白糖适量。鸡内金、陈皮、砂仁共研细末,与粳米加水煮粥,待粥熟后加入适量白糖搅匀即可。

(2)大枣 10 枚,粳米 100 克,冰糖少许。加水煮粥食用。

(3)人参末 3 克,粳米 100 克,冰糖适量。煮粥至熟,加入冰糖调匀即可。

【预防调护】

(1)深入开展爱国卫生运动,采取切实有效的防治措施,是预防肠道寄生虫病感染的关键。应积极做好粪便的无害化管理,改正不良的生产和生活习惯。

(2)注意个人卫生,剪短指甲,饭前便后洗手,勤洗澡,勤换内衣,并教育儿童不要吮吸手指。

(3)注意饮食卫生,禁食未煮熟的猪肉和牛肉及其制品如香肠、火腿等。

(4)生食蔬菜瓜果一定要洗净。

(5)切生熟菜的刀和菜板应分开平,避免污染。

第十二节 小儿疰夏怎样辨脉诊治

小儿疰夏是指小儿形气未充,入夏以后,不能适应外界炎热气候而引起。临床以夏季长期发热、口渴、多尿、无汗或少汗为主要表现的幼儿时行热性病。西医称该病为小儿夏季热。本病多见于我国南方地区夏季时节,6 个月至 2 岁的体弱儿童及弱智儿,发病率随气温升高而增加。发热随气温降低或阴凉环境下能自行缓解。其脉象多表现为数、细数无力等。

【脉象辨析】

1. 脉数 多为暑伤肺胃所致。症见发热持续不退,热势多于午后升高,或稽留不退,气候愈热发热愈高,口渴引饮,头额较热,皮肤干燥灼热,无汗或少汗,小便频数而清长,精神烦躁,口唇干燥,舌质红,苔薄黄。

2. 脉细数无力 多为上盛下虚所致。症见精神萎靡不振或虚烦不安,面色苍白,下肢清冷,食欲缺乏,小便清长,频数无度,大便稀溏,身热不退,朝盛暮衰,口渴多饮,舌质淡,苔黄。

【中医简易治疗】

1. 药茶疗法 鲜盘龙参、地骨皮、鲜竹叶卷心各15克,鲜荷叶30克。上药煎2次合约1杯,待凉后加入适量蜂蜜,甜味以适口为度,即可多次分服或不定时当茶水饮用,每日1剂。适用于治疗小儿疰夏。

2. 单方验方

(1)鲜冬瓜60克,蝉蜕10克,生石膏20克,白糖少许。以上3味药放于陶瓷碗内,置于炊锅上蒸熟,取汁,加白糖,1日数次服完,7日为1个疗程。适用于小儿疰夏。

(2)地骨皮、墨旱莲各12克,牡丹皮6克,白薇9克,青蒿3克,阴地蕨(独脚金鸡)6克。上药加水2碗,煎存1碗,不拘时间,随时饮服。适用于小儿疰夏。

(3)鲜金银花、鲜荷叶各15克,淡竹叶、连翘、北沙参各9克,蝉蜕、鲜芦根各6克。每日1剂,水煎分2次服。具有清暑益气,辛凉清透的功效。适用于小儿疰夏初期。

【自疗要点】

(1)夏季热多见于婴幼儿,食疗有一定的作用,如西瓜能清热解暑,有"天然白虎汤"之美誉。

(2)黄瓜、白萝卜、荸荠、百合等,既是风味食物,又是治病良药。

(3)病久体虚者,可选配鸭肉、海参、蟹肉等血肉有情之品,清暑补益并施,使婴幼儿食之有味。

【预防调护】

(1)居室保持清洁凉爽。使用风扇或空调时,风力要柔和适度,避免受凉。

(2)饮食宜清淡,富有营养。

(3)注意小儿体温变化,常用温水洗浴,可帮助发汗降温。

(4)诊断小儿夏季热要慎重,必要时应排除肺结核、泌尿道感染、肠伤寒等疾病,以免贻误病情。

附 录

一、李时珍《濒湖脉学》

(一)七言脉诀

1. 浮(阳) 浮脉举之有余,按之不足(《脉经》)。如微风吹鸟背上毛,厌厌聂聂(轻泛貌),如循榆荚(《素问》),如水漂木(崔氏),如捻葱叶(黎氏)。

浮脉法天,有轻清在上之象,在卦为乾,在时为秋,在人为肺,又谓之毛。太过则中坚旁虚,如循鸡羽,病在外也。不及则气来毛微,病在中也。《脉诀》言:寻之如太过,乃浮兼洪紧之象,非浮脉也。

体状诗:浮脉惟从肉上行,如循榆荚似毛轻。
三秋得令知无恙,久病逢之却可惊。

相类诗:浮如木在水中浮,浮大中空乃是芤。
拍拍而浮是洪脉,来时虽盛去悠悠。
浮脉轻平似捻葱,虚来迟大豁然空。
浮而柔细方为濡,散似杨花无定踪。

浮而有力为洪,浮而迟大为虚,虚甚为散,浮而无力为芤,浮而柔细为濡。

主病诗:浮脉为阳表病居,迟风数热紧寒拘。
浮而有力多风热,无力而浮是血虚。

浮脉主表,有力表实,无力表虚,浮迟中风,浮数风热,浮紧风寒,浮缓风湿,浮虚伤暑,浮芤失血,浮洪虚热,浮散劳极。

2. 沉(阴) 沉脉重手按至筋骨乃得(《脉经》)。如绵裹砂,内刚外柔(杨氏)。如石投水,必极其底。

沉脉法地,有渊泉在下之象,在卦为坎,在时为冬,在人为肾。又谓之石,亦曰营。太过则如弹石,按之益坚,病在外也。不及则气来虚数,去如数者,病在中也。《脉诀》言:缓度三关,状如烂绵者,非也。沉有缓数及各部之沉,烂绵乃弱脉,非沉也。

体状诗:水行润下脉来沉,筋骨之间软滑匀。
　　　　女人寸兮男人尺,四时如此号为平。
相类诗:沉帮筋骨自调匀,伏则推筋着骨寻。
　　　　沉细如绵真弱脉,弦长实大是牢形。
主病诗:沉潜水蓄阴经病,数热迟寒滑有痰。
　　　　无力而沉虚与气,沉而有力积并寒。
　　　　寸沉痰郁水停胸,关主中寒痛不通。
　　　　尺部浊遗并泻痢,肾虚腰及下元痛。

沉脉主里,有力里实,无力里虚。沉则为气,又主水蓄,沉迟痼冷,沉数内热,沉滑痰食,沉涩气郁,沉弱寒热,沉缓寒湿,沉紧冷痛,沉牢冷积。

3. 迟(阴) 迟脉一息三至,去来极慢(《脉经》)。

迟为阳不胜阴,故脉来不及。《脉诀》言:重手乃得,是有沉无浮。一息三至,甚为易见。而曰隐隐、曰状且难,是涩脉矣,其谬可知。

体状诗:迟来一息至惟三,阳不胜阴气血寒。
　　　　但把浮沉分表里,消阴须益火之原。
相类诗:脉来三至号为迟,小驶于迟作缓持。
　　　　迟细而难知是涩,浮而迟大以虚推。

三至为迟,有力为缓,无力为涩,有止为结,迟甚为败,浮大而软为虚。黎氏曰:迟小而实,缓大而慢;迟为阴盛阳衰,缓为卫盛营弱,宜别之。

主病诗:迟司脏病或多痰,沉痼癥瘕仔细看。
有力而迟为冷痛,迟而无力定虚寒。
寸迟必是上焦寒,关主中寒痛不堪。
尺是肾虚腰脚重,溲便不禁疝牵丸。

迟脉主脏,有力冷痛,无力虚寒。浮迟表寒,沉迟里寒。

4. 数(阳)　数脉一息六至(《脉经》)。脉流而薄疾(《素问》)。

数为阴不胜阳,故脉来太过。浮、沉、迟、数,脉之纲领。《素问》《脉经》皆为正脉。《脉诀》立七表、八里,而遗数脉,止诩于心脏,其妄甚矣。

体状诗:数脉息间常六至,阴微阳盛必狂烦。
浮沉表里分虚实,唯有儿童作吉看。

相类诗:数比平人多一至,紧来如索似弹绳。
数而时止名为促,数见关中动脉形。

数而弦急为紧,流利为滑,数而有止为促,数甚为疾,数见关中为动。

主病诗:数脉为阳热可知,只将君相火来医。
实宜凉泻虚温补,肺病秋深却畏之。
寸数咽喉口舌疮,吐红咳嗽肺生疡。
当关胃火并肝火,尺属滋阴降火汤。

数脉主腑,有力实火,无力虚火。浮数表热,沉数里热,气口数实肺痈,数虚肺痿。

5. 滑(阳中阴)　滑脉往来前却,流利展转,替替然如珠之应指(《脉经》)。漉漉如欲脱。

滑为阴气有余,故脉来流利展转。脉者,血之府也。血盛则脉滑,故肾脉宜之;气盛则脉涩,故肺脉宜之。《脉诀》云:按之即伏,三关如珠,不进不退,是不分浮滑、沉滑、尺之滑也,今正之。

体状相类诗:滑脉如珠替替然,往来流利却还前。

　　　　　　莫替滑数为同类,数脉惟看至数间。
滑则如珠,数则六至。
主病诗:滑脉为阳元气衰,痰生百病食生灾。
　　　　　上为吐逆下蓄血,女脉调时定有胎。
　　　　　寸滑膈痰生呕吐,吞酸舌强或咳嗽。
　　　　　当关宿食肝脾热,泻痢癞淋看尺部。

滑主痰饮,浮滑风痰,沉滑实痰,滑数痰火,滑短宿食。《脉诀》言:关滑胃寒,尺滑脐似水,与《脉经》言关滑热,尺滑血蓄,妇人经病之旨相反,其谬如此。

6. 涩(阴)　涩脉细而迟,往来难,短且散,或一止复来(《脉经》)。参伍不调《素问》。如轻刀刮竹《脉诀》。如雨沾沙《通真子》。如病蚕食叶。

涩为阳气有余,气盛则血少,故脉来寒滞,而肺宜之。《脉诀》言:指下寻之似有,举之全无。与《脉经》所云,绝不相干。
体状诗:细迟短涩往来难,散止依稀应指间。
　　　　　如雨沾沙容易散,病蚕食叶慢而艰。
相类诗:参伍不调名曰涩,轻刀刮竹短而难。
　　　　　微似秒芒微软甚,浮沉不别有无间。
主病诗:涩缘血少或伤精,反胃亡阳汗雨淋。
　　　　　寒湿入营为血痹,女人非孕即无经。
　　　　　寸涩心虚痛对胸,胃虚胁胀察关中。
　　　　　尺为精血俱伤候,肠结溲淋或下红。

涩主血少精伤之病,女人有孕为胎病,无孕为败血。杜光庭云:涩脉独见尺中,形散同代,为死脉。

7. 虚(阴)　虚脉迟大而软,按之无力,隐指豁豁然空(《脉经》)。

崔紫虚云:形大力薄,其虚可知。《脉诀》言:寻之不足,举之有余。止言浮脉,不见虚状。杨仁斋言:状似柳絮,散漫而迟。滑氏言:散大而软,皆是散脉,非虚也。

体状相类诗:举之迟大按之松,脉状无涯类谷空。
　　　　　　莫把芤虚为一例,芤来浮大似慈葱。

虚脉浮大而迟,按之无力。芤脉浮大,按之中空,芤为脱血。虚为血虚,浮散二脉见浮脉。

主病诗:脉虚身热为伤暑,自汗怔忡惊悸多。
　　　　发热阴虚须早治,养营益气莫蹉跎。
　　　　血不荣心寸口虚,关中腹胀食难舒。
　　　　骨蒸痿痹伤精血,却在神门两部居。

《经》曰:血虚脉虚。气来虚微为不及,病在内。久病脉虚者死。

8. 实(阳)　实脉浮沉皆得,脉大而长微弦,应指愊愊然(《脉经》)。

愊愊,坚实貌。《脉诀》言:如绳应指来,乃紧脉也,非实脉也。

体状诗:浮沉皆得大而长,应指无虚愊愊强。
　　　　热蕴三焦成壮火,通肠发汗始安康。

相类诗:实脉浮沉有力强,紧如弹索转无常。
　　　　须知牢脉帮筋骨,实大微弦更带长。

主病诗:实脉为阳火郁成,发狂谵语吐频频。
　　　　或为阳毒或伤食,大便不通或气疼。
　　　　寸实应知面热风,咽疼舌强气填胸。
　　　　当关脾热中宫满,尺实腰肠痛不通。

《经》曰:血实脉实。脉实者,水谷为病。气来实强是谓太过。《脉诀》言:尺实小便不禁,与《脉经》尺实小腹痛、小便难之说相反。洁古不知其谬,诀为虚寒,药用姜附,愈误矣。

9. 长(阳)　长脉不大不小,迢迢自若(朱氏)。如循长竿末梢为平;如引绳,如循长竿,为病(《素问》)。

长有三部之长,一部之长,在时为春,在人为肝;心脉长,神强气壮；肾脉长，蒂固根深。《经》曰：长则气治，皆言平脉也。

体状相类诗：过于本位脉名长，弦则非然但满张。

　　　　　　　弦脉与长争较远，良工尺度自能量。

实、牢、弦、紧皆兼长脉。

主病诗：长脉迢迢大小匀，反常为病似牵绳。

　　　　　若非阳毒癫痫病，即是阳明热势深。

长主有余之病。

10. 短（阴）　短脉不及本位（《脉诀》）。应指而回，不能满部（《脉经》）。

戴同父云：短脉只见尺寸，若关中见短，上不通寸，下不通尺，是阴阳绝脉，必死矣。故关不诊短。黎居士云：长短未有定体，诸脉举按之，过于本位者为长，不及本位者为短。长脉属肝宜于春，短脉属肺宜于秋。但诊肝肺，长短自见。短脉两头无，中间有，不及本位，乃气不足以前导其血也。

体状相类诗：两头缩缩名为短，涩短迟迟细且难。

　　　　　　　短涩而浮秋喜见，三春为贼有邪干。

主病诗：短脉惟于尺寸寻，短而滑数酒伤神。

　　　　　浮为血涩沉为痞，寸主头疼尺腹疼。

《经》曰：短则气病，短主不及之病。

11. 洪（阳）　洪脉指下极大（《脉经》）。来盛去衰（《素问》）。来大去长（《通真子》）。

洪脉在卦为离，在时为夏，在人为心。《素问》谓之大，亦曰钩。滑氏曰：来盛去衰，如钩之曲，上而复下。应血脉来去之象，像万物敷布下垂之状。詹炎举言如环珠者，非。《脉诀》云：季夏宜之，秋季、冬季，发汗通阳，俱非洪脉所宜，盖谬也。

体状诗：脉来洪盛去还衰，满指滔滔应夏时。

　　　　　若在春秋冬月分，升阳散火莫狐疑。

相类诗：洪脉来时拍拍然，去衰来盛似波澜。

附 录

　　　　欲知实脉参差处,举按弦长幅幅坚。

洪而有力为实,实而无力为洪。

主病诗:脉洪阳盛血应虚,相火炎炎热病居。
　　　　胀满胃翻须早治,阴虚泻痢可踌躇。
　　　　寸洪心火上焦炎,肺脉洪时金不堪。
　　　　肝火胃虚关内察,肾虚阴火尺中看。

洪主阳盛阴虚之病,泻痢、失血、久嗽者忌之。《经》曰:形瘦脉大多气者死。脉大则病进。

12. 微(阴)　微脉极细而软,按之如欲绝,若有若无(《脉经》)。细而稍长(戴氏)。

《素问》曰:气血微则脉微。

体状相类诗:微脉轻微瀌瀌乎,按之欲绝有如无。
　　　　　　微为阳弱细阴弱,细比于微略较粗。

轻诊即见,重按如欲绝者,微也。往来如线而常有者,细也。仲景曰:脉瀌瀌如羹上肥者,阳气微;萦萦如蚕丝细者,阴气衰;长病得之死,卒病得之生。

主病诗:气血微兮脉亦微,恶寒发热汗淋漓。
　　　　男为劳极诸虚候,女作崩中带下医。
　　　　寸微气促或心惊,关脉微时胀满形。
　　　　尺部见之精血弱,恶寒消瘅痛呻吟。

微主久虚血弱之病,阳微恶寒,阴微发热。《脉诀》云:崩中日久肝阴竭,漏下多时骨髓枯。

13. 紧(阳)　紧脉来往有力,左右弹人手(《素问》)。如转索无常(仲景)。数如切绳(《脉经》)。如纫箄线(丹溪)。

紧乃热为寒束之脉,故急数如此,要有神气。《素问》谓之急。《脉诀》言:寥寥入尺来。崔氏言:如线,皆非紧状。或以浮紧为弦,沉紧为牢,亦近似耳。

体状诗:举如转索切如绳,脉象因之得紧名。

总是寒邪来做寇,内为腹痛外身疼。

相类诗:见弦、实脉。

主病诗:紧为诸痛主于寒,喘咳风痫吐冷痰。

　　　　浮紧表寒须发越,沉紧温散自然安。

　　　　寸紧人迎气口分,当关心腹痛沉沉。

　　　　尺中有紧为阴冷,定是奔豚与疝疼。

诸紧为寒为痛,人迎紧盛伤于寒,气口紧盛伤于食,尺紧痛居其腹。中恶浮紧,咳嗽沉紧,皆主死。

14. 缓(阴) 缓脉去来小快于迟(《脉经》)。一息四至(戴氏)。如丝在经,不卷其轴,应指和缓,往来甚匀(张太素)。如初春杨柳舞风之象(杨玄操)。如微风轻飐柳梢(滑伯仁)。

缓脉在卦为坤,在时为四季,在人为脾。阳寸、阴尺,上下同等,浮大而软,无有偏胜者,平脉也。若非其时,即为有病。缓而和匀,不浮、不沉、不疾、不徐、不微、不弱者,即为胃气。故杜光庭云:欲知死期何以取古贤推定五般土。阳土须知不遇阴,阴土遇阴当细数。详《玉函经》。

体状诗:缓脉阿阿四至通,柳梢袅袅飐轻风。

　　　　欲从脉里求神气,只在从容和缓中。

相类诗:见迟脉。

主病诗:缓脉营衰卫有余,或风或湿或脾虚。

　　　　上为项强下痿痹,分别浮沉大小区。

　　　　寸缓风邪项背拘,关为风眩胃家虚。

　　　　神门濡泄或风秘,或是蹒跚足力迂。

浮缓为风,沉缓为湿,缓大风虚,缓细湿痹,缓涩脾薄,缓弱气虚。《脉诀》言:缓主脾热口臭、反胃、齿痛、梦鬼诸病。出自杜撰,与缓无关。

15. 芤(阳中阴) 芤脉浮大而软,按之中央空,两边实(《脉经》)。中空外实,状如慈葱。

芤,慈葱也。《素问》无芤名。刘三点云:芤脉何似绝类慈葱,指下成窟,有边无中。戴同父云:营行脉中,脉以血为形,芤脉中空,脱血之象也。《脉经》云:三部脉芤,长病得之生,卒病得之死。《脉诀》言:两头有,中间无,是脉断截矣。又言:主淋漓、气入小肠。与失血之候相反,误世不小。

体状诗:芤形浮大软如葱,边实须知内已空。
　　　　火犯阳经血上溢,热侵阴络下流红。
相类诗:中空旁实乃为芤,浮大而迟虚脉呼。
　　　　芤更带弦名曰革,芤为失血革血虚。
主病诗:寸芤积血在于胸,关里逢芤肠胃痈。
　　　　尺部见之多下血,赤淋红痢漏崩中。

16. 弦(阳中阴)　弦脉端直以长(《素问》)。如张弓弦(《脉经》)。按之不移,绰绰如按琴瑟弦(巢氏)。状若筝弦(《脉诀》)。从中直过,挺然指下(《刊误》)。

弦脉在卦为震,在时为春,在人为肝。轻虚以滑者平,实滑如循长竿者病,劲急如新张弓弦者死。池氏曰:弦紧而数劲为太过,弦紧而细为不及。戴同父曰:弦而软,其病轻;弦而硬,其病重。《脉诀》言:时时带数,又言脉紧状绳牵。皆非弦象,今削之。

体状诗:弦脉迢迢端直长,肝经木王土应伤。
　　　　怒气满胸常欲叫,翳蒙瞳子泪淋浪。
相类诗:弦来端直似丝弦,紧则如绳左右弹。
　　　　紧言其力弦言象,牢脉弦长沉伏间(又见长脉)。
主病诗:弦应东方肝胆经,痰饮寒热疟缠身。
　　　　浮沉迟数须分别,大小单双有重轻。
　　　　寸弦头痛膈多痰,寒热癥瘕察左关。
　　　　关右胃寒心腹痛,尺中阴疝脚拘挛。

弦为木盛之病。浮弦支饮外溢,沉弦悬饮内痛。疟脉自弦,弦数多热,弦迟多寒。弦大主虚,弦细拘急。阳弦头痛,阴弦腹痛。

单弦饮癖,双弦寒痼。若不食者,木来克土,必难治。

17. 革(阴) 革脉弦而芤(仲景)。如按鼓皮(丹溪)。

仲景曰:弦则为寒,芤则为虚,虚寒相搏,此名曰革。男人亡血失精,妇人半产漏下。《脉经》曰:三部脉革,长病得之死,卒病得之生。

时珍曰:此即芤弦二脉相合,故均主失血之候。诸家脉书,皆以为牢脉,故或有革无牢,有牢无革,混淆不辨。不知革浮牢沉,革虚牢实,形证皆异也。又按:《甲乙经》曰:浑浑革革,至如涌泉,病进而危;弊弊绰绰,其去如弦绝者死。谓脉来浑浊革变,急如涌泉,出而不反也。王贶以为溢脉,与此不同。

体状主病诗:革脉形如按鼓皮,芤弦相合脉寒虚。
　　　　　　女人半产并崩漏,男人营虚或梦遗。

相类诗:见芤、牢脉。

18. 牢(阴中阳) 牢脉似沉似伏,实大而长,微弦(《脉经》)。

扁鹊曰:牢而长者,肝也。仲景:寒则牢坚,有牢固之象。沈氏曰:似沉似伏,牢之位也;实大弦长,牢之体也。《脉诀》不言形状,但云寻之则无,按之则有。云脉入皮肤辨患难,又以牢为死脉,皆孟浪谬误。

体状相类诗:弦长实大脉牢坚,牢位常居沉伏间。
　　　　　　　革脉芤弦自浮起,革虚牢实要详看。

主病诗:寒则牢坚里有余,腹心寒痛木乘脾。
　　　　　疝㿗癥瘕何愁也,失血阴虚却忌之。

牢主寒实之病,木实则为痛。扁鹊云:软为虚,牢为实。失血者,脉宜沉细,反浮大而牢者死,虚病见实脉也。《脉诀》言:骨间疼痛,气居于表。池氏以为肾传于脾,皆谬妄不经。

19. 濡(阴) 濡脉极软而浮细,如帛在水中,轻手相得,按之无有(《脉经》),如水上浮沤。

帛浮水中,重手按之,随手而没之象。《脉诀》言:按之似有举还无,是微脉,非濡也。

体状诗:濡形浮细按须轻,水面浮绵力不禁。
　　　　　病后产中犹有药,平人若见是无根。

相类诗:浮而柔细知为濡,沉细而柔作弱持。
　　　　　微则浮微如欲绝,细来沉细近于微。

浮细如绵曰濡,沉细如绵曰弱,浮而极细如绝曰微,沉而极细不断曰细。

主病诗:濡为亡血阴虚病,髓海丹田暗已亏。
　　　　　汗雨夜来蒸入骨,血山崩倒湿侵脾。
　　　　　寸濡阳微自汗多,关中其奈气虚何。
　　　　　尺伤精血虚寒甚,温补真阴可起疴。

濡主血虚之病,又为伤湿。

20. 弱(阴)　弱脉极软而沉细,按之乃得,举手无有(《脉经》)。

弱乃濡之沉者。《脉诀》言:轻手乃得。黎氏譬如浮沤,皆是濡脉,非弱也。《素问》曰:脉弱以滑,是有胃气。脉弱以涩,是谓久病。病后老弱见之顺,平人少年见之逆。

体状诗:弱来无力按之柔,柔细而沉不见浮。
　　　　　阳陷入阴精血弱,白头犹可少年愁。

相类诗:见濡脉。

主病诗:弱脉阴虚阳气衰,恶寒发热骨筋痿。
　　　　　多惊多汗精神减,益气调营急早医。
　　　　　寸弱阳虚病可知,关为胃弱与脾衰。
　　　　　欲求阳陷阴虚病,须把神门两部推。

弱主气虚之病。仲景曰:阳陷入阴,故恶寒发热。又云:弱主筋,沉主骨,阳浮阴弱,血虚筋急。柳氏曰:气虚则脉弱,寸弱阳虚,尺弱阴虚,关弱胃虚。

21. 散(阴)　散脉大而散,有表无里(《脉经》)。涣漫不收(崔氏)。无统纪,无拘束,至数不齐,或来多去少,或去多来少,涣散不收,如杨花散漫之象(柳氏)。

戴同父曰:心脉浮大而散,肺脉短涩而散,平脉也。心脉软散怔忡;肺脉软散,汗出;肝脉软散,溢饮;脾脉软散,胻肿,病脉也;肾脉软散,诸病脉代散,死脉也。《难经》曰:散脉独见则危。柳氏曰:散为气血俱虚,根本脱离之脉,产妇得之生,孕妇得之堕。

体状诗:散似杨花散漫飞,去来无定至难齐。
　　　　产为生兆胎为堕,久病逢之不必医。

相类诗:散脉无拘散漫然,濡来浮细水中绵。
　　　　浮而迟大为虚脉,芤脉中空有两边。

主病诗:左寸怔忡右寸汗,溢饮左关应软散。
　　　　右关软散胻肘肿,散居两尺魂应断。

22. 细(阴) 细脉小于微而常有,细直而软,如丝线之应指(《脉经》)。

《素问》谓之小。王启玄言如莠蓬,状其柔细也。《脉诀》言:往来极微,是微反大于细矣,与《经》相悖。

体状诗:细来累累细如丝,应指沉沉无绝期。
　　　　春夏少年俱不利,秋冬老弱却相宜。

相类诗:见微、濡脉。

主病诗:细脉萦萦血气衰,诸虚劳损七情乖。
　　　　若非湿气侵腰肾,即是伤精汗泄来。
　　　　寸细应知呕吐频,入关腹胀胃虚形。
　　　　尺逢定是丹田冷,泻痢遗精号脱阴。

《脉经》曰:细为血少气衰。有此证则顺,否则逆。故吐衄得沉细者生。忧劳过度者,脉亦细。

23. 伏(阴) 伏脉重按着骨,指下裁动(《脉经》)。脉行筋下(《刊误》)。

《脉诀》言:寻之似有,定息全无,殊为舛谬。

体状诗：伏脉推筋着骨寻,指间裁动隐然深。
　　　　伤寒欲汗阳将解,厥逆脐疼证属阴。
相类诗：见沉脉。
主病诗：伏为霍乱吐频频,腹痛多缘宿食停。
　　　　蓄饮老痰成积聚,散寒温里莫因循。
　　　　食郁胸中双寸伏,欲吐不吐常元元。
　　　　当关腹痛困沉沉,关后疝疼还破腹。

伤寒,一手脉伏曰单伏,两手脉伏曰双伏,不可以阳证见阴为诊。乃火邪内郁,不得发越,阳极似阴,故脉伏,必有大汗而解。正如久旱将雨,六合合阴晦,雨后庶物皆苏之义。又有夹阴伤寒,先有伏阴在内,外复感寒,阴盛阳衰,四肢厥逆,六脉沉伏,须投姜附及灸关元,脉乃复出也。若太溪、冲阳皆无脉者,必死。《脉诀》言:徐徐发汗。洁古以麻黄附子细辛汤主之,皆非也。刘元宾曰:伏脉不可发汗。

24. 动(阳)　　动脉乃数脉,见于关上下,无头尾,如豆大,厥厥动摇。

仲景曰:阴阳相搏名曰动,阳动则汗出,阴动则发热,形冷恶寒,此三焦伤也。成无己曰:阴阳相搏,则虚者动,故阳虚则阳动,阴虚则阴动。庞安常曰:关前三分为阳,后三分为阴,关位半阴半阳,故动随虚见。《脉诀》言:寻之似有,举之还无,不离其处,不往不来,三关沉沉。含糊谬妄,殊非动脉。詹氏言其形鼓动如钩、如毛者,尤谬。

体状诗：动脉摇摇数在关,无头无尾豆形圆。
　　　　其原本是阴阳搏,虚者摇兮胜者安。
主病诗：动脉专司痛与惊,汗因阳动热因阴。
　　　　或为泻痢拘挛病,男人亡精女人崩。

仲景曰:动则为痛为惊。《素问》曰:阴虚阳搏,谓之崩。又曰:妇人手少阴脉动甚者,妊子也。

25. 促(阳) 促脉来去数,时一止复来(《脉经》)。如蹶之趣,徐疾不常(黎氏)。

《脉经》曰:但言数而止为促。《脉诀》乃云:并居寸口。不言时止者,谬矣。数止为促,缓止为结,何独寸口哉!

体状诗: 促脉数而时一止,此为阳极欲亡阴。
三焦郁火炎炎盛,进必无生退可生。

相类诗: 见代脉。

主病诗: 促脉惟将火病医,其因有五细推之。
时时喘咳皆痰积,或发狂斑与毒疽。

促主阳盛之病。促、结之因,皆有气、血、痰、饮、食五者之别。一有留滞,则脉必见止也。

26. 结(阴) 结脉往来缓,时一止复来(《脉经》)。

《脉诀》言:或来或去,聚而却还。与结无关。仲景有累累如循长竿曰阴结,蔼蔼如车盖曰阳结。《脉经》又有如麻子动摇,旋引旋收,聚散不常者曰结,主死。此三脉,名同实异也。

体状诗: 结脉缓而时一止,浊阴偏盛欲亡阳。
浮为气滞沉为积,汗下分明在主张。

相类诗: 见代脉。

主病诗: 结脉皆因气血凝,老痰结滞苦沉吟。
内生积聚外痈肿,疝瘕为殃病属阴。

结主阴盛之病。越人曰:结甚则积甚,结微则积微,浮结外有痛积,伏结内有积聚。

27. 代(阴) 代脉动而中止,不能自还,因而复动(仲景)。脉至还入尺,良久方来(吴氏)。

脉一息五至,肺、心、脾、肝、肾五脏之气,皆足五十动而一息,合大衍之数,谓之平脉。反此则止乃见焉,肾气不能至,则四十动一止;肝气不能至,则三十动一止。盖一脏之气衰,而他脏之气代至也。《经》曰:代则气衰。滑伯仁曰:若无病,羸瘦脉代者,危脉

附 录

也。有病而气血乍损,气不能续者,只为病脉。伤寒心悸脉代者,复脉汤主之,妊娠脉代者,其胎百日。代之生死,不可不辨。

体状诗:动而中止不能还,复动因而作代看。
　　　　病者得之犹可疗,平人却与寿相关。

相类诗:数而时止名为促,缓止须将结脉呼。
　　　　止不能回方是代,结生代死自殊途。

促、结之止无常数,或二动、三动,一止即来。代脉之止有常数,必依数而止,还入尺中,良久方来也。

主病诗:代脉之因脏气衰,腹疼泻痢下元亨。
　　　　或为吐泻中宫病,女人怀胎三月兮。

《脉经》曰:代散者死。主泄及便脓血。五十不止身无病,数内有止皆知定。四十一止一脏绝,四年之后多亡命。三十一止即三年,二十一止二年应。十动一止一年殂,更观气色兼形证。两动一止三四日,三四动止应六七。五六一止七八朝,次第推之自无失。

戴同父曰:脉必满五十动,出自《难经》;而《脉诀》五脏歌,皆以四十五动为准,乖于经旨。柳东阳曰:古以动数候脉,是吃紧语。须候五十动,乃知五脏缺失。令人指到腕臂,即云见了。夫五十动,岂弹指间事耶,故学者当诊脉、问证、听声、观色,斯备四诊而无失。

(二)四言举要

(宋南康紫虚隐君崔嘉彦希范著,明蕲州月池子李言闻子郁删补)

脉乃血派,气血之先,血之隧道,气息应焉。
其象法地,血之府也,心之合也,皮之部也。
资始于肾,资生于胃,阳中之阴,本乎营卫。
营者阴血,卫者阳气,营行脉中,卫行脉外。
脉不自行,随气而至,气动脉应,阴阳之义。

气如橐籥，血如波澜，血脉气息，上下循环。
十二经中，皆有动脉，惟手太阴，寸口取决。
此经属肺，上系吭嗌，脉之大会，息之出入。
一呼一吸，四至为息，日夜一万，三千五百。
一呼一吸，脉行六寸，日夜八百，十丈为准。
初持脉时，令仰其掌，掌后高骨，是谓关上。
关前为阳，关后为阴，阳寸阴尺，先后推寻。
心肝居左，肺脾居右，肾与命门，居两尺部。
魂魄谷神，皆见寸口，左主司官，右主司府。
左大顺男，右大顺女，本命扶命，男左女右。
关前一分，人命之主，左为人迎，右为气口。
神门决断，两在关后，人无二脉，病死不愈。
男女脉同，惟尺则异，阳弱阴盛，反此病至。
脉有七诊，曰浮中沉，上下左右，消息求寻。
又有九候，举按轻重，三部浮沉，各候五动。
寸候胸上，关候膈下，尺候于脐，下至跟踝。
左脉候左，右脉候右，病随所在，不病者否。
浮为心肺，沉为肾肝，脾胃中州，浮沉之间。
心脉之浮，浮大而散，肺脉之浮，浮涩而短。
肝脉之沉，沉而弦长，肾脉之沉，沉实而濡。
脾胃属土，脉宜和缓，命为相火，左寸同断。
春弦夏洪，秋毛冬石，四季和缓，病生于内。
春得秋脉，死在金日，五脏准此，推之不失。
四时百病，胃气为本，脉贵有神，不可不审。
调停自气，呼吸定息，四至五至，平和之则。
三至为迟，迟则为冷，六至为数，数即热证。
转迟转冷，转数转热，迟数既明，浮沉当别。
浮沉迟数，辨内外因，外因于天，内因于人。

附 录

天有阴阳,风雨晦暝,人喜怒忧,思悲恐惊。
外因之浮,则为表证,沉里迟阴,数则阳盛。
内因之浮,虚风所为,沉气迟冷,数热何疑。
浮数表热,沉数里热,浮迟表虚,沉迟冷结。
表里阴阳,风气冷热,辨内外因,脉证参别。
脉理浩繁,总括于四,既得提纲,引申触类。
浮脉法天,轻手可得,泛泛在上,如水漂木。
有力洪大,来盛去悠,无力虚大,迟而且柔。
虚甚则散,涣漫不收,有边无中,其名曰芤。
浮小为濡,绵浮水面,濡甚则微,不任寻按。
沉脉法地,近于筋骨,深深在下,沉极为伏。
有力为牢,实大弦长,牢甚则实,愊愊而强。
无力为弱,柔小如绵,弱甚则细,如蛛丝然。
迟脉属阴,一息三至,小驶于迟,缓不及四。
二损一败,病不可治,两息夺精,脉已无气。
浮大虚散,或见芤革,浮小濡微,沉小细弱。
迟细为涩,往来极难,易散一止,止而复来。
结则来缓,止而复来,代则来缓,止不能回。
数脉属阳,六至一息,七疾八极,九至为脱。
浮大者洪,沉大牢实,往来流利,是谓之滑。
有力为紧,弹如转索,数见寸口,有止为促。
数见关中,动脉可候,厥厥动摇,状如小豆。
长则气治,过于本位,长而端直,弦脉应指。
短则气病,不能满部,不见于关,惟尺寸候。
一脉一形,各有主病,数脉相兼,则见诸证。
浮脉主表,里必不足,有力风热,无力血弱。
浮迟风虚,浮数风热,浮紧风寒,浮缓风湿。
浮虚伤暑,浮芤失血,浮洪虚火,浮微劳极。

浮濡阴虚，浮散虚剧，浮弦痰饮，浮滑痰热。
沉脉主里，主寒主积，有力痰食，无力气郁。
沉迟虚寒，沉数热伏，沉紧冷痛，沉缓水蓄。
沉牢痼冷，沉实热极，沉弱阴虚，沉细痹湿。
沉弦饮痛，沉滑宿食，沉伏吐利，阴毒积聚。
迟脉主脏，阳气伏潜，有力为痛，无力虚寒。
数脉主腑，主吐主狂，有力为热，无力为疮。
滑脉主痰，或伤于食，下为蓄血，上为吐逆。
涩脉少血，或中寒湿，反胃结肠，自汗厥逆。
弦脉主饮，病属胆肝，弦数多热，弦迟多寒。
浮弦支饮，沉弦悬痛，阳弦头痛，阴弦腹痛。
紧脉主寒，又主诸痛，浮紧表寒，沉紧里痛。
长脉气平，短脉气病，细则气少，大则病进。
浮长风痫，沉短宿食，血虚脉虚，气实脉实。
洪脉为热，其阴则虚，细脉为湿，其血则虚。
缓大者风，缓细者湿，缓涩血少，缓滑内热。
濡小阴虚，弱小阳竭，阳竭恶寒，阴虚发热。
阳微恶寒，阴微发热，男微虚损，女微泻血。
阳动汗出，阴动发热，为痛与惊，崩中失血。
虚寒相搏，其名为革，男人失精，女人失血。
阳盛则促，肺痈阳毒，阴盛则结，疝瘕积郁。
代则气衰，或泄脓血，伤寒心悸，女胎三月。
脉之主病，有宜不宜，阴阳顺逆，凶吉可推。
中风浮缓，急实则忌，浮滑中痰，沉迟中气。
尸厥沉滑，卒不知人，入脏身冷，入腑身温。
风伤于卫，浮缓有汗，寒伤于营，浮紧无汗。
暑伤于气，脉虚身热，湿伤于血，脉缓细涩。
伤寒热病，脉喜浮洪，沉微涩小，证反必凶。

附 录

汗后脉静,身凉则安,汗后脉躁,热甚必难。
阳病见阴,病必危殆,阴病见阳,虽困无害。
上不至关,阴气已绝,下不至关,阳气已竭。
代脉止歇,脏绝倾危,散脉无根,形损难医。
饮食内伤,气口急滑,劳倦内伤,脾脉大弱。
欲知是气,下手脉沉,沉极则伏,涩弱久深。
火郁多沉,滑痰紧食,气涩血芤,数火细湿。
滑主多痰,弦主留饮,热则滑数,寒则弦紧。
浮滑兼风,沉滑兼气,食伤短疾,湿留濡细。
疟脉自弦,弦数者热,弦迟者寒,代散者折。
泄泻下痢,沉小滑弱,实大浮洪,发热则恶。
呕吐反胃,浮滑者昌,弦数紧涩,结肠者亡。
霍乱之候,脉代勿讶,厥逆迟微,是则可怕。
咳嗽多浮,聚肺关胃,沉紧小危,浮濡易治。
喘急息肩,浮滑者顺,沉涩肢寒,散脉逆证。
病热有火,洪数可医,沉微无火,无根者危。
骨蒸发热,脉数而虚,热而涩小,必殒其躯。
劳极诸虚,浮软微弱,土败双弦,火炎急数。
诸病失血,脉必见芤,缓小可喜,数大可忧。
瘀血内蓄,却宜牢大,沉小涩微,反成其害。
遗精白浊,微涩而弱,火盛阴虚,芤濡洪数。
三消之脉,浮大者生,细小微涩,形脱可惊。
小便淋闷,鼻头色黄,涩小无血,数大何妨。
大便燥结,须分气血,阳数而实,阴迟而涩。
癫乃重阴,狂乃重阳,浮洪吉兆,沉急凶殃。
痫脉宜虚,实急者恶,浮阳沉阴,滑痰数热。
喉痹之脉,数热迟寒,缠喉走马,微伏则难。
诸风眩运,有火有痰,左涩死血,右大虚看。

头痛多弦，浮风紧寒，热洪湿细，缓滑厥痰。
气虚弦软，血虚微涩，肾厥弦坚，真痛短涩。
心腹之痛，其类有九，细迟从吉，浮大延久。
疝气弦急，积聚在里，牢急者生，弱急者死。
腰痛之脉，多沉而弦，兼浮者风，兼紧者寒。
弦滑痰饮，濡细肾着，大乃肾虚，沉实闪肭。
脚气有四，迟寒数热，浮滑者风，濡细者湿。
痿病肺虚，脉多微缓，或涩或紧，或细或濡。
风寒湿气，合而为痹，浮涩而紧，三脉乃备。
五疸实热，脉必洪数，涩微属虚，切忌发渴。
脉得诸沉，责其有水，浮气与风，沉石或里。
沉数为阳，沉迟为阴，浮大出厄，虚小可惊。
胀满脉弦，土制于木，湿热数洪，阴寒迟弱。
浮为虚满，紧则中实，浮大可治，虚小危极。
五脏为积，六腑为聚，实强者生，沉细者死。
中恶腹胀，紧细者生，脉若浮大，邪气已深。
痈疽浮数，恶寒发热，若有痛处，痈疽所发。
脉数发热，而痛者阳，不数不热，不疼阴疮。
未溃痈疽，不怕洪大，已溃痈疽，洪大可怕。
肺痈已成，寸数而实，肺痿之形，数而无力。
肺痈色白，脉宜短涩，不宜浮大，唾糊呕血。
肠痈实热，滑数可知，数而不热，关脉芤虚。
微涩而紧，未脓当下，紧数脓成，切不可下。
妇人之脉，以血为本，血旺易胎，气旺难孕。
少阴动甚，谓之有子，尺脉滑利，妊娠可喜。
滑疾不散，胎必三月，但疾不散，五月可别。
左疾为男，右疾为女，女腹如箕，男腹如釜。
欲产之脉，其至离经，水下乃产，未下勿惊。

附录

新产之脉,缓滑为吉,实大弦牢,有证则逆。
小儿之脉,七至为平,更察色证,与虎口纹。
奇经八脉,其诊又别,直上直下,浮则为督。
牢则为冲,紧则任脉,寸左右弹,阳跷可决。
尺左右弹,阴跷可别,关左右弹,带脉当决。
尺外斜上,至寸阴维,尺内斜上,至寸阳维。
督脉为病,脊强癫痫,任脉为病,七疝瘕坚。
冲脉为病,逆气里急,带主带下,脐痛精失。
阳维寒热,目眩僵卧,阴维心痛,胸胁刺筑。
阳跷为病,阳缓阴急,阴跷为病,阴缓阳急。
癫痫瘈疭,寒热恍惚,八脉脉证,各有所属。
平人无脉,移于外络,兄位弟乘,阳溪列缺。
病脉既明,吉凶当别,经脉之外,又有真脉。
肝绝之脉,循刀责责,心绝之脉,转豆躁疾。
脾则雀啄,如屋之漏,如水之流,如杯之覆。
肺绝如毛,无根萧索,麻子动摇 浮波之合。
肾脉将绝,至如省客,来如弹石,去如解索。
命脉将绝,虾游鱼翔,至如涌泉,绝在膀胱。
真脉既形,胃已无气,参察色证,断之以臆。

二、李治民《脉学金口诀》

发明脉,是先贤,去芜存精几度研,纲举目张明如镜,此篇执简可御繁。

切脉法,有真传,二十八脉不一般,浮沉迟数四纲脉,各脉分属要精研。

有些脉,浮沉兼,浮统五脉要明勘,沉含四脉重方得,浮中沉里四脉焉。

浮脉:浮轻取,重按无,浮如木在水中浮,浮而有力多风热,浮而无力是血虚。

沉脉:沉重按,脉才显,如石投水必下潜,沉而有力为冷痛,沉而无力是虚寒。

迟脉:迟脉来,一息三,脉来极慢记心间,迟司脏病或多寒,虚实之间仔细研。

数脉:数脉来,息六至,脉来快速用心记,浮沉虚实须分别,君相之火不同治。

虚脉:虚脉形,皆无力,浮大而软无根砥,脉虚身热为中暑,气虚正亏身无力。

实脉:实脉形,大而长,三候充实力最强,新病见实邪气盛,久病见之病主殃。

滑脉:滑脉状,颇费猜,如盘走珠应指来,宿食痰热胸中满,女脉调时应有胎。

涩脉:涩脉状,刮竹形,细迟短滞似欲停,血少津枯气血痹,女人非孕即无经。

洪脉:洪满指,似波澜,来时虽盛去悠然,洪主病进邪气盛,胀满胃反治颇难。

微脉:微如丝,按若无,欲绝非绝微脉呼,五劳六极诸虚病,猝

附录

病有生久难图。

紧脉：紧如索，是脉形，拘急弹指切如绳，寒伤内外病主痛，浮沉表里要分明。

缓脉：缓四至，是脉形，从容和缓号为平，或因脾虚风湿病，是病非病仔细评。

濡脉：濡脉形，浮柔细，水面浮棉弱无力，产后病中见犹可，平人无根须忧虑。

弱脉：弱脉形，沉柔细，如棉在水力不济，阳气衰微精血虚，老人犹可少壮忌。

长脉：长迢迢，过本位，指下按之柔为贵，长主心肾根本壮，长大急硬火之罪。

短脉：短缩缩，喻如龟，藏头缩尾脉中推，短主诸病皆难治，盖因真元气多亏。

芤脉：芤脉形，中间空，芤脉按之软如葱，火犯阳经血上溢，热伤阴络下流红。

弦脉：弦脉形，脉挺然，弦脉端直似琴弦，弦应肝胆痰饮痛，大小单双分轻重。

散脉：散脉候，浮而乱，中候渐无按不见，产为生兆胎为堕，久病逢之魂欲断。

细脉：细脉候，细如线，沉取极细终不断，忧劳过度气血亏，湿邪郁结也常见。

伏脉：伏脉状，仔细求，下指推筋着骨头，气郁寒凝食内结，欲吐不吐邪闭由。

动脉：动脉跳，数在关，无头无尾豆形圆，动脉主病痛与惊，少阴动甚妊子焉。

革脉：革浮取，脉绷急，革脉形如按鼓皮，女人半产并崩漏，男人营亏或梦遗。

牢脉：牢沉取，脉坚强，牢形实大合弦长，积聚内结寒疝痛，奔豚疝癖气为殃。

促脉：促脉数，时一止，如马急行偶失蹄，炎炎火盛亡津液，喘嗽狂斑毒最急。

结脉：结脉缓，时一止，结脉形状记心里，疝瘕郁结寒气盛，情志不遂也致之。

代脉：代脉止，不即还，良久方来是真传，久病见代病难治，孕者生兮痫者安。

疾脉：疾脉来，躁而急，脉来一患七八至，亢阳无制真阴竭，喘促声嘶病危矣。

该口诀摘自《光明中医杂志》1987年第3期，原著为吉林省已故老中医李治民先生，由李维贤、李维学整理。李治民老先生享年86岁，行医61载，此为其课徒之作，读起来朗朗上口，便于记忆，适宜初学者学习。